近代名医著作丛书·河南卷

毛德西　主编

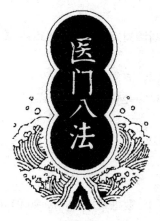

医门八法

〔清〕刘鸿恩　著

毛峥嵘　整理

中原农民出版社

·郑州·

图书在版编目(CIP)数据

医门八法 / (清)刘鸿恩著;毛峥嵘整理. —郑州:中原农民出版社,2022.2

(近代名医著作丛书. 河南卷)

ISBN 978-7-5542-2518-9

Ⅰ.①医… Ⅱ.①刘… ②毛… Ⅲ.①八法(中医)-经方 Ⅳ.①R289.2

中国版本图书馆 CIP 数据核字(2022)第 011052 号

医门八法

YEMEN BAFA

出 版 人: 刘宏伟

责任编辑: 王艳红

责任校对: 侯智颖

责任印制: 孙 瑞

装帧设计: 王莉娟

出版发行:中原农民出版社

地址:郑州市郑东新区祥盛街 27 号 7 层　　邮编:450016

电话:0371-65788199(营销部)

经　销:全国新华书店

印　刷:河南省邮发印刷有限责任公司

开　本:710mm×1010mm　1/16

印　张:11.5

字　数:160 千字

版　次:2022 年 3 月第 1 版

印　次:2022 年 3 月第 1 次印刷

定　价:45.00 元

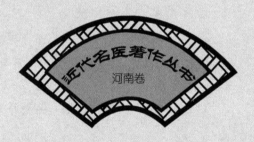

近代名医著作丛书

河南卷

《近代名医著作丛书·河南卷》

序

—※—

河南,地处中原,位于黄河流域,是中华灿烂文明的发祥地之一。在这片土地上,悠久的历史及丰厚的文化底蕴,造就了各行各业一代又一代的名士豪杰,医学领域也是如此。不断涌现的大医名家,为中华民族的繁衍昌盛及中国医学的发展做出了卓越贡献。

自鸦片战争以来,富饶的中华大地多次遭受帝国主义列强的凌辱和掠夺,加上多次不可抗拒的自然灾害,中国人民前进的步履变得缓慢而艰难。在这种苦涩难熬的日子里,承担着华夏民族繁衍的中医学,发展的步伐也变得蹒跚无力。但是那些生活在百姓之中最基层的"郎中",一刻也未停止过恪尽自己的天职与责任。他们在为百姓把脉看病的同时,亦未中断笔耕,为中医学的继承与发扬留下了珍贵的篇章。

为了保护这些珍贵的篇章,我们组织了一批中医学专家,整理了这套《近代名医著作丛书·河南卷》。整理的9部医书中,有木印本,有石印本,有刻印本。其中《瘟疫安怀集》,是许多读者未曾见过的木印本(原木版已毁于"文革"时期)。这9部医书涉及内容有名家医案、医论、经验杂谈等,具有较高的实用价值。

此套丛书的整理，是对原书有条理地进行梳理和分析。整理后的行文采用简化字和现代标点编排，每本书前都有整理说明。书中的"注释"与"评语"，力求言简意赅，翔实准确，公允透彻，避免烦琐的考证。

"文章千古事，得失寸心知。"校注整理中可能有不尽原义之处，诚恳同道与广大读者批评指正，以便我们及时纠正。

毛德西

于河南省中医院至简斋

整理说明

—※—

　　《医门八法》问世，至今已有百余年。作者刘鸿恩，字位卿，号春舫，尉氏县刘氏家族后裔。清代道光二十五年(1845 年)举进士，官至陕西布政使。同治三年(1864 年)近五十岁时辞官归家，攻读岐黄，洞明医理，并诊治疾病，渐有独见。约用两年时间撰著《医门八法》一书，于光绪六年(1880 年)仲春之月完书。

　　是书共四卷，约十余万字，内涵内、外、妇、儿等科。刘氏云："八法者何？阴阳表里虚实寒热也。……病证虽多，不能出此范围。以此查病，病无遁情，医无余蕴矣。"其书名与清代程钟龄《医学心悟》中"医门八法"一节名称相同，但内容相异。书中有抨击张仲景之言，对桂枝、麻黄剂颇多微词。刘氏后人，曾石印成册，赠予友人，流传至今。

　　是书在豫东地区流传甚广，至今民间还有大同小异的手抄本。因其文体新颖，不古不庸，颇能为当代人所接受。20 世纪 80 年代，尉氏县政府对此书进行了整理，对书中残缺张页，模糊字迹进行复制，并请有关专家进行审定，于1986 年由中医古籍出版社排印出版。

　　刘氏方药特点是注重对乌梅的发挥与应用。他认为乌梅独具补肝、敛肝之功效，是白芍、山楂无法匹敌的，并自号"乌梅先生"。《医门八法》一书发行并不广,近年有读者询问其出版情况,于是我们对此书进行了进一步的整理,希望能更完善地反映作者的学术思想与治疗特点。

本次整理内容如下:

1. 本次整理以 1986 年中医古籍出版社排印本为蓝本,参考尉氏县印制的刻印本及中州古籍出版社 1993 年影印本。

2. 尉氏县印制的刻印本与中医古籍出版社的排印本虽有标点,但有的模糊不清,有的标点用法不规范;而中州古籍出版社的影印本几无标点。本次整理对全书标点进行了补充与修正。

3. 对于书中的疑难字与语句,在文后进行注释。

4. 对书中的论述,以"评语"形式进行少量评论。

5. 关于原书的药物分量,不作更变。原书药物无剂量者按现在常用量增补。

6. 为便于读者对本书的理解,特将本丛书主编毛德西在《河南中医》杂志所发表的论文载于书后,以供读者参考。

目录

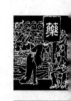

卷二

医门八法

卷三

目录

卷四

医门八法

医门八法

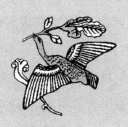

序

—※—

　　卫生之道，医学其大端①也。自黄帝、岐伯而后，著书立说者，代不乏人。然或繁颐②而难稽③，或简略而未详，术士习焉，不能神明变通于其间，无惑乎施治罔效，而于世未尝有济也。吾师刘公位卿先生，留心医道，博览医书，且研究医理，虽不以医名，而实精于医焉。元从学有年，日侍函丈④，每于论文之余，即论医，言及方书，辄以未得善本为憾。嗣⑤因问方求治者日不暇给，即举平生之体验，考正以定标准，遂著《医门八法》一卷。其义简而赅⑥，其论确而当，其辨证则语焉必详，其立方则择之维精，缕晰条分，俾⑦阅者了如指掌。凡遇疑难等证，时医每束手无策，而按方施治，莫不药到病除。此书之有益于世者大矣。盖医之为言，意也，意显则易知，易知则易从，南车⑧之指，自不致歧途之误，较诸《素问》《难经》深奥而罕通者，不诚益人良多哉！书成后莫不以先睹为快，争抄者几于纸贵洛阳⑨焉。庸斋世三兄，即拟印刷多部以应同气之求。适值筮仕⑩山右⑪，未遑及此，刻⑫因藉差回籍⑬，欲将此书印订成帙⑭以公同好，而偿夙愿。元叨列门墙⑮，不敢妄誉，亦只质言⑯之而历叙之云尔。

　　　　　　　　　　　受业⑰徐春元⑱谨注识。

医门八法

【注释】

①大端:主要的部分。

②繁颐:繁多。

③稽:查考。

④函文:对前辈学者或老师的敬称。

⑤嗣:后来。

⑥赅:完备。

⑦俾:使。

⑧南车:即指南车,此比喻正确方向的引导者。

⑨纸贵洛阳:《晋书·左思传》载,左思《三都赋》,因皇甫谧作序,张载、刘逵作注,张华叹为"班张之流也",豪富之家争相传写,使洛阳纸价上涨。后人常用"洛阳纸贵"称誉别人的著作受欢迎,广为流传。

⑩筮仕:筮,卜;仕,做官。古人出外做官,先占卦问吉凶,后称出外做官为筮仕。

⑪山右:指山西,因在太行山右(西)而得名。

⑫刻:现在。

⑬藉差回籍:藉,同"借";籍,指原籍。趁着公务出差回到老家。

⑭帙:包书的套子,这里指印刷出版。

⑮叨(tāo)列门墙:叨,谦辞,沾光;列,站列;门墙,师门。这里指愧列于师门,自谦语。

⑯质言:直言,如实说。

⑰受业:跟从老师学习,学生在老师面前的自称。《孟子·告子下》:"交得见于邹君,可以假馆,愿留而受业于门。"

⑱徐春元:清代末年儒医。

自序

—※—

　　光绪六年①，仲春②之月，著《医门八法》，既终卷，宜为序以纪之。夫自著书，而自作序，誉既不可，谦又不必，此序颇难著笔，然而无难也，直言之，质言之可矣。

　　八法者何？阴、阳、表、里、虚、实、寒、热也。八者虽并列，尤以虚实为重。实者，饮食也，以气血为实则误矣。虚者，气血也，气之虚由于血之虚也，气血不分则误矣，以血虚为气虚则更误矣。寒热者，由虚实而生者也，寒可热，热不可寒，实热宜攻下，寒之则误矣，虚热宜滋补，寒之则尤误也。表里者，虚实寒热所在之处也。阴阳，则合六者而兼统之，尊而不亲③者也。此八者，病之格律也。病证虽多，不能出此范围。以此查病，病无遁情，医无余蕴矣。至切近，至显明，文人学士可以一目了然，即童稚妇女，略为讲说亦可了然者也。

　　予素不习医而善病，病则谋之于医，医不效则谋之于书，书又不效，或自为方而愈，或迁延敷衍，待病势衰而自愈。窃④谓有病则心乱，检书查方，仓卒不及致详，是以不效。因于无病时，取医书加以评骘⑤，且汇各种医书，互相考证，乃知千古名医，殚精竭虑，著书立说，皆以其昏昏使人昭昭者也。自汉迄明，名医辈出，奚啻⑥数十百人，其论证不误，立方有效者，仅有著《温疫论》之吴又可⑦，著《广瘟疫论》之戴麟郊⑧二人而已，可胜叹哉！且夫医非小道也，非术士之事而儒生之事也。庾黔娄^⑨每夕稽颡^⑩，第五伦^⑪竟夕不眠。儒生不知医，儒书中无医书，诚为千古缺典^⑫，千古憾事。予儒生，非医士也，每于谈文之下兼谈医，即以谈文之法谈医。举一证以为题，每题作论一篇。振笔直书，毫无忌讳，二年之久，共成若干篇，非欲公之于人，传之于后也，特以自备不时之需耳。是以言多戆^⑬拙，亦不改删焉。

庚辰上巳日^⑭自序。

【注释】

①光绪六年：1880年。

②仲春：农历二月。

③尊而不亲：尊重而不亲近。

④窃：谦辞，私下、私自的意思。

⑤评骘：评定。

⑥奚啻(chì)：何止。奚，何，为什么；啻，止，只。

⑦吴又可：即明末医家吴有性，著有《温疫论》，提出"病气"致病之说。

⑧戴麟郊：即清代医家戴天章，著有《广瘟疫论》，对《温疫论》进行了发挥。

⑨庾黔娄：南朝齐新野人，字子贞。曾任屏陵县令。赴任不满十日，预感家中有事，即辞官回乡。回到家中，其父病重。尝父粪便，忧父病而夜拜北斗，乞求以己身代父，父死后守孝三年。《二十四孝》之"尝粪心忧"说的就是他。

⑩稽颡：古时一种拜礼，屈膝下拜，以额触地。父死百日以外也叫"稽颡"。

⑪第五伦：东汉长陵人，字伯鱼，光武帝建武二十七年(公元51年)举孝廉，拜会稽太守，以清节著。章帝时擢为司空。有人问他有私吗，他说："兄子

尝病,一夕十往,退而安寝。吾子有病,虽不省视,而竟夕不眠",不能说没有私心。

⑫缺典:遗憾,憾事。

⑬戆(gàng):傻,愣,鲁莽。

⑭上巳日:古时以阴历三月上旬巳日为"上巳日"。

凡例

—※—

　　一是编以阴阳、表里、虚实、寒热为格律。各篇之中，有兼见者，有单见者，篇首先为提明，篇中亦逐段剔醒①，篇末各列方剂，期于一览了然。

　　一是编分为四卷，卷一总论至瘟疫说难解嘲，共十四篇。卷二疟疾至外感风寒，共二十一篇。卷三头痛至疮证，共二十四篇。卷四妇科儿科共十七篇。篇篇相联，各有次第，不可参错，以致凌乱。

　　一是编因与古名医意见不合而作，而所用之药，仍系方书常用之品。药者，兵也，医者，将也，兵犹是兵，视将之调遣为转移，岂必另募新兵，始能成军哉。至于方剂，亦不另立名目，盖仍其乳名则便于呼唤也。误者削之，缺者增之，名曰加减某某汤已足以示区别矣。

　　一是编所辨论者不下数十证，所常用者不过三五方，乃用之皆效，且非此不效，不可移易，亦不厌雷同。彼随证立方者，皆舍病治证者也。证无穷，故方亦无穷；病有定，故方亦有定。多少之分在此，效不效之分亦在此。

　　一是编既成，问方于予者颇多，类皆病势垂危，医士弃而不治之证也。予以前数方治之，皆获幸免。不唯未诊病者之脉，亦未见病者之面，不过略略问询而已，病证即在目前。千古名医，皆索诸冥冥者也。

　　一某证是实，某证是虚，某证宜某方，不过数语可了。此编必援千古名医，反复推论，形同攻讦②，势若仇雠③者，诚以不正古方之误，

凡例

7

不能解后人之惑也。邹峄④之于杨墨⑤,潮州⑥之于佛老⑦,岂得已哉。然赖友人规戒,措词犹多含蓄矣。

——医非小道也,医书非空谈也,非术士所得专美,而儒生所当分谤⑧者也。与子言孝,如何是孝? 与父言慈,如何是慈? 是编与子言孝、与父言慈之书也。危时可以救急,平时不可视以为缓。

——予非留心医道,予盖究心医理。医道在医书中,医理在儒书中。即⑨医书以求医道,医道愈晦;即儒书以推医理,医理自明。此编盖本儒书为医书者,作医书观也可,作儒书观也亦可。

【注释】

①剔醒:提醒。

②攻讦(jié):揭发他人过失并攻击。

③仇雠(chóu):仇敌

④邹峄(zōu yì):即邹峄山,在山东邹县东南。此处代指孟子,孟子出生于邹县。他曾攻击杨朱、墨子为"禽兽"。

⑤杨墨:杨指杨朱,即杨子,战国时魏国人,主张贵生、重己等,反对墨子的兼爱和儒家的伦理思想。墨指墨翟,即墨子,春秋战国时期宋国人,主张"兼相爱,交相利""摩顶放踵,利天下为之",反对儒家"爱有差等"和杨朱的自私。

⑥潮州:地名,今广东潮安。此处代指韩愈。韩愈,字退之,今河南孟州人,唐宋八大家之首,世称韩文公。他因谏迎佛骨被贬潮州。

⑦佛老:佛指佛教;老指老聃,代指道教。老聃即老子,姓李,名耳,字伯阳,楚国苦县(今河南鹿邑东)厉乡曲仁里人,做过周朝"守藏室之史",春秋时期著名思想家、哲学家,主张"寡欲""知足""无为而治"等,道家学派创始人,后被道教尊为始祖。

⑧分谤:分担别人受到的诽谤。

⑨即:接近。

医门八法

卷
一

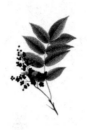

阴　阳

　　阴阳之理,莫精于周子《太极图说》①。其在人身,则可以两言概之:曰血曰气,血阴而气阳也。阴阳不和,则气血不调而病生焉。其证有六:曰表证,曰里证,曰虚证,曰实证,曰寒证,曰热证。表与实与热,阳之属也;里与虚与寒,阴之属也。证有阴阳,故脉有阴阳,浮与数阳脉也,沉与迟阴脉也。药亦有阴阳,入气分者阳性药②也,入血分者阴性药③也。阴阳为医道之纲领,此阴阳之大概也。然阴中有阳,阳中有阴,阴证有阳脉,阳证有阴脉。用药之道,有取其专走阳分者,若杂以阴分药,则其功缓;有取其专走阴分者,若杂以阳分药,则其力分;有阴阳并用者,取其以阴济阳,以阳帅阴,阴阳相助而其用愈神。医之道通于《易》④,惜予学《易》之功太浅耳。

【注释】

　　①周子《太极图说》:周子,即宋周敦颐(1017—1073)。他撰有《太极图说》一书。书中认为,太极为天地万物之源,"五行一阴阳也,阴阳一太极也,太极本无极也";动极而静,静极而动,一动一静,互为其根,以体用分说之观点,发挥《易经》"太极生两仪"之说。

　　②阳性药:指温热性药物,如附子、肉桂、干姜、细辛等;亦指轻清向上的药物,如薄荷、苏叶、升麻、荆芥穗等。

　　③阴性药:指寒凉性药物,如大黄、芒硝、石膏、知母等;亦指重浊向下的药物,如代赭石、川牛膝、莱菔子、半夏等。

④《易》:指《周易》,有经与传:经有六十四卦和三百八十四爻,卦与爻各有说明(即卦辞、爻辞);传包括解释卦辞、爻辞之七种文辞凡十篇,统称"十翼",旧传孔子所作。"易",有变易、简易、不易之意。

表　里

表者,肢体也;里者,脏腑也。表证者,证在肢体也;里证者,证在脏腑也。证与病有辨,证者,病之标也;病者,证之本也。因证可以知病,不可舍病而治证。试以时疫一端言之,憎寒发热,头痛牙痛,皆表证也,邪热分布乃病也,治宜解表以清热;烦躁胀满,谵语昏沉,皆里证也,邪热内蕴乃病也,治宜攻里以泻热。证在表,病亦在表,不可舍表而治里。若贼在四裔①,而剿戮②于国中,是谓诛杀无辜,病势将乘虚而内陷。证在里,病亦在里,不可舍里而治表。若贼已入室,而徘徊于境外,是谓坐失机宜,病势将郁蒸而内腐。更有证在表而病实在里者,则所轻在表,所重在里。时疫暨③诸实证皆然,其他虚证,何独不然? 表里者,病之部位也。知病之所在,则知药之所施矣。

【注释】

①四裔:四方边远地方。

②剿戮(lù):讨伐,消灭。

③暨(jì):与,及,和。

虚　实

虚实者何?《中庸》①之所谓"过不及也"。治之之法,在于损有余补不足而已。然使认贼作子,认子作贼,则虚虚实实之弊生焉,是不可以不察也。在脉有力为实，无力为虚；浮而无力为血虚，沉而无力为气虚；迟而无力为阳虚，数而无力为阴虚。表邪实者浮而有力，里邪实者沉而有力，寒邪实者迟而有力，热邪实者数而有力。

方书谓肾无实证，予谓心亦无实证。目中不容沙，齿际不容芥。心而有实，实者何物乎？即云有热，亦属外来之热。如时疫邪热传入心经，则谵语昏沉是矣。用硝黄②以泻邪热，方为釜底抽薪；用犀黄③以清心热，不过滚锅点水，缘此热本非心经之热也。心之所有者，气与血而已。心血亏者有之，心气不足者有之，无实证也。

肝亦无实证。肝之藏血，如笔之含墨，墨少则毫岔，血少则肝张。岔而拔之，愈拔愈岔；张而平之，愈平愈张，此损所不当损也。方书谓诸病多生于肝，肝为五脏之贼，如人中之小人，故五脏之中，唯肝最难调理。诚为三折肱④之论。然只言其难，而不言其调理之法，后人每遇血少肝燥诸证，无所适从。诊其肝脉洪大，辄视为有余之证，每用柴胡、青皮以平肝，不思肝血不能有余，肝脉之大，特由肝血之燥，虚证也，非实证也。燥而平之，正系虚虚，适以甚其燥耳。肝主怒，肝燥则不安其常，而肆行克制。肝属木，脾土正其所克，是以先受其伤，于是乎不能消食而为泻痢，不能消水而为癃闭。方书于此等证，大率⑤为之健脾，倒悬方急，而不速为解之，虽参术并进，适重其困耳，泻何能止？且为之利水，阴血不足，正系水亏，更服苍猪苓泽，直系竭泽之计，闭何能通？有谓肝木以敛为泻以散为补者，辄用郁金、香附以开郁，其失更甚。若果能救其失，则菲薄方书之嫌，何可重避也。先儒谓良医之功，同于良相，庸臣误国，不啻⑥庸医杀人，间尝取其义而绎之。脾土不能融水谷之精以生气血，犹农民不能耕田纳课，以供国用也。特为肝木所克，脾土失职，水谷入腹，停而不化，是以诸病丛生，犹农民为胥吏⑦所虐，垂头屏息，不暇⑧谋生，穷蹙衰颓⑨，上下俱困也。其道在于敛肝，肝敛则脾舒，融水谷以化气血，有自然而然也。犹大吏能禁暴，农民自乐生，出作入息，倏为太平景象也。方书所载白芍甘草汤，原系此意，然力量微弱，不甚见功。数十年来，凡遇阴虚血少肝燥克脾之证，谓宜用归地以

医门八法

滋阴,方合虚者实之之义。无奈其虚不受补,更加胀满。因思肝木正在恣肆,施之以补,直不啻助桀为虐,唯有敛之之法,可以戢^⑩其鸱张^⑪。待其就我范围,然后渐施补剂,可惜无此药品耳。思之既久,忽得乌梅,用以敛肝,应手辄效,推而广之,凡系肝经病证,用之皆效,因名之曰独梅汤。此诚肝木脾土之救星,而予亦可为乌梅之知己也。老学究^⑫千虑一得,即自号为知梅学究以自誉,并著此肝无实证之说。肝木有知,亦当许予为知己也。

肺亦无实证。脾之实证,其责在胃。吾因而断之曰,五脏皆无实证,唯六腑之胃乃实证之所聚也,至于小肠、大肠、膀胱,不过间有实证耳。

【注释】

①《中庸》:书名,原是《礼记》中的一篇。为战国子思作。全篇以"中庸"作为最高的道德标准和修身的道理。

②硝黄:指芒硝、大黄。

③犀黄:指牛黄。

④三折肱(gōng):出自《左传·定公十三年》:"三折肱知为良医。"谓多次折断手臂,就能懂得医治折臂的方法。后比喻对某事阅历多,富有经验,自能造诣精深。

⑤大率(shuài):大概,大约,大抵。

⑥不啻:不止,不只。

⑦胥吏:低级官吏。

⑧不暇:没有空闲

⑨穷蹙(cù)衰颓:蹙,窘迫;穷蹙,穷困得非常窘迫;衰颓,即衰弱颓废。

⑩戢(jí):收敛,收藏。

⑪鸱(chī)张:鸱,鸱鹰,很凶猛。嚣张、凶暴得像鸱鸟展翅。

⑫学究:本是唐宋科举科目,唐明经科有"学究一经"科目,宋礼部贡举有"学究"科。后泛指读书人,亦指迂腐浅陋的读书人。本书中为作者自称。

寒自寒，热自热。本不难辨，寒热合一则难辨，是宜分以辨之。

寒有三：有实寒，有虚寒。实寒自外至，如风雪所感，生冷所伤是也，有余之证也，治宜攻散。虚寒由内生，如久病所积，大欲所损是也，不足之证也，治宜温补。要之，皆真寒也，真寒之外更有假寒。假寒者，大热证也，时疫中多有之。时疫初起，阳气为疫邪所郁，不能宣通，以致四肢厥逆，有凉过膝时必欲拥被向火者，一半日即见热证，此假寒之易知者也。时疫传里之后，应下失下，以致热深而厥亦深，周身俱现冷证，甚有爪甲俱青者，此正所谓假寒也。时疫原系热证，邪热传里，非下不可。然热入太深，正恐下后厥回，至于亡阴耳，吴氏黄龙汤可借用。假寒之证少，真寒之证多。真寒者，自可正治其寒。然实寒能变而为实热；虚寒能转而为虚热，是又不可不察也。

热有三：有实热，实为本，热为标，治宜泻其实，此承气汤所由设也。有假热，热为标，寒为本，治宜暖其寒，此理阴煎、回阳饮所由设也。假热之外，更有虚热，热为标，虚为本，虽虚而不可补，热不受补也；虽热而不可寒，虚不任寒也。此其病由于阴亏血少，其责在肝。肝藏血，血少则肝燥，肝燥则热生，治宜滋阴以养血，唯四物汤去川芎为宜。当归不用全而用身，防其破血也，土炒虞①其滑肠也；地黄不用熟而用生，恐其助热也；白芍用醋炒，取其入肝也。尤以重用乌梅肉，因名之曰乌梅四物汤。盖乌梅最能补肝，且能敛肝，用于阴分药中功效甚大，凡虚不受补之证用之尤宜。当真阴失守虚火上炎之时，须用纯阴至静之剂，万不可杂以气分药以挠其权。迨②至热退，则为纯虚，法当峻补，仅用纯阴之品，又苦地道无成，必须气分药以为之帅，然唯党参可用耳。

合而言之，寒有三：实寒，虚寒，假寒。热亦有三：实热者泻其实，假热者暖其寒,虚热者滋阴退热而兼补其虚,治热之法,于是乎始备。

【注释】

①虞:忧郁,担心。

②迨(dài):等到,及。

浮沉迟数

浮脉者,举之有余,按之不足。浮为阳脉,凡洪大芤革之属,皆其类也。沉脉者,轻手不见,重取乃得。沉为阴脉,凡细小隐伏之属,皆其类也。迟脉者,不及四至者皆是,凡代缓结涩之属,皆其类也,乃阴盛阳亏之候。数脉者,五至以上者皆是,凡急疾紧促之属,皆其类也,数脉有阴有阳。方书之所谓脉诀者,率①不外是。

予谓诊脉辨证,宜先辨虚实,脉之有力者,实证也;脉之无力者,虚证也。有力无力,可以著手而得。能即脉之有力无力,以审证之是虚是实,业已思过半矣。次辨其浮沉迟数。浮为表,沉为里,迟为寒,数为热。其有力者皆实也。若其无力,则浮为血虚,沉为气虚,迟为阳虚,数为阴虚。证虚而脉无力,虚之至矣,用药大宜谨慎。然脉证相符,犹佳兆也。夫一脉常兼数证,一证常见数脉,据脉定证,乃术士欺人之语。欲消息②于阴阳表里虚实寒热之间,则望闻问切,更须兼施也。

【注释】

①率:大概。

②消息:此处指熟练自如地运用。

望以察其精神,而形色次之。闻以察其气息,而声音次之。即二者以由表测里,已可知虚实寒热之大概矣。而所重尤在于问,问其致病之由,问其服过之方,问其所禀①之强弱,问其患病之久暂,问其舌苔之有无,问其大便之溏结;问其所喜,喜按者虚,拒按者实,喜暖者寒,恶暖者热;问其饮食,得食病减者虚,食后增重者实,渴而不饮者寒,大渴引饮者热。若系童年婴孩,须问其曾否出痘;若系有夫之妇,须问其曾否有身②,此尤人之所易忽,而不可不问者也。迨至服药之后,欲知其病之减与不减,先问其寝之安与不安。问不在多,在于中肯,既已详问,宜切其脉之符与不符。既以服药,后切其脉之变与不变。

望、闻、问、切,向导也,侦探也。至于参治,仍须自有主张耳。

【注释】

①所禀:指身体禀赋,素质。

②有身:怀孕。

医门八法

方书之误

方书内称,《天元玉册》①《本草》《灵枢素问》三经为伏羲、神农、轩辕黄帝与臣岐伯所作。然查其文义与唐虞《典谟》②迥不相同。黄帝呼岐伯为夫子,《典谟》中亦无此称谓。程子谓:阴阳医方系称黄帝之说,信不诬也。顾其为书,多有可取,是以流传不朽,特故示神奇,非圣贤中庸之旨,故歧误者多。历代名医,动称岐黄,后黄先岐,已属不求甚解。且习医一生,而不知所读之书乃假托之书，术士识解，固宜然也。后汉张机，术士尊为医中之圣，曾著《伤寒论》，主桂枝麻黄诸汤，其说则晦，注解仍不能明，其方则误，服之恒不见效。如《伤寒论》首称："太阳中风，阳浮而阴弱，阳浮者热自发，阴弱者汗自出，啬啬恶寒，淅淅恶风，翕翕发热，鼻鸣干呕者，桂枝汤主之。"又云："太阳病，初服桂枝汤，反烦不解，先刺风池、风府，却与桂枝汤则愈。"又云："病六七日，手足三部脉皆至，大烦，口噤不能言，其人躁扰者，必欲解也。"既服桂枝汤矣，何以反烦不解？六七日尚大烦、口噤，则其药之不效可知矣。且不唯不效已也，伤寒所伤者寒，所病者热，是以啬啬恶寒、翕翕发热，此热非虚热，亦非假热。虽非在里之热，已俨然在表之热，热证而以热药，有不大烦、口噤、骚扰③者乎？故吾谓方书之误，自张仲景始。

【注释】

①《天元玉册》：古医书。

②《典谟》：《尚书》中的《尧典》《舜典》《大禹谟》《皋陶谟》等篇的并称。也泛指古代的经典。

③骚扰：即躁扰。

【评语】

刘氏在此段文字中，对张仲景及《伤寒论》做出了错误性的见解。

（1）主桂枝麻黄诸汤，其说则晦，注解仍不能明

刘氏此言是针对桂枝汤、麻黄汤等类说的。《伤寒论》一书只言方证，而不言其理，正如岳美中所说："仲景《伤寒论》言证候不言病理，证候是客观存在，至今一千五百多年，证候不变；出方剂而不言药性，由实践而来，有是证，用是药，具体问题具体分析，具体解决，万古常新。"《伤寒论》行文方式独特，所以有关桂枝汤、麻黄汤等条文，只言方证，不言其理。刘氏说"其说则晦"，是他没有明白方证的内涵，好像有方证就必须说明桂枝汤、麻黄汤的证候机制，否则就是不清楚，就是"晦"。这种认知可能是他不学不用经方所引起的。他又说

"注解仍不能明"，这是对后世注解《伤寒论》医家的否定。学习《伤寒论》的最佳方法，就是在临床实践中学习，在学习中不断实践，这样才能理解经方，运用好经方。

（2）其方则误，服之恒不见效

基于以上认识，刘氏对经方也不太相信，说《伤寒论》的方剂都是不正确的，用起来也不见效。这种片面认知可能与他的经历有关。刘氏五十岁时辞官回家，方才开始钻研岐黄之术，入道已晚，精力不足，很可能是读一些入门书以及名家的医籍，经过临床实践，摸索出一些遣方用药经验，后用两年功夫撰写成《医门八法》一书。这时他已近八十岁。所以从他个人经历上讲，对《伤寒论》经方的不理解，是有客观原因的。

（3）故吾谓方书之误，自张仲景始

历代中医学家尊仲景为"医圣"，《伤寒论》为"方剂之祖"，而刘氏却说仲景书是"方书之误"，这种观点是不正确的，这也说明他是没有系统地学习、运用经方。作为半路学医的晚清进士，晚年能用中医药知识为百姓疗疾排难，也是难能可贵的，我们没必要过多地去责备他。

医门八法

方药之误

方书谓高者抑之①、下者举之②、损者益之③、散者收之④。是矣。乃治头痛者，用川芎，用升麻，意在引药上行也，不知直引邪热上升矣，此岂"高者抑之"之意乎？治疝气者用沉香，治脚气者用牛膝，意在引药下降也，实则直引湿热下注矣，此岂"下者举之"之意乎？谓远志、菖蒲可以补心，殊不知远志辛散，菖蒲香窜，能开心窍，实损心气，心血亏者服之，必至虚烦不寐矣，此岂"损者益之"之意乎？谓柴胡、香附可以平肝，殊不知肝经病证，皆因血之不足，断非血之有余，施以表散克伐则肝血愈亏，肝势愈张，肝脉愈大矣，此岂"散者收之"

意乎？

　　他如白芍味酸性敛，最能滋阴补血，故血亏肝燥之人，用之甚效。乃众口一词，谓其平肝。病虽愈而不知其所以愈，药虽灵而不知其所以灵，白芍之含冤久矣。熟地纯阴至静，最能滋阴降火，故阴血亏损、虚火上炎等证，用之甚效。乃蒸熟地时，浸之以酒，味之甘者变而为峻矣，性之静者变而为燥矣。用熟地时，炒之以砂仁，熟地以味胜，阴分药也；砂仁以气胜，阳分药也，合之则两伤。阴不阴，阳不阳，杂糅瞀乱⑤，诸长皆失，熟地之遭灾甚矣。当归，身能补血，尾能破血，人知之而合用之，取其补乎？取其破乎？生用则滑肠，炒用则止泻。生用煎汁澄清，功效甚微；炒用煎汁浓厚，力量甚大，必一两八钱，乃可见功。人不知而生用之，少用之，君臣乎？佐使乎？且与川芎并用之，监制乎？挠败乎？百补能敌一破乎？当归虽见用，实困阨⑥而未展所长矣。若夫肉桂、附子，纯阳大热，非可尝试，乃援引火归原之说，虚热、假热茫然不分，桂心、附片率意妄投。若系假热，用桂附以暖寒，诚为相宜；若系虚热，用桂附以引火，未见火之归原，先见火之燎原矣。方药之误，莫此为甚。

卷一

【注释】

　　①高者抑之：出自《素问·至真要大论》。意为，对向上冲逆之证，要用降逆下气的方药来抑制。如肺气上逆，咳嗽、痰多、气喘、胸闷，须用降逆下气之法，如三子养亲汤；胃气上逆，恶心、呕吐、呃逆，用和胃降逆之法，如橘皮竹茹汤。

　　②下者举之：出自《素问·至真要大论》。意为，对气虚下陷病证，要用补中益气之方药来升提中气。如气虚下陷之脱肛、子宫下垂、胃下垂、久泻，当升而举之，用补中益气汤升提中气。

　　③损者益之：出自《素问·至真要大论》，原文作"损者温之"。意为，虚损者减少的当补益之。如心血少，当补益心血，取酸枣仁、当归、柏子仁、龙眼肉等；脾气虚，当补益中气，取白术、党参、黄芪、山药等；肝血虚，当补益肝血，如当归、枸杞、白芍、鸡血藤等。

　　④散者收之：出自《素问·至真要大论》。意为，气血耗散的要收摄固涩。如心血

耗散,以致心神浮越,心悸易惊,是心气不固,当养心安神;肾气不固,精不内藏,以致遗精滑泄,当固肾摄精。

⑤瞀(mào)乱:纷乱。

⑥困阨(è):困阻之义。阨同厄。

瘟　疫

瘟疫,热证也,实证也,有表有里。初见证时,为憎寒,为发热,为头痛,为身痛,舌苔白,其证在表。一二日即传变,为烦躁,为胀满,为发渴,为谵语,舌苔黄,其证在里。

在表时宜清解,吴氏三消饮去大黄甚为相宜。以槟榔、厚朴能驱邪,知母、黄芩能清热,柴胡、羌活能解表也。必去大黄者,以邪热在表,散而未聚,只宜清解,不宜攻下也。服此药必自汗,寒热疼痛诸证必渐减。纵有里证,亦必轻微,此邪热在表之治法也。

传里后宜攻下,吴氏三消饮重用大黄甚为相宜。三消饮者,消表,消里,消半表半里也。重用大黄者,以邪热传里,尽聚于胃,舌生黄苔,确有证据,乘其聚而歼旃①,机宜万不可失也。服三消饮后必洞下②七八次,邪热方有所出。必烦躁尽除,胀满尽消,舌苔刮去,即不复见,方为病愈。此瘟疫传里之治法也。

当瘟疫见证之初,气血尚未大损,按方施治,一清一下,即可奏痊。设病势较重,舌苔刮去复生,胸胁依然拒按,亦不过再服一剂,再下数次,即全愈矣。

窃叹病瘟之人甚多,知瘟之医甚少。见病者之憎寒也,遂认为寒证,投以麻黄、桂枝,不知证则寒而病则热也。见病者之歉弱也,遂认为虚证,投以参茸芪术,不知人则虚而证则实也。热者而更热之,实者而更实之,误人性命,在在皆然。间有知瘟之为热为实者,又瑟缩畏葸③,不敢攻下。当邪热熏蒸,煎肠灼肺之时,予以大黄些须,更无佐使以助之,虽用大黄与不用等耳。急证而授以缓剂,重证而授以轻剂,误人性命,亦在在皆然。岂知邪热传里热势沸腾,非大黄之寒不能泻其热,非大黄之悍不能攻其实,必大剂以重其权,更有槟榔、厚朴以助其势,方能胜其重任也。大黄名为将军,当用始用,用之者勿同儿戏,免致药不胜病,斯为善用。用药如用兵,兵,危道也,岂可易言。况于瘟疫而用攻下,尤为之危者乎!然瘟疫传里,非下不愈,故于下三致意④焉。但愿瘟疫不作,所列之方,可以不用,诚为幸事。即不然,一清一下,病即全愈,以后诸方,可以不用,亦不幸中之幸也。

◎吴氏三消饮

槟榔三钱,厚朴二钱(捣),知母三钱,黄芩三钱(生),白芍二钱(生),甘草二钱,羌活三钱,葛根三钱,柴胡二钱,草果仁二钱(炒,研),川大黄五钱或七钱(酒浸生用)。

姜三片、枣二枚为引。

歌曰:此歌曾见《温疫论》,录之,取其易记耳。

槟榔厚朴甘草果,知母黄芩与白芍。

邪溢少阳加柴胡,邪溢太阳加羌活,

邪溢阳明加葛根,三阳加法休错讹。

舌苔渐黄加大黄,三消饮子取效多。

又歌曰:三阴三阳,医书中之隐语也,说破大吉。

何为手三阳?三焦肠与肠。太阳小肠,少阳三焦,阳明大肠。

何为手三阴?肺金心与心。太阴肺,少阴心,厥阴心包。

何为足三阳?膀胱胆与胃。太阳膀胱,少阳胆,阳明胃。

何为足三阴?脾肾肝相继。太阴脾,少阴肾,厥阴肝。

【注释】

①歼殄(zhān):消灭。

②洞下:形容腹泻如从洞中所出。

③瑟缩畏葸(xǐ)：畏首畏尾，退缩不前。瑟缩，收敛而发抖；畏葸，畏惧且害怕。

④三致意：再三感谢。

瘟疫失下诸证

瘟疫传里，舌生黄苔，热聚于胃，正好攻下。若应下不下，是为失下。邪热充溢，五脏六腑皆受其病，以脏腑之强弱分先后。方书①谓一日传一经，按定次序，六日一周者妄也。特传于某经，必见某经之证耳。传于肺经则咳嗽，传于心经则昏沉。应下失下，邪传心经，证见昏沉。热入至深，急下证也。治宜达原饮合小承气汤，加犀角、黄连。体壮热甚者，须加芒硝；气体单弱者，须加党参、当归，即所谓黄龙汤也。病势至此，甚为危险，若单用硝黄以泻邪热，虽能釜底抽薪，犹恐缓不济急，仍归糜烂，必兼用犀黄以清心热，滚锅点水，始可立止沸腾；加以参②归恐其泻后亡阴也，唯老人、虚人宜之；少壮者可以不必。服药后洞下五六次，邪热退，即清醒，此邪热蒸心，证见昏沉之治法也。

若夫应下失下，邪热充盛，溢于肌肤则为斑疹，治宜吴氏举斑汤合小承气汤。大黄只用三钱，缘发斑、发疹，瘟邪分泄，内热转轻，可以不用大剂，且恐邪热内陷，斑疹骤回，故用山甲以透之，当归以托之。然斑疹为标，邪热为本，必内热全清，方为病愈也。此邪热外溢证见斑疹之治法也。

若夫应下失下，邪热上冲，直攻咽喉则为咽喉肿痛，治宜普济消毒饮合小承气汤。大黄至少须用五钱，但得洞下一次喉痛即减，必洞下七八次喉肿乃消。用药稍缓则咽喉肿闭，药不下咽矣。若单用普济消毒饮而不用大黄，釜底之烈焰方炽，釜中之汤液将尽，止于釜中点水，而不于釜底抽薪，尚能迁延几时乎？咽喉为要害处，咽喉肿痛为致命伤，此刑名家③所谓要害一伤，奇重者也。然治之有法，立可回生，慎勿张皇失措。间遇咽喉肿闭汤药不入者，令病人坐立，两手下垂，使其血向下注，更为极力推赶，自项历肩，越肘至腕，连漉④数十次，两臂觉麻，即是病气恶血，渐已流动，喉闭略开，药能入腹矣。急予前药一

医门八法

二匙,更用带子将两手腕扎住,不令恶血走散,用针刺少商穴及各指近甲薄肉正中处,捻出恶血,将前药陆续服尽,半日之中能下五六次。舌苔已刮去者,次日视之,苔不复生,则是邪热已退,药可暂止。若舌苔又生,可知余热尚在,须照前方再进一剂,邪热退尽方为全愈。病证全愈之后,须服清燥养荣汤数剂,缘病证太深,邪热之耗血太甚也。此邪热上冲咽喉肿痛之治法也。

若夫应下失下,邪热内蕴,有见为结胸证者,其证胸胁满痛,坚硬拒按,虽用芒硝、大黄,往往推荡不动,是宜内外兼治。内服大承气汤,少加党参以助气,重用当归以生津;外用景岳⑤罨熨⑥之法以流通气血,兼助药力之不及。必得洞下,胸胁之坚结始开;必舌苔退净,邪热之郁阃⑦方尽也。

若夫应下失下,热深厥深,有见为身冷证者。瘟疫本系热证,热入至深,反见寒证,必欲拥被向火,四肢厥逆,甚有周身皆冷者。误为真寒,投以桂附,祸不旋踵⑧,固不待言。即据舌苔之黄厚,知其实热之有凭,予以大承气汤,即恐其大下亡阴,病虽愈而命不保耳。吴氏黄龙汤可借用,景岳罨熨法可借用。此等证尚不甚多,瘟疫传里日久,间或有之。至若瘟疫初起,阳气为阴邪所郁,憎寒之证,亦有类此者。然其证在表,舌苔必不黄,予以吴氏达原饮,顷刻厥回,仍见热证,则易于施治矣。

治疫方书甚多,唯又可吴氏、麟郊戴氏确有真见。所云"瘟疫初起,用药最要清楚,此处头绪不差,日后传变救援亦易",又云"舌无苔则胃无物,可清润,不可攻下",诚至论也。其余方书,语多朦混,如谓"伤寒下不厌迟,瘟疫下不厌早",何者为早,何者为迟,漫无界限,即系毫无把握,犹疑两可之说,苏模棱⑨之惯技也。误国误人,厥罪唯均⑩。予谓下者,下其里之实也,里证昭然则当下。下与不下,不可以时之迟早为断,而以病之表里为断,至察验舌苔尤为足据耳。瘟疫失下,见证最多,此特举其大者言之。

◎吴氏达原饮

槟榔三钱,川朴一钱(捣碎),黄芩三钱(生),白芍二钱(生),甘草二钱,知母二钱,草果仁二钱(炒研)。

◎小承气汤加犀角黄连

枳实三钱，黄连一钱(捣)，犀角(磨汁，冲)，川朴二钱(捣碎)，川大黄五钱(生)。

水煎服。或加芒硝二钱。

◎黄龙汤

芒硝二钱，川朴二钱(捣碎)，枳实二钱(炒)，甘草一钱，党参三钱，当归五钱(生)，川大黄三钱。

生姜二片、大枣一枚为引。

◎吴氏举斑汤合小承气汤

当归三钱，白芍二钱(生)，升麻五分，白芷一钱，柴胡二钱，山甲三钱(炙，研)，厚朴二钱，枳实二钱，川大黄三钱(酒浸)。

生姜三片为引。

◎普济消毒饮合小承气汤

黄芩三钱，黄连二钱(捣，生)，元参三钱，甘草二钱，桔梗三钱，柴胡一钱，连翘三钱(去心)，牛子三钱(炒，研)，马勃三钱，僵蚕二钱(捣)，枳实三钱(炒)，川朴二钱(捣)，薄荷叶三钱，板蓝根三钱，川大黄五钱或七钱(酒浸，生用)。

◎景岳罨熨法

葱白四两，生姜四两，生萝卜八两。

共捣炒热，用布一块分包，罨胀痛处，轮换熨之。或加香附末四两。

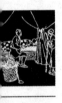

【注释】

①方书：此处指东汉张仲景《伤寒杂病论》。

②参：指人参。

③刑名家：诸子百家之一，即名家，以擅辩著称。

④漉：水慢慢渗下，滤。

⑤景岳：指张景岳，即张介宾，明代医家，温补学派创始人，著有《类经》《类经图翼》《类经附翼》《景岳全书》等，其学术思想对后世影响很大。

医门八法

⑥罨(yǎn)熨:覆盖,掩盖。罨熨,用棉布或毛巾覆盖,然后喷以药液,再加以熨烫,是外治法的一种。

⑦阏(yān):阻塞不通。

⑧旋踵(zhǒng):转足,比喻时间很短。踵,脚后跟。

⑨苏模棱:即苏味道,唐朝人,武则天执政时曾任过宰相。《旧唐书·苏味道传》载:"处事不欲决断明白,若有所错,必贻咎谴,但模棱以持两端可矣。"后人叫他"苏模棱"。

⑩厥罪唯均:厥,其。其罪行是一样的。

瘟疫当下诸证

里证昭然则当下。

里证者何?曰烦躁,曰多言,曰谵语,曰多睡,曰善忘,曰发狂,曰昏沉,曰循衣摸床、撮空理线,曰头胀痛,曰胸胀痛,曰胁胀痛,曰腹胀痛,曰小腹胀痛,曰大小便闭,曰小便赤,曰大便黑,曰胁热不利、热结旁流,曰舌苔黄黑、燥裂芒刺,曰舌强硬,曰舌卷短,曰咽干,曰咽喉肿痛,曰口苦,曰口甘,曰耳聋,曰鼻如烟孔、鼻孔扇张,曰呕,曰咳,曰渴,曰呃逆,皆里证也,皆热也,皆实也。瘟疫传里后,略举二三端,即当下者也。

然热必有所附丽①,或附丽于食,或附丽于水,或附丽于痰,或附丽于血。凡胸腹胀痛,按之坚硬成块者,食也;凡胸腹胀痛,按之则软,揉之漉漉有声者,水也。邪热之所附丽,唯食与水,二者居多。吴氏三消饮,可以治疫,可以治食与水,用之最宜。如邪热附丽于痰,虽无形声可验,然必携痰上拥,壅塞隧道,为耳聋,为舌本强硬,服三消饮如不效,宜服蒌贝养荣汤合小承气汤。以蒌贝为主,枳实、大黄为佐之,泻下痰涎,即为对证。若有蓄血,为邪热所附丽,必善忘,大、小便黑,胸腹、四肢有痛不可按而濡者,当服三消饮,如不效,宜服归芍汤合小承气汤,加红花、桃仁。以当归为主,枳实、大黄佐之,泻下黑粪,即为对证。

食与水与痰与血,邪热之巢穴也。然邪热初传里时,附丽于食与水者,其

卷一

25

常服三消饮一二剂,下之即愈。若痰与血,乃日久失治,另生变证耳,证虽百而热则一。且热为实热,非清所能解,亦非汗所能解。贼已踞占地方,必须扫穴擒渠②,方能底定③。若徒事招抚,势必旋抚旋叛。畏硝黄而专用知芩,实热在中,岂一清所能了事乎?不得已而议汗,用张仲景之麻黄、桂枝,虽汗之而不汗,以火上添柴,燥枯更甚也。用刘松峰④之元霜素雪,一汗之而即汗。以浮萍凉散,更有滋阴药以润之也。疫在表时,用之尚可,若待传里之后,实热在中,又岂一汗所能了事乎?即使暂见减轻,而邪退结存,亦必旋愈旋复,此陶士行⑤所谓遵养时贼,熊文灿⑥之招抚流寇也。岂无不服一药,因自汗、战汗而愈者!然饮食渐进,津液渐生,必下坚硬之物,如牛黄、狗宝⑦,然岂非热之所结,应下失下,终必下而后愈乎?

　　清、汗、下为治疫三法,而下为尤重。吴氏三消饮,清、汗、下三法备焉,故三消饮为治疫主剂。知母、黄芩,能清者也;柴胡、羌活、葛根,能汗者也;川朴、槟榔、大黄,能下者也。初用三消饮必去大黄者,以舌苔未黄,邪热散布于表,无可下也。继用三消饮必重用大黄者,以舌苔已黄,邪热已聚于里,正可下也。用之适当其可,洞下数次,则舌苔退,烦热除,而病愈矣。其得力处,在清乎,在汗乎,抑在下乎?不此之务,而强清其热,投以黄连、黄柏,以致凝结愈固。强发其汗,投以桂枝、麻黄,以致烟焰愈张。尚不如未曾服药者,头绪不乱,犹易于施治也。

　　瘟疫当下诸证,悉数难终。然证虽百而热则一,热虽百而下则一。方药之或加或减,举其大凡⑧,可以隅反⑨。必欲逐条剖析,则有戴麟郊之《广瘟疫论》在,兹不重出。

◎吴氏萎贝养荣汤合小承气汤

　　知母二钱,天花粉二钱,川贝五钱(捣碎),萎仁四钱(炒,去油),橘红二钱,白芍二钱,当归二钱,川朴二钱,枳实三钱(炒),川大黄三钱(酒浸,生用)。

◎归芍汤合小承气汤

　　当归五钱,赤芍三钱,枳实三钱,川朴二钱(捣),红花二钱,桃仁二钱(去皮炒,

医门八法

26

研),川大黄五钱(酒浸)。

◎元霜丹

浮萍五钱,元参三钱,麦冬三钱(去心),白芍一钱(生),丹皮二钱,甘草一钱,生姜三钱,大枣二枚(劈)。

◎素雪丹

浮萍五钱,元参三钱,麦冬三钱,白芍一钱,丹皮二钱,甘草一钱,生姜三钱,葛根二钱,石膏三钱(生,研)。

水煎服。呕者加法夏三钱。

【注释】

①附丽:附着,依附。

②擒渠:渠,大也,头领。捉住头领叫"擒渠"。

③底定:彻底解决。

④刘松峰:即刘奎,清代医家,曾著《松峰说疫》(1786年)六卷,广参各家学说,在治法上提倡六经分治。

⑤陶士行:即陶侃,字士行,东晋名将。

⑥熊文灿:万历年间进士,崇祯年间(1628～1644年),招抚郑芝龙,诱降张献忠。

⑦狗宝:为犬科动物狗的胃中结石,甘咸平,具有降逆、止痛、解毒功效。

⑧大凡:大概。

⑨隔反:类推。

瘟疫难下诸证

瘟疫传里之后,当下而难下者,其证有三:一曰四损,一曰四不足,一曰妊娠。

戴氏云:"大劳,大欲,大病,久病后,为四损。"气血两虚,阴阳并竭,复受疫邪。正虚则邪入愈深，邪深则传化难出。汗下伤正而正脱，补血郁邪而邪锢^①，多不可治。然补泻兼施，间有愈者。有补泻合用之法，有先补后泻之法，有先泻后补之法。凡人参败毒散、人参白虎汤、黄龙汤、竹叶石膏汤，皆补泻合用之法也。先用补剂，后施汗下，先补后泻之法也；先用汗下，后施补剂，先泻后补之法也。当询病之来路，斟酌施治，尤当审现在之证。若纯见实证，亦不可以疑似之见误人。大凡周身俱见大实大热之证，而一二处微见虚象，则吃紧照顾其虚；周身俱见虚象，而一二处独见实证，则吃紧斡旋其实，此治病之权衡也。若夫汗之而表证愈增，如头痛、身痛更甚之类；清下而里证愈增，如烦渴、胀满更甚之类，则大虚有盛候也，急宜补之勿疑。既辨其证，尤当细辨其脉。凡遇脉之浮候盛大者，须谨察其沉候有无力处；六部脉皆盛者，须谨察其一部有独无力处。果得其一部一候之真无力，便可略其诸部诸候之假有余，从而施治，有独见若神之妙。夫既询其来路之大概，又察得其轻重之确凭，再加之脉理精详，则烛照无疑矣。其损证之状甚多，当参后四不足条看。

学究按：此瘟疫传里，当下而难下者之一也。补泻兼施之法，用黄龙汤最为相宜。当归原系补血之品，然能润燥滑肠，可以助下剂之力。党参原系补气之品，然能助胃气，胃气虚而屡下不通者，加入承气汤中，一服而宿垢顿下。至于芒硝，最能软坚，必有坚结，有燥矢，万不得已乃用之，否则但用大黄可矣。

戴氏又云："四损由人事，四不足由天禀，四损在暂时，四不足在平素。"然四不足亦有由四损而来者，不可以四损之外更无不足。四不足者，气血阴阳也。气不足者，少气不足以息，语言难出也，感邪虽重，反不能成胀满痞塞。凡遇此证，纵宜宣伐，必以养气为主。血不足者，面色萎黄，唇口刮白也，感邪虽重，面目反无阳色。纵宜攻利，必宜养血为主。阳不足者，或四肢厥逆，或肢体恶寒，恒多泄泻，至夜益甚；或口鼻冷气，受邪虽重，反无发热，苔刺燥渴。凡遇此等证，纵欲攻利清热，必先之以补，待其虚回，实证全见，然后以治实之法治之。阴不足者，自然五液枯干，肌肤甲错，感邪虽重，应汗无汗，应厥不厥^②。遇此等证，纵宜攻利，必先之以养阴，待其气化津回，邪多不治自退。设有未退，

28

酌用清利。攻利若早,其病益甚。

以上四不足,合前条四损,总不可正治其邪,必以养正为要。先服养正药,待其实证悉见,方可攻邪。若服攻邪药,虚证复见,仍当调补其虚,养正以祛邪,祛邪以安正。互相加减,迭为进退,直待邪尽去而正不伤,方为善治。

学究按:以上四条,所言未及下证,如有当下之证,亦难下者也。当仍以黄龙汤施之,于气血阴阳兼能顾及。至于芒硝,尤宜斟酌也。

戴氏又云:"妊娠感时疫,须治之于早,则热不深入而伤胎。"当汗当清之证,当速治不待言。当下之证,尤不可迟。若因妊娠忌下伤胎之说,因循略迟,则胎受热蒸而反易坠。一见里证,速下其热,其胎反安然无事。盖有热则病受之,《内经》所谓"有故无损"者,于此见之,此历验不诬者。妊娠受疫,当下失下,至于舌黑腰痛,小腹下坠至急,则其胎多死腹中,自欲坠矣。此时下亦堕,不下亦堕。然下之胎堕,母犹可救十中二三,不下则母无生理,胎亦不能独存。同一堕胎,而此善于彼。当明言于病家,而后施治。下药虽三承气汤皆可用,唯芒硝当慎,以其专主伤胎,非大实、大热、大燥,不可试也。

学究按:此瘟疫传里,当下而难下者之一也。然结粪瘀热,乃肠胃间事。胎附于脊,乃肠胃以外子宫内事。大黄亦肠胃中药,妊娠瘟疫,邪热初传里时,用之无可疑虑。若传里日久,则可虑处甚多。如必须用承气、黄龙诸汤,总以不用芒硝为是。当下难下,又不得不下,用药正须慎之又慎耳。

◎ **人参败毒散**

党参,茯苓,甘草,枳壳,桔梗,柴胡,前胡,羌活,独活,川芎,薄荷。

加生姜,煎。

◎ **人参白虎汤**

石膏,知母,党参,甘草。

加粳米,煎。

◎ **黄龙汤**

大黄,芒硝,川朴,枳实,甘草,党参,当归。

加生姜五片、大枣一枚,煎。

◎竹叶石膏汤

党参,法夏,麦冬,甘草,竹叶,石膏。

加粳米、生姜,煎。

【注释】

①锢(gù):用金属溶液填塞空隙。此处指病邪胶着难除。

②应厥不厥:厥者,厥逆也,见手足逆冷之症。应厥不厥,是言应当手足逆冷而无此
等症状。

瘟疫下后诸证

瘟疫传里之初,当下即下,其时血气之耗散尚轻,邪热之盘踞未固。用三消饮,多者两剂,少者一剂,洞下七八次,内热既去,则外感自清,表里俱无证矣,不必更议服药。若应下失下,邪热胶锢,必须大下屡下,始足以胜之。迨邪气既除,而正气已亏,往往变生他证,则善后事宜,更须亟讲也。

有下后夺气不语者,此阴虚气虚也,宜人参养荣汤。有下后口干唇燥,津不到咽者,此阴虚血虚也,宜清燥养荣汤。有下后反痞者,此气血本虚,因下而益虚也,吴氏以为宜参附养荣汤,然附子宜酌用。有下后反呕者,此胃气虚寒也,宜半夏藿香汤。有下后脉反数身反热者,此郁阳暴伸也,宜柴胡清燥汤。有下后渴热未除,里证仍在者,此邪热未尽也,宜承气养荣汤。下后诸证,尚不止此,举此以例其余耳。若夫不善于下,不慎于下,因下成疾,尚须以药治药者,不在此例。

至于瘟疫愈后,宜防三复。戴氏曰:“三复者,劳复,食复,自复也。”劳复者,大病后因劳碌而复也。不必大费气力,即梳洗沐浴,亦能致复。复则复热,诸证复起,唯脉不沉实为辨。轻者静养自愈,重者必大补以调其营卫,知其脏

医门八法

腑，待其表里融和才愈。误用攻下清凉，必致不救，安神养血汤主之。若因饭食过多而复者，舌苔必复黄，轻则损谷自愈，重则消导始愈。若无故自复者，乃伏邪未尽也。当问从前所见何证，服何药而解，今仍用前药以涤其余邪则愈。时疫复证，有复至再三者，屡复之后，必兼四损、四不足证。宜参前条加减进退之法治之。此三复也，学究谓瘟疫初愈，剃头则必复，入房则必复，二者尤宜戒之。

又有愈后发肿者，戴氏以为气复血未复，气无所归，故作肿也。如无他症，静养自愈。有发颐①者，戴氏以为余热留于营卫也，宜解毒清热疏散，以普济消毒饮为主。发在耳后，重用柴胡、川芎；在项下，重用葛根；在项后或巅顶，重用羌活。有发疮者，戴氏认为余热淫于肌肉也。有发痿者，戴氏以为热伤筋脉也。有身体枯瘦、皮肤甲错者，戴氏以为索泽②，热伤阴也，吴氏诸养荣汤可酌用。有骨蒸如劳瘵者，戴氏以为余热留于阴分也。如仍有实证，宜承气养荣汤；如全系虚证，则生四物汤去川芎，或八珍汤去川芎，消息其阴阳而酌用之。

◎ **吴氏人参养荣汤**

党参，麦冬，五味，地黄，归身，白芍，知母，陈皮，甘草。

◎ **吴氏清燥养荣汤**

生地，归身，白芍，知母，陈皮，花粉，甘草。

加灯心，煎。

◎ **吴氏参附养荣汤**

当归一钱，白芍一钱，生地三钱，党参一钱，附子七分(炮,炒)，干姜一钱。

水煎，分量系照抄，附子宜酌用。

◎ **半夏藿香汤**

法夏一钱半，藿香一钱，干姜一钱，茯苓一钱，白术一钱(土炒)，陈皮一钱，甘草五分。

◎ **吴氏柴胡清燥汤**

柴胡，黄芩，陈皮，甘草，花粉，知母。

加生姜、大枣,煎服。

◎吴氏承气养荣汤

知母,当归,白芍,川朴,枳实,川大黄。

加姜,煎。

◎吴氏安神养血汤

茯神,枣仁,当归,远志,桔梗,白芍,地黄,甘草。

加龙眼肉,煎。

◎八珍汤去川芎

党参三钱,茯苓二钱,白术二钱(炒),炙草一钱,白芍三钱,归身五钱或七钱(炒),大生地五钱。

【注释】

①发颐:腮腺炎,即痄腮。
②索泽:口渴欲饮。

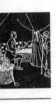

瘟疫说难解嘲

瘟者热病也,疫者民病也。瘟疫者,天地之疠气,即人而见者也。故在天则为疠,在人则为瘟,在众人而为疫。雨旸时若①之世,冬寒夏暑,春暖秋凉,天地之气,皆和气也。若夫大兵大祲②之岁,恒雨、恒旸、恒燠③、恒寒、恒风,天地之气,皆疠气也。地之上,皆天也,皆气也。人在气中,如鱼在水中,鱼之一吞一吐皆水也,人之一呼一吸皆气也。人在疠气之中,一呼一吸,无非疠气,避无可避,亦触不待于触也。方书谓人触之即病者,非也。人之一身,唯血与气,凡气之所至,皆疠之所至,无形无声,无方无体,无在无不在也。方书谓瘟邪藏于膜原者,非也。其不即病者,特以无所感耳。感人者非一端,而风寒为尤甚。不必大风大寒,即偶尔脱帽解衣,当户垂堂④,微觉洒淅⑤,业已主气退而客气进矣，憎寒发热，势将相逼俱来，况穷苦之人，冒雪雨，犯霜露乎？然风寒非瘟疫也，风寒者，瘟疫之介绍耳，媒妁耳。瘟疫因风寒而成病，成病之后，则瘟疫当行，风寒皆刍狗⑥矣。

张仲景泥于风寒，故其立论以"伤寒"名篇；泥于伤寒中风，故其立方以桂枝、麻黄为主。《热病篇》曰："人之伤于寒也，则为病热。"热病而予以热药，其由恶寒发热，驯致于大烦、骚扰者，皆桂枝汤之热为之也。且张仲景之所谓伤寒、中风，不过感冒风寒，所谓恶寒发热，亦表证之极轻者。但以感冒之法治之，可以一药而愈，原不必另立伤寒名目。特以桂枝、麻黄汤剂，以轻病而治成重病，甚至不可挽回。即当并无瘟疫之时，偶感风寒，误服热药，以热济热，亦能助起邪热。邪热由表传里，所见诸证，亦与瘟疫无异，弄假成真，此类是也。何况瘟疫流行之时乎？

自有桂枝、麻黄汤之设，由汉迄明，千有余年，误人不知几千百尤矣。司马温公⑦以身付医，病革谆谆如梦中语，皆朝廷天下事；杨忠愍公⑧染瘟疾，服罗廷瑞⑨发汗药，遂昏不省人事，皆其明征。此外大疫成灾，史不绝书，所伤辄数十万。当事者给予医药，所给者不过张仲景之桂枝、麻黄汤，罗廷瑞之发汗药耳，不然何以伤人如彼之多也。元耶律楚材⑩灭夏归，取大黄两驮。既而军士病瘟，唯得大黄可愈，楚材用活万人，详著史册，班班可考。孰得孰失，博览者何率不经意耶？明吴又可，鉴桂枝、麻黄汤之失，另辟法门，特著《瘟疫论》，立达原饮、三消饮诸方，诚为卓识真见。此外，如刘松峰、周杓元⑪、周禹载⑫、杨栗山⑬、孔毓礼⑭诸人，各有论说，奈胸无定衡，更兼词不达意，是以愈说愈晦。唯戴氏麟郊，本吴又可《瘟疫论》之义，著《广瘟疫论》四卷。其书前总、中分、后合，一部直如一篇，条分缕析，理明词达，在医书中允为通品。然亦未敢直言张仲景之失，直斥桂枝、麻黄汤之误。且谓此二汤者，乃治伤寒之剂，非治瘟疫之剂，特后人之治瘟疫者误用之耳，迁就而为之讳，所谓安得不云尔乎者也。

吾谓不然，桂枝、麻黄二汤，后人用之而误，张仲景用之而亦误也；用以治瘟疫而误，用以治伤寒而亦误也。其已然之效，固彰明较著，而不可讳饰也。

予业儒而不习医,与张仲景本无衣钵之缘,无所用其回护,且是非得失,贵有定评,亦不必为贤者讳,庸敢正言张仲景之失,直斥桂枝、麻黄汤之误,以破千古之惑。仲景,固仁人君子也,九原可作⑮,当必以爱之者为疾痰⑯,而以恶之者为药石矣。奉告究心医理者,伤寒二字,应一笔抹煞,而以感冒二字代之。不泥《伤寒论》,自不用桂枝汤,三阴三阳诸证,亦不复见矣。至于瘟疫病证,年年皆有,处处皆有。较大兵大祲之岁,虽有众寡轻重之殊,而其为病则一。分别表里,以三消饮加减施治,正如曲突徙薪⑰,自无焦头烂额之虞。此外诸方,皆备而不用者也。

予著此论,知必为医家所嘲,故即名曰解嘲。嘲予者,慎勿误用桂枝、麻黄汤,致为大烦、骚扰者所嘲,斯可矣。

【注释】

①雨旸时若:晴雨适时,气候调和。旸,晴,晴天。

②祲(jìn):不祥。

③燠(yù):暖,热。

④当户垂堂:当户,是对着窗户;垂堂,靠近屋檐下。这样很容易感受风寒,出现恶风、发热等感冒症状。

⑤洒淅:寒栗。

⑥刍狗:古代祭祀用的茅草扎成的狗,祭后即弃。比喻轻浅无用的东西。

⑦司马温公:即司马光。

⑧杨忠愍公:即明代名臣杨继盛,因上疏力劾严嵩,被下狱遇害。后谥"忠愍"。

⑨罗廷瑞:明嘉靖朝刑部医官,杨继盛在狱中染疫时,他给杨开二服下汗药,致杨不省人事。

⑩耶律楚材:契丹族,蒙古成吉思汗、窝阔台汗时期大臣,字晋卿,官至中书令。建议军民分治,立赋税制度,兴文教,开科取士。著有《湛然居士文集》。

⑪周杓元:清代医家,著《温证指归》。

医门八法

⑫周禹载:即周扬俊,清代医家。撰有《温热暑疫全书》《伤寒论三注》《金匮玉函经二注》。

⑬杨栗山:即杨璿,清代医家,著《伤寒瘟疫条辨》。

⑭孔毓礼:即孔以立,清代医家,著《痢疾论》。

⑮九原可作:死而复生。语出《国语·晋语八》,赵文子与叔向游于九原,曰:"死者若可作也,吾谁与归?"九原,春秋时晋国卿大夫的墓地,此处指墓地;作,起。

⑯疾疢(chèn):疾病,比喻忧患。

⑰曲突徙薪:突,烟囱。语出《汉书·霍光传》,意为把烟囱改成弯的,把下面堆放的柴草搬走,以防着火。后比喻事先采取措施,防止发生危险。

卷一

卷
二

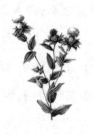

疟　疾

疟疾有表证,有里证,有虚证,有实证。表证者何?寒与热是也。里证者何?实与虚是也。寒与热乃标也,实与虚乃本也。方书所断断较量者,曰先寒后热,先热后寒,寒多热少,热多寒少,皆标也。用桂枝、麻黄汤以散寒,所治者亦皆标也,皆与疟疾无关也。必察验虚实以施治,始为得其要领耳。

疟疾乃瘟疫余孽,故大疫之后多有之。人之病疟者,率由饮食之内伤,加以风寒之外感,饱食之后酣寝于风露之中,饮食因寒而凝,停积于胃,是以作寒作热。

初发时,舌必有苔,必中满,不嗜饮食,甚且发呕,是即实证之明验也。治宜清脾饮,加槟榔、枳壳、大黄,洞下数次,舌苔退,中满除,里证渐清,寒热亦减,往往一药即愈。其不愈者,或小其剂再服之,里证全清,寒热自不作矣。此疟疾初发,察系实证之治法也。

若夫久疟失治,气血消耗,身体瘦损,或服药过当,克伐太甚,积虽去而病未除,以致迁延不愈,则系虚证。宜休疟饮、何人饮,随证略为加减,三数剂即痊愈。此疟疾日久,察系虚证之治法也。皆治疟之成方也。

窃谓疟疾与瘟疫相类,其憎寒发热,即瘟疫之里证,用吴氏三消饮为最宜。此亦疟疾实证之治法也。若曾经攻下,里证亦除,表证尚未痊愈,用吴氏柴胡清燥汤、人参养荣汤为最宜。此亦疟疾虚证之治法也。

更有气血已虚,而实证犹在者,其证身体瘦损,仍有舌苔,中满,不嗜饮食。

卷二

此盖病疟之初,所服不过清热散寒之剂,舍本求标,在里之停滞未消,在表之寒热何以能除? 此等证仍须攻下,必补泻兼施乃为得宜,用小承气汤,加参、归、槟榔、砂仁、山楂、神曲,推下垢秽,如鱼脑然,即为中病。舌苔渐退,中满渐除,即为病减,更服休疟饮,或柴胡清燥汤数剂,则寒热不作矣。此疟疾虚中有实,补泻兼施之治法也。

凡疟疾缠绵不愈,或旋愈旋复,多系虚中有实,然当正衰邪盛之时,非下不可。欲下又不敢,故用药颇难。宜详看舌上是否有苔,有苔则可下,兼察胸中是否拒按,拒按则可下。下之即愈,且愈而不复。加参归于承气汤中,可无虚脱之虞,不必畏葸。新愈之后,忌生冷,忌风寒,忌剃头,忌入房。

◎ 加味清脾饮

青皮二钱,柴胡二钱,川朴二钱(捣),黄芩二钱(生),法夏二钱(研),甘草一钱,茯苓二钱,白术二钱(炒),草果二钱(炒,研),槟榔三钱,枳壳三钱(炒),川大黄五钱(生)。

加生姜引。

◎ 休疟饮

党参五钱,白术三钱(炒),归身七钱(炒),炙草二钱,生地三钱,白芍三钱(炒),何首乌一两。

◎ 何人饮

何首乌一两,党参一两,当归身五钱(炒),陈皮一钱,煨姜三片或三钱。

黄酒一杯为引。此方加桃仁泥五钱尤妙。

◎ 吴氏三消饮

槟榔二钱,厚朴二钱(捣),草果仁二钱(炒,研),知母二钱,黄芩二钱(生),白芍二钱(生),甘草一钱,柴胡三钱,羌活三钱,葛根三钱,川大黄三钱或五钱(酒浸)。

生姜三片为引。

◎**吴氏柴胡清燥汤**

柴胡二钱,黄芩一钱(酒炒),陈皮一钱,甘草一钱,花粉一钱,知母一钱。

加生姜、大枣煎服,或加党参三钱,归身三钱(炒)。

◎**吴氏人参养荣汤**

党参三钱,麦冬二钱,五味一钱,地黄二钱(生),归身三钱(炒),白芍二钱(醋炒),知母一钱,陈皮一钱,甘草一钱。

◎**参归承气汤**

党参三钱,归身三钱(生),川朴三钱(捣),枳实二钱(炒),槟榔三钱,山楂三钱,砂仁二钱(炒,研),神曲三钱,川大黄三钱(酒浸)。

水煎服。

痢 疾

痢疾,里证也,有实有虚,实生热,虚生寒。方书所详,不在虚实而在寒热。谓白痢为寒,红痢为热,是舍本而治标也。更有以五色痢分配五脏者,则求精而反凿①矣。

学究以为痢疾一证,分别虚实,最为紧要。当先询其致痢之由,以定施治之准。痢疾之作,往往沿门阖户②,此固天地之疠气使然,然成病亦必有所因。因饮食停滞者十居八九。

痢疾之初,如舌有厚苔,胸中满闷,坚硬拒按者,实证也,实则生热,即生冷瓜果诸寒物,停滞于胃,亦即变而为热。然热不可清,缘③热生于实,清热者徒伤胃气而无损于病,必去其实而病始愈。治实之法,又不可专恃④攻下,宜滑润而兼消导,加味芍药汤为最宜。服药之后,努圊⑤变而为滑利,红白变而为黄粪,即为药已中病。如一药尚未全愈,更进一剂。须体察积滞之轻重,以酌大黄之去留。此痢疾初起,察系实证之治法也。

若夫痢疾日久，变证交作，寒热杂投，气血两亏，则为虚证。虚能作热，烦躁发渴之类是也。虚则生寒，下利完谷之类是也。欲补其虚，施以参术则胀满。欲暖其寒，施以桂附则下利纯血。欲清其热，施以连柏则入喉，而病即已矣。病证至此，不唯时医束手，即方书亦无良策也。知梅学究^⑥有独梅汤在，请为出而试之。大乌梅五个煎汤，白糖五钱为引，冲服。学究用此方以治痢，愈者多矣，类皆医士弃而不治之证也，此中颇有机栝^⑦。庸敢于独梅汤发轫之始，缕析陈之。

痢疾日久，原系气血两亏，而大下亡阴，血之亏也尤甚。肝藏血，血亏则肝燥，肝燥则克脾，同室操戈，盖不啻穷极无聊，作合门自尽之计矣。救治之法，必须速解倒悬。此时胃气仅存一息，不唯不任攻伐，即补剂亦非所堪。七日饿夫，何可大嚼也。但能敛去肝木之克，予以休息自能渐渐苏苏。乌梅最能敛肝，且能补肝。五味入胃，各有所喜。酸先入肝，甘先入脾，肝敛则脾舒。此药下咽，一时之久觉胸膈润和，仍欲再服则是药已中病，欲食汤粥则是脾胃已舒。连服数次，所下者变为黄粪，则是痢已渐痊。再服数日，即可全愈矣。以后日服独梅汤而小其剂，即不服他药亦可。

若有他证，或潮热，或自汗，皆系阴虚所致，可服滋阴养血药，必纯阴至静之剂乃为相宜。独梅汤加炒归身、生地黄、熟地黄、醋白芍，所谓乌梅四物汤者是矣。此等虚证，几乎无药可用，唯独梅汤能舒胃气于独绝，唯乌梅四物汤能续阴气于垂尽^⑧也。

又有噤口痢，痢而兼呕，饮食不能入腹，尤为恶候。朱丹溪^⑨以为胃热，治用黄连、党参，煎汁徐服。张景岳以为一由脾胃气之虚，欲健中焦，非党参、白术、干姜、甘草之属不可；一由肾气之弱，欲实下焦，非熟地、附子、吴萸、肉桂之属不可，皆非也。此正阴亏血少，肝燥克脾之所致也，服独梅汤更为相宜。若呕止而痢不止，用加减补中益气汤甚效。

◎加味芍药汤

白芍五钱（生），当归身五钱（生），槟榔二钱，川朴二钱（搞碎），大黄三钱，甘草一钱,枳壳二钱,山楂二钱(生),神曲三钱。

生姜为引。

◎独梅汤

大乌梅五个(去骨)。

煎汤,白糖五钱,冲服。

◎乌梅四物汤

大乌梅五个(去骨),归身五钱(炒),白芍三钱(醋炒),生地三钱 熟地三钱。

◎加减补中益气汤

党参三钱,口芪三钱(炙),炙升麻一钱,炙草一钱,归身三钱(炒),熟地三钱,乌梅三个(去骨),醋白芍三钱。

姜三片、枣二枚为引。

【注释】

①求精而反凿:为了更精细地说明问题,反而使讲出的道理牵强附会了。凿,穿凿附会。

②沿门阖户:挨家挨户。

③缘:因为。

④恃(shì):依赖,仗着。

⑤努圊(qīng):用力排大便。

⑥知梅学究:作者自称。

⑦机栝:心思,计谋。机,弩的发箭器;栝,矢末扣弦之处。

⑧垂尽:将近枯竭。

⑨朱丹溪:即朱震亨,元代医家,金元四大家之一,创滋阴学说,养阴派代表人物,著《格致余论》《局方发挥》《金匮钩玄》《本草衍义补遗》等。

泄泻，有实有虚，有热有寒。

实者二：曰食，曰水。食积于中以致泄泻者，必胸胁胀痛，坚硬拒按，治宜大和中饮，陈皮、枳壳、川朴、山楂、麦芽、砂仁、泽泻，生姜为引。水积于中以致泄泻者，必胸胁胀满，揉之漉漉有声，治宜大分清饮，茯苓、泽泻、木通、猪苓、栀子、枳壳、车前，生姜为引。二方亦可合用。

寒泻有二：曰内伤生冷，外感风寒。内伤生冷以致泄泻者，亦宜大和中饮。外感风寒以致泄泻者，宜藿香正气汤而大其剂，煨姜为引。若伤热而泻，必见热证，则大分清饮甚为相宜，益元散为引，瓜皮煎曾用甚效。

以上诸泻，均系实证。其来也暴，其愈也速，尚不难治。难治者唯虚泻耳。

虚泻有因虚而泻者，先患他证，日久失治，气血两虚，脾肾两亏，转而为泻是也。有因泻而虚者，本患泄泻，愈泻愈虚，阴血亏损，中气下陷是也。如无他证，则独梅汤合六君子汤最为相宜。若有虚热，则党参不可用；若有微滞，则白术不可用；若阴虚血燥，则茯苓不可用；若阳虚气弱，则陈皮不可用。病证至此，极难措手。宜诸药一概屏除，专服独梅汤以敛肝。盖大下则亡阴，阴亏则肝燥，肝燥则克脾，脾土受克，水谷不消，泻何能止？乌梅最能补肝，且能敛肝。肝敛则脾舒，不治泻而泻止矣。泻止之后，如阳虚之甚，则独梅汤合六君子汤，或合补中益气汤，阴虚之甚，则独梅汤合四物汤去川芎，或合八珍汤去川芎，可以酌用。北五省①本以麦面为常餐，若泄泻日久，脾胃虚弱，麦面坚韧，不能消化，宜以大米代之。

此外更有肾泻，即鸡鸣泻也。此脾肾两亏，大虚之证，宜四君子汤送四神丸，于戌刻②温服甚效，合独梅汤尤效。

又有气泻，遇怒则泻。方书以为肝木克土，脾气受伤而然，宜服解肝煎以顺其气。学究谓其论证则是，立方则非。凡人之易动肝气者，非肝气之有余，乃肝血之不足，虚证也。解肝煎中，用陈皮厚朴以破气，不唯肝不能堪，且与大泻不相宜矣。宜服独梅汤以敛肝。肝敛则脾舒，脾舒则泻止。病愈之后，每晚服独梅汤一杯，不唯泄泻不作，即肝气亦不动矣。

凡因实而泻，泻则水谷自消。病即药也，不药亦可自愈，治以大和中饮、大分清饮，不过因势利导耳。寒泻热泻，治宜清热暖寒。至于虚泻，方书以为宜补肾，学究以为宜敛肝，非立异也。用地黄汤以补肾，殊③不见效。用独梅汤以敛肝，服之皆效，此盖历验不爽者，是以凿凿言之耳。

◎大和中饮

陈皮二钱，枳实二钱(炒)，砂仁二钱(炒，研)，山楂三钱，麦芽三钱(炒)，川朴二钱(捣)，泽泻二钱。

生姜三片，或加川大黄三钱。

◎大分清饮

茯苓三钱，泽泻二钱，木通二钱，猪苓二钱，栀子二钱(炒)，枳壳三钱(炒)，车前子三钱(炒)。

水煎服，或加川大黄三钱。

◎藿香正气汤

藿香二钱，紫苏二钱，甘草一钱，桔梗二钱，陈皮二钱，茯苓二钱，苍术二钱(炒)，厚朴二钱(捣)，法夏二钱(研)，白芷二钱，大腹皮三钱。

加姜、枣，煎。

◎益元散

辰砂一钱，滑石六钱，甘草一钱。

共研细末，每服三钱。

◎瓜皮煎 此系河阴李先生方

西瓜青皮一两，绿豆青皮一两，肉蔻三钱(炒去油)。

◎**独梅汤合六君子汤**

党参五钱,白术三钱(炒),茯苓三钱,甘草一钱,陈皮二钱,法夏二钱,大乌梅五个。

◎**独梅汤**

大乌梅五个或十个(圆图)。

浓煎,白糖一两,冲服。

◎**补中益气汤**

党参五钱,白术三钱(炒),黄芪三钱(蜜炙),炙草一钱,陈皮一钱,归身三钱(炒),升麻五分(蜜炙)。

加乌梅五个,姜、枣为引。

◎**乌梅八珍汤**

大乌梅五枚(圆图),党参五钱,白术三钱(炒),茯苓二钱,炙草一钱,当归身三钱(炒),白芍二钱(醋炒),熟地三钱。

加姜、枣,煎。

◎**四君子汤**

党参五钱,白术三钱(炒),茯苓三钱,炙草二钱。

加乌梅五个,姜三片、枣二枚为引。

◎**四神丸**

吴茱萸一两,肉豆蔻二两(炒去油),破故纸④四两,五味子二两。

上为末,用大枣百枚同姜八两煮熟,取肉捣丸桐子大,每服一钱五分。

◎**解肝煎**

陈皮、法夏,川朴,茯苓,苏叶,白芍,砂仁。

姜三片,煎。

【注释】

①北五省:指河南、河北、山东、陕西、山西。

医门八法

44

②戌刻：戌时，19 时至 21 时。

③殊：极，很。

④破故纸：补骨脂。

霍　乱

霍乱者，阴阳相戾①，寒热相激②之证也。其脉有五七至一代者，诊之甚为惊人，然无妨也。方书谓霍乱之候，代脉勿讶，盖一时清沌混乱，故脉不接续也。

霍乱常年皆有，而大兵大祲之岁为尤甚，虽属天地之疠气，而病之者亦必有所因。因内伤者，隔宿之水，不沸之茶，半温③之粥，震齿之泉④等类是也。因外感者，盛暑冒雨，湿地乘凉，幽房水阁，大扇风车等类是也。盖寒热错杂，则阴阳格拒，而霍乱成矣。其证上吐下泻，胸腹搅痛，或周身发热，或四肢厥逆。

治之之法，唯针刺出血为最捷。呕吐者，宜刺舌下之青筋；泄泻者，宜刺腿弯之青筋，在对膝处，即所谓委中穴也。刺舌之法，令病者舌抵上齿，视其青筋暴露，即系黑血凝聚，刺者以青布垫指，拈定舌尖，左右青筋各一刺，黑血涌出，则呕吐顿止。刺委中穴法，令病人上身伏于桌上，两腿竖立，由脊背向下极力推赶，推赶数十次，用带子在膝上扎紧，俾青筋暴露，照青筋针刺，男左女右，病重则两刺之，捻出恶血，则泄泻顿止。针刺之后，服藿香正气汤，须大其剂，丸散不足用也。予向以此汤治此证，恐其服药后而仍吐也，仅以两匙予之，嘱令略停片刻，再服两匙，乃余药尚温业已睡熟，其效可知，遂予以全剂。一刺一药，而病愈矣。

此等证方愈之初，切忌用粥用饭，必俟隔宿，方可饮食。仍忌小米粥三日，不然必复作也。

藿香正气汤中，药品多系温性。如霍乱时大渴大烦，热证居多者，与白虎

45

汤合用为宜。他如万灵丹、灵宝如意丹，亦可用也。

霍乱病证，有欲吐不能、欲泻不能者，名为干霍乱。方书以为宜炒盐与陈皮同煎，引而吐之。更有转筋霍乱，刘河间[5]、朱丹溪皆以为热，陈无择[6]以为宜温暖，张景岳以为阳明为五脏六腑之海，主润宗筋，此证以阳明血气骤损、筋急而然，虽未明言治法，其注意则在补脾。

学究以为干霍乱、转筋霍乱，皆肝木克脾土所致也。阴阳反戾，血亏肝燥，是以克脾。脾土受克，是以作吐作泻。脾土困极，是以吐不能吐，泻不能泻。若霍乱至于转筋，则其责在肝更明矣。用独梅汤以敛肝补肝，必当有效。至于针刺之法，则曾用而屡效者也。

此外更有痧证、翻证，名目不一。要之皆霍乱之重者耳。此等急证，必须急治。唯针刺舌下青筋，腿弯青筋，取效甚速。仍服独梅汤，或藿香正气汤为宜。刘松峰《瘟疫论》[7]中所载痧证、翻证甚多，阅之可广见闻。然值危急存亡之际，而用轻描淡写之方，适足误事，付之不论不议之例可矣。

◎ **藿香正气汤**

大腹皮三钱，紫苏二钱，藿香二钱，甘草一钱，桔梗二钱，陈皮二钱，茯苓二钱，苍术二钱(炒)，川朴二钱(捣)，法夏二钱(研)，白芷二钱，乌梅肉五个。

加姜、枣，煎。

◎ **白虎汤**

石膏三钱(生，研)，知母二钱，甘草一钱。

◎ **独梅汤**

大乌梅十个(圈图)。

浓煎，白糖一两，冲服。

【注释】

① 阴阳相戾：戾，横暴，乖张。阴阳之气不相协调，不平衡。

② 寒热相激：寒热错杂，相互激发而生病。

③半温：没有热透的粥。

④震齿之泉：指冰冷的泉水。震齿，形容水的寒凉。

⑤刘河间：即刘完素，金代医家，金元四大家之一，寒凉派创始人，瘟病学奠基人之一，著《素问要旨论》《宣明论方》《三消论》等。

⑥陈无择：宋代医家，永嘉医派创始人，著有《三因极一病证方论》，创立了病因分类的"三因学说"，并以病因为纲，脉、病、证治为目建立了中医病因辨证论治方法体系。

⑦刘松峰《瘟疫论》：当指《松峰说疫》一书。

噎 膈

噎膈，虚证也，肝脾两虚之证也。其证始于嘈杂吞酸，重则为反胃，再重则为噎膈。

其致病之由，率由家庭多故，忧愤在胸，隐忍而不可以告人，于是食不甘味，勉强充腹，停积不化，而嘈杂吞酸之证成矣。夫饮食停积于胃，尚属实证，消导之剂，犹可暂用。然饮食之停，实由脾胃之弱，治此证者，略施消导，即当另寻道路，万不可因消积而伤脾也。

至于反胃，则全系虚证矣，可朝食暮吐、暮食朝吐者，有迟之既久、迟之又久而后吐者。朱丹溪以为热，张景岳以为寒，皆瞽说①也。朱丹溪之芩连，张景岳之桂附，皆鸩毒②也。

反胃加重，则为噎膈。反胃者，食犹能入，入而复出。噎膈者，隔塞不通，食并不能入矣。刘河间治膈气噎食，用三承气汤，其手不更棘乎！张景岳用四君子汤、五君子煎，亏在阴而补阳，较之头痛治头、脚痛治脚者，其计不更左③乎！凡病此者，消剂、补剂、寒剂、热剂，莫不用之俱遍。时医之计穷，方书之说穷，即病者之望亦穷，不肯服药矣。知梅学究有独梅汤在，请病者勿以为药，而以为茶。即以卢仝④饮茶之法服之："一碗喉吻润；两碗破孤闷；三碗搜枯肠，唯有文字五千卷；四碗发轻汗，平生不平事，尽向毛孔散；五碗肌骨清；六碗通仙灵;七碗吃不得也,唯觉两腋习习清风生。"杜甫之子章斸髅,可以愈疟,卢仝之新茶诗,独不可以愈噎乎?或曰:乌梅并非治噎药品。予曰:卢仝新茶诗,果为治噎药方乎?然喉吻润,破孤闷,搜枯肠,不平散,引来与噎证恰合,即以为治噎药方可也。乌梅能敛肝,且能补肝,用来与噎证恰合,即以为治噎药品可也。此中盖有道焉。

噎膈者何?脾胃弱也。脾胃何以弱?肝木克之也。肝木何以克脾?血少肝燥也。脾胃为水谷之海,生津液以滋润脏腑,唯脾胃是赖。肝木为五脏之贼,燥则不安其常而克脾。肝木肆克,脾胃受困,不能运化水谷,是以嘈杂吞酸。脾胃困极,水谷直不能容,是以反胃噎膈。其责任在脾,其咎实在肝。然肝不任咎也,阴血不足故也。此证唯衰年者病之,少壮则否;唯瘦弱者病之,丰硕则否。其咽喉干枯者,津液不能上升也,阴亏也。其大便干燥者,津液不能下降也,阴亏也。津液之枯槁若此,肝血之燥,可想而知矣。此证因气而得。患此证者,偏好动气,虽不值一哂之事,一有拂逆,即勃不可遏,直欲以身命殉之。此非肝气之有余,正肝血之不足也。非人之多触忤,亦非己之没涵养,血少肝燥则怒生,即病者亦不能自主耳。病者请自思之。然乎否乎⑤?

欲治怒者之噎,须治噎者之怒。独梅汤能敛肝,即能治怒者也。服独梅汤数剂之后,怒不与噎俱减,则是药不对证,独梅汤可以不服。若噎减而怒亦减,则是肝木之鸱张,业已渐就范围矣。于独梅汤中加四物汤去川芎,以养阴血,生津液,服之旬余,咽喉之干枯者润矣,大便之干燥者溏矣。有热则用生四物⑥,无热则用熟四物⑦,或生熟并用⑧,或加麦冬、甘草皆可。此证最忌平肝,最忌柴胡。盖肝不可平,逍遥散之所以用柴胡者,肝木宜疏散之说,误之也。肝如人中之小人,予以温饱,严加约束,则不为脾土之害,而噎膈愈矣。

肿蛊证亦如此。试为进而言之。

◎**独梅汤**

　　大乌梅五个(去骨,用净肉微煎,勿久熬)。

　　引用白糖一两,冲服。

◎乌梅四物汤

乌梅五个(圆图),归身五钱(炒),白芍三钱(醋炒),生地三钱,熟地三钱。

【注释】

①瞽(gǔ)说:目盲。瞎说。

②鸩(zhèn)毒:鸩,传说中的一种鸟,它的羽毛放到酒里就可以毒死人。

③左:错。

④卢仝:唐代范阳(今河北涿州)人,博览经史,工读精文,是韩孟诗派重要人物之一。

⑤然乎否乎:这种说法,是对呢? 是错呢?

⑥生四物:四物汤中用生地黄,则为生四物。

⑦熟四物:四物汤中用熟地黄,则为熟四物。

⑧生熟并用:指四物汤中,既用生地黄,又用熟地黄。

肿　蛊

肿蛊者,脾虚证也,表实里虚之证也,肝木克脾之所致也。《灵枢》中有鼓胀名目,张景岳以为单腹胀者为鼓胀。以外虽坚满,而中空无物,其象如鼓,故名鼓胀。学究按《左氏传》①有云:"疾如蛊。"如蛊者,非真蛊也,特如之耳。皿虫为蛊。肿蛊病证,表实里虚,如皿之蚀于虫,与虫之义恰合。世俗于此病证,谓之肿蛊,亦与蛊之义恰合。俗言尚不谬也。

此证方书之论甚多,张景岳以为唯在气、水二字,其说较为切当。至谓病在气分者,当以治气为主,论治凡八条;病在水分者,当以治水为主,论治凡七条,皆误也。所列治气诸方,廓清饮、神香散、百顺丸、排气饮、四磨散、温胃饮、理中汤、八味丸、归脾汤、金匮肾气丸,及所列治水诸方,亦一误而无不误者也。唯谓水证,按之窅②而不起。凡遂按遂起者为气,此说与水证篇相反,与学究意相同。然证为水而不可以治水，证为气而不可以补气，更不可以破气。则辨其是水是气，仍无用之废谈耳。其余方书，更出景岳下者，尤为废谈，不足辨也。

学究以为，肿蛊者，脾虚证也。然不可以健脾，健脾则发撑，肝木克脾之证也。然不可以平肝，平肝则肝愈怒，克脾愈甚，而肿亦甚。治此证者，其唯用独梅汤以敛肝乎。此证虽不必尽因忧愤而成，而成于忧愤者，亦不啻十之五六。他如大病高年，亦常有病此者。要之皆阴虚血亏，肝燥克脾之所致也。脾土最能消水，饮水入胃经，其运化为津液，为汗为溺。真有不言而喻者，但为肝木所克，则困惫而不能运化矣。水停于胃，积而不行，浸淫泛滥，或散于四肢，或涨于胸腹，不过以部位之强弱为先后耳。水之所至，气亦至焉。水肿者不能无气，气肿者不能无水。若苦分其是气是水，谓自下而下者为水，自下而上者为气。由外而中者为水，由中而外者为气。以及心胀、肺胀、肝胀、肾胀，六腑各有胀，皆术士假托轩岐③，饰智惊愚④之伎俩，论似精而实凿⑤，与用药疗病，一毫无当⑥者也。术士有针刺之法，周身针十余孔，孔孔泉出，如瀑布然，半日而肿消，月余必复作，尚可再针，针至数次，则孔不合，水常出而病去矣。术士有利水之剂，鬻⑦药不鬻方，服其药小便骤通，连解数十次而肿消。肿消后忌食油盐，兼忌油气，不敢近灯，复肿则不治。然未有不复肿者。

张景岳谓消伐而愈，愈由勉强，愈为假愈，其说诚是。盖肿虽愈，而所以肿者未愈，肝水依然克脾，脾土仍不消水也。用独梅汤以敛肝，敛肝以舒脾，舒脾以消水，其功用则不然。盖消水与利水异，利水者，溶川散、禹功散、十枣汤，病在脾而治膀胱，失之远矣。消水者除脾之害，听脾之自消也。舒脾与补脾异，补脾者，党参、白术、扁豆、山药，脾方困而更实之，谬之极矣。舒脾者，予以休息，便其自舒也。敛肝与平肝异，平肝者，柴胡、青皮、香附、郁金，肝方虚而更损之，愚之极矣。敛肝者，肝喜酸，予以酸，酸能敛，肝得酸而自敛也。肝与脾安其常，故脾与水行所无事，此正景岳所谓愈出自然者也。但景岳所称屡用屡效者，为薛立斋⑧加减肾气汤，取其峻补命门，以培元气。

学究以为桂、附、参、苓、车前，均非肿蛊应用之药，熟地治湿更不相宜。此等虚证,自学究视之,真时文中之虚缩题,无从著笔者也。向用独梅汤以敛肝,应手辄效。因谓其必能治蛊,凡遇医士不治之蛊证,皆以独梅汤予之。初服而癃闭开,再服而溏泻止,旬余而肿全消矣。此学究所屡用屡效者也。乌梅之功用如此,故不惮逢人说项⑨也。

或问:内伤外感皆能肿,虫亦能蛊,独非实证乎?

曰:内伤之肿,必不止于肿,自有内伤之证在。治此证者,但治内伤,不必治肿。外感之肿,亦不止于肿,自有外感之证在。治此证者,但治外感,亦不必治肿。虫蛊之蛊,蛊而不肿,然而非肿蛊也。

问:肿蛊之肿,与内伤外感之肿,何以辨?

曰:肿蛊之肿,其来也渐,其病也久,沉疴也,痼疾也。非时来暂去之暴证也。

问:肿蛊之蛊,与虫蛊之蛊,何以辨?

曰:虫蛊能食,且嗜甘美,虫为政也。知其为虫蛊,则知其非肿蛊矣。知虫蛊之非肿蛊,则知肿蛊矣。

问:独梅汤能治肿蛊,可以一言而尽,何必如此絮聒?

曰:聊为格物穷理⑩之一助云尔。肿蛊愈后,忌食猪头肉、牛马肉,不忌油、盐。

◎独梅汤

大乌梅五个(去骨,用净肉,微煎,勿久熬)。

引用白糖一两,冲服。

【注释】

①《左氏传》:即《左传》。

②窅(yào):深,凹陷。

③轩岐:轩,轩辕黄帝;岐,岐伯。后人常用这个词代替《黄帝内经》。

④饰智惊愚:指借用有权威的东西来欺骗人。

⑤论似精而实凿：这种理论看起来似乎很精当，但实际是牵强附会的。

⑥一毫无当：一点用处都没有。

⑦鬻(yù)：卖。

⑧薛立斋：即薛己，明代医家，江苏苏州人，岐黄世家。父薛凯为当时名医，他继承父业，曾任御医及太医院使，通内、外、妇、儿、眼、齿诸科，尤精于疡科。主张治病必求其本，善用补阴补阳之剂。著有《内科摘要》《校注外科精要》《校注妇人良方》《校注钱氏小儿直诀》《口齿类要》《本草约言》等，均收入《薛氏医案二十四种》。

⑨逢人说项：唐代杨敬之《赠项斯》："出处见诗诗总好，及观标格过于诗；平生不解藏人善，到处逢人说项斯。"项斯是唐代诗人，逢人便赞扬项斯，比喻到处说好话。

⑩格物穷理：彻底搞清事物的原理。

医门八法

消　渴

消渴，热证也，虚证也，阴虚内热之证也。方书有三消之说，谓：大渴引饮为上消，多食善饥为中消，小便淋浊如脂如膏为下消。上消病在肺，中消病在脾，下消病在肾。治上消者，用人参白虎汤、玉女煎、加减一阴煎；治中消者，用调胃承气汤、三黄丸、三补丸、玉泉散、抽薪饮；治下消者，用知柏地黄丸、大补阴丸，其无火而兼消者，用秘元煎、固阴煎、苓术菟丝丸。学究以为消渴之证多有，消饥之证罕见。至于小便淋浊，即系专证，自当另立专条以治之。此篇专论消渴可也。

夫消渴之渴，渴由于热，盖非热不渴，非热亦不消也。热有实热，瘟证之大渴引饮是矣。然其证但可谓之渴，不可谓之消渴。但当治其瘟，亦不必专治其渴。盖其证，渴为标，热为本；热为标，实为本，攻其实而热自除，渴自止也。若夫消渴，则渴为标，热为本；热为标，虚为本者也。阴虚于下，火炎于上，急于得水以自救，是以渴。外来之水，不能胜内生之火，是以用白虎汤以治此证，虽能暂救燃眉，然虚者仍虚，热者仍热，则渴者仍渴。王太仆①谓寒之不寒，盖唯其寒之,故不寒也。又谓壮水之主,以镇阳光。盖滋之补之,能使虚者不虚,则热者自不热也。不虚不热,而渴止矣。治宜乌梅四物汤,加天花粉,补阴生血,壮水滋肾而兼止渴。渴止则去天花粉,专服四物。服四物者,治其本也。用天花粉者,治其标也。治标之品,不过暂用。治本之剂,必须常服。连服四物十余剂,不唯消渴不作,凡有热证悉愈矣。王太仆谓寒之不寒,责以无水;壮水之主,以镇阳光,本此说以治虚热,甚为允当。奈立论而不立方,知梅学究请以乌梅四物汤补之。乌梅四物汤诚滋阴之主剂,亦可谓治消渴之主剂也。

◎ 人参白虎汤

党参二钱,石膏五钱,知母三钱,甘草一钱。

加粳米为引。

◎ 玉女煎

生石膏三钱,熟地五钱,麦冬二钱,知母一钱五分,怀牛膝一钱五分。

◎ 加减一阴煎

生地二钱,白芍二钱,麦冬二钱,熟地五钱,炙甘草一钱,知母一钱,地骨皮一钱。

◎ 调胃承气汤

大黄三钱,芒硝一钱,甘草三钱。

◎ 三黄丸

黄连、黄芩、大黄各等份。

炼蜜为丸,每服三钱,淡盐汤下。

◎ 三补丸

黄连、黄芩、黄柏。

水丸,淡盐汤下。此方不可用。

◎ 玉泉散

石膏六钱,甘草一钱。

共为末,每服二钱,党参汤送下。

◎抽薪饮

黄芩、石斛、木通、栀子(炒)、黄柏各一钱，枳壳、泽泻各钱半，细甘草三分。

◎知柏地黄丸

知母、黄柏、熟地黄各一两，山萸肉、山药、丹皮、泽泻、茯苓各一钱。

熟地为膏，入炼蜜为丸。

◎大补阴丸

黄柏、知母、熟地黄各一两，龟板一钱。

上为末，用猪脊髓蒸熟，和炼蜜同捣为丸，每服二钱。空心服，姜盐酒送下。

◎秘元煎

远志八分(炒)，山药二钱(炒)，芡实二钱(炒)，枣仁二钱(炒,研)，白术(炒)、茯苓各钱半，炙甘草一钱，五味子十四粒，党参二钱，金樱子二钱(去核)。

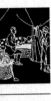

◎固阴煎

党参三钱，熟地五钱，山药二钱(炒)，山萸肉一钱，远志七分(炒)，炙草二钱，五味子十粒，菟丝子二钱(炒)。

◎苓术菟丝丸

白茯苓、白术(米泔炒)、莲肉(去心)各四两，五味子三两(酒蒸)，山药二两，杜仲三两(酒炒)，炙草五钱，菟丝子十两。

山药为末，酒煮糊为丸。

◎乌梅四物汤

大乌梅五个，当归身五钱(炒)，生白芍三钱，大熟地三钱，大生地五钱，天花粉三钱。

水煎服。中消去花粉，加甘草五钱；下消去甘草，加麦冬五钱。

【注释】

①王太仆：即王冰，唐代医家，自号启玄子。官至太仆令，故人称"王太仆"。笃好

医方,整理注释《素问》,改编为24卷,定名为《黄帝内经素问注》。

【评语】

本节两处提到"寒之不寒"句,其原文见《素问·至真要大论》,谓"诸寒之而热者取之阴,热之而寒者取之阳,所谓求其属也"。王冰注释为"言益火之源,以消阴翳;壮水之主,以制阳光。故曰求其属也"。其原文含义为:凡用苦寒药而热象仍存者,应当滋阴;用辛热药而寒象仍存者,应当补阳,这是求其类属的治法。王冰注释道:用益火温阳的方药,可以消除阴寒;用滋阴补水的方药,可以拟制阳亢。后人推荐方药为:前者用金匮肾气丸,后者用六味地黄丸。

咳 嗽

咳嗽有实证,外感风寒、内伤饮食是也。外感咳嗽,必兼表证,如头痛发热,鼻塞声重之类。其致病之由,可以一问而知。果系外感风寒,其脉必浮而有力,治宜散寒而兼止嗽。苏子降气汤去肉桂,加桑皮、杏仁、白芥子,最为相宜。内伤咳嗽,必兼里证,如胸胁胀满、吞酸嗳腐之类。其致病之由,亦可以一问而知。果系内伤饮食,其脉必沉而有力,治宜消食而兼止嗽。六安煎合小承气汤最为相宜。此等咳嗽,均系实证。避寒减谷,可以不药而愈。若用药,亦不过一二剂,即全愈矣。

咳嗽有虚证,老年气衰,妇人血亏是也。老年气衰之人,咳嗽者居多,每遇秋凉,咳嗽即作。痰涎壅盛,或兼喘促,然无他证,其脉必不浮,切不可妄用散药。此证由于肾虚,肾虚则不纳气,而气上逆,是以喘促,痰随气升,是以痰涎壅盛,其标在肺,其本在肾。唯金水六君子汤加乌梅最为相宜。党参,肺经药也;熟地、当归,肾经药也。咳嗽则气散,须加乌梅以敛之。四味宜重用。至于陈皮、法夏,不过借以疏通道路,五分足矣。妇人血亏,多患干咳,夜间尤甚。若再加重,则为骨蒸痨热[①]。倘误认以为外感,施以散药,则失之远矣。凡病此者,咳嗽为标,阴虚为本。其脉必不浮,且无力。此证不必治嗽,但滋阴而嗽自愈。四物汤去川芎加乌梅,最为相宜。须大其剂,有热则加麦冬,有寒则加生姜可也。此等咳嗽,均系虚证。不早施治,则血因痰而耗,气因嗽而损。气血两虚,则变证丛生矣。然使误为实证,妄用化痰降气药品,如胆星、沉香之类,必至嗽不止而喘更甚,其害有不可胜言者。司命者^②辨别虚实,诚为至要也。

又有外感咳嗽,而兼气虚者,嗽即遗溺,无论老幼男妇皆有之。其脉必浮而无力,治宜补中益气汤,加桑皮、杏仁、川贝,生姜为引。盖补中益气汤有补、有升、有散,加以治痰药品,于嗽证甚相合也。

又有内伤咳嗽,似虚而实者,老年宿食多有之。所吐之痰稠而且多,吐出胸膈略快,实证也,有余之证。胃有停滞,饮食入而不化,皆变为痰也。予常患此,本宜以六安承气汤下之,然服礞石滚痰丸一二钱,溏泻一二次,则胸膈宽舒,痰嗽立止。宿食既去,新进饮食,亦能消化矣。以二陈汤送服尤妙。此必痰涎稠黏,胸膈胀满,脾脉沉取有力。查系实证,乃可用耳。又如小儿偶感风寒,亦有患咳嗽者,加味二母汤甚效。又有肺热为风寒所束,咽痛干嗽者,萝卜茶甚效。痰嗽病证,患者甚多,表里、虚实、寒热,兼而有之。望闻问切之法,缺一不可,要之见痰休治痰,治其所以痰,而嗽自止,斯为善于治痰耳。

◎苏子降气汤

苏子三钱(炒,研),法夏三钱(研),前胡二钱,归身五钱(炒),陈皮二钱,川朴二钱(捣),甘草一钱,桑皮二钱(炙),杏仁泥二钱,白芥子二钱(炒,研)。

生姜三片为引。

◎六安煎合小承气汤

陈皮二钱,法夏二钱(研),茯苓二钱,甘草一钱,杏仁泥二钱,川朴二钱,枳实三钱(炒),白芥子二钱(炒,研),川大黄三钱(酒浸)。

生姜三片为引。

◎金水六君子汤

党参五钱,归身五钱(炒),熟地五钱,陈皮五分,法夏五分,茯苓一钱,炙草

医门八法

一钱。

　　大乌梅五个,生姜三片为引。

◎乌梅四物汤

　　大乌梅五个(囫囵),当归身七钱(炒),熟地五钱,白芍三钱(醋炒)。

　　合十剂为一料,煎熬成膏,朝夕冲服,红糖为引。

◎补中益气汤

　　党参五钱,白术三钱,黄芪三钱(蜜炙),炙草一钱,陈皮一钱,归身三钱(炒),升麻五分(蜜炙),柴胡一钱,桑皮二钱(蜜炙),杏仁泥二钱,川贝二钱(去心,研)。

　　生姜三片为引。

◎礞石滚痰丸

　　礞石,大黄,黄芩,沉香。

　　每服一钱,二陈汤送下。

◎二陈汤

　　陈皮,法夏,茯苓,甘草各一钱。

　　生姜三片同煎。

◎萝卜茶

　　辣萝卜四两(切细丝盛碗内,放壶口上熏热)。

　　白糖一两为引,滚水冲服。

◎二母汤

　　知母、川贝母(去心,研)、苏子(炒,研)、白芥子(炒,研)、杏仁泥各二钱,水煎服,冰糖为引。

【注释】

　　①骨蒸痨热:是指虚劳发热。骨蒸,形容发热自骨髓透发而出,属虚劳一类;痨热(劳热),指虚劳发热,多由阴虚所导致。合而言之,泛指由气血亏损、阴虚不足所引起

的发热。

②司命者：司掌生命的人。

文中提到"见痰休治痰"，这是明代医学家李中梓在《医宗必读》中引用王应震的诗文，原谓："见痰休治痰，见血休治血，无汗不发汗，有热莫攻热，喘生毋耗气，遗精无涩泄，明得个中趣，方为医中杰。"这段文字是在说治病必求其本。咳痰、失血、无汗、发热、气喘、遗精等，都是疾病的表面现象，酿成这类疾病各有其内在因素，就是导致疾病的本源，不探其源，但求其标，仅用化痰、止血、发汗、清热、平喘涩精等治法，是不起作用的。正如《素问·至真要大论》所云："必伏其所主，而先其所因。"

痰　饮

痰饮，虚证也，寒证也。视咳嗽吐痰之有虚、有实、有热、有寒者不同，故须于咳嗽之外，另立专条，庶几①临证立方，不至混于所施也。其证胸腹膨满，漉漉有声，呕吐清痰，与鸡子清相似。凡痰皆出于肺，痰饮亦然，然肺乃痰饮所出之途，非痰饮所生之地也。痰饮之生，生于胃者也。饮食入胃，脾胃健壮者，消之磨之，运之化之，遂变而为气为血，以滋润五脏六腑，灌溉五官百骸。故曰：脾胃者，水谷之海也。脾胃虚弱者，得水谷而不能运化，停积胃中，由酸而腐，渐次蒸变，蒸变而稠浊者为痰，蒸变而清稀者为饮。水谷变而为痰饮，则气血不日增而日减，脏腑官骸，势必愈虚愈弱矣。

是宜健脾，然专用健脾药，亦往往不效。脾属土，须得肾火以生之。肾火者，脾土之元神也。是宜暖胃（肾），然而犹有进。脾属土，最畏肝火以克之。肝木者，脾土之忌神也。治痰饮者，健脾、暖胃（肾）、敛肝，盖缺一不可矣。宜六君子汤，重加乌梅，送四神丸。六君子汤，健脾者也。四神丸，暖胃（肾）者也。乌梅,敛肝者也。此筹思再三,曾施而已效者也。

何不用附子理中汤?曰:痰饮乃微寒,附子燥热,不如四神丸之温和也。何不用金水六君子煎?曰:痰饮乃湿证,熟地、当归皆润药,用润药以治湿证,如以水济水,适以增其泛滥也。肝木克脾,何不用柴胡以平肝?曰:肝无实证,肝之克脾,非肝之有余,乃肝之不足,宜补不宜平,宜敛不宜散。柴胡者构衅激变^②之凶人,而乌梅者排难解纷之佳士也。方书治痰饮,多系地黄丸,否则肾气丸。用地黄以补肾,独不虑地黄之助湿乎?用车泽^③以利水,水在膀胱者可利,水在脾胃者可利乎?既用熟地以生水,又用车泽以利水,人赞其一补一泻,予惜其一前一却^④,诸用皆不效,不但为痰饮之禁药也。

◎**六君子汤**

党参五钱,白术三钱,茯苓二钱,炙草一钱,陈皮一钱,法夏一钱,乌梅五个。

姜三片、枣二枚为引。

◎**四神丸**

吴茱萸一两,肉豆蔻二两,破故子^⑤四两,五味子二两。

共为细末,用大枣百枚,用姜八两,煮熟取肉捣丸桐子大,每服一钱五分。

【注释】

①庶几:将近,差不多。庶,众多。

②构衅(xìn)激变:指柴胡干扰配伍,造成不平衡的副作用。构衅,造成衅隙,结怨;激变,突然变化。

③车泽:指车前子、泽泻。

④却:后退。

⑤破故子:补骨脂。

喘　促

喘促病证，方书以为有实有虚。实喘者有邪，邪气实也。虚喘者无邪，正气虚也。实喘者气长而有余，虚喘者气短而不续。

实喘者，其责在肺，为寒为热，为气为痰。因寒而喘者，治宜六安煎加苏子；因热而喘者，治宜桑白皮汤，或抽薪饮；因气而喘者，治宜廓清饮、四七汤、莱菔子汤；因痰而喘者，察系实痰，治宜二陈汤、导痰汤、滚痰丸；察系虚痰，治宜六君子煎、金水六君子煎。以上诸方，皆治实喘者也。

虚喘者，其责在肾。但察其外无风邪，内无实热而喘者，即系虚喘之证。悉宜以贞元饮主之。此外如大营煎、小营煎、大补元煎，俱可择用。若兼寒者，以右归饮、右归丸主之。若脾肺气虚，上焦微热微渴者，宜生脉散主之。但气虚而无热者，唯独参汤为宜。

以上诸方，皆治虚喘者也。此《景岳全书》中治喘促之大法，皆可取则[①]者也。学究以为实喘病证，寒热气痰之外，时疫中亦间有之。《广温疫论》所谓夹喘哮者是也。此证不必治喘，但治疫而喘自止。若于治疫药中，加川贝、蒌仁、淡豉、桑皮，疫喘并治，法更精密。此亦实喘之一证也。然实喘者少，虚喘者多，实喘诸方，临证加减，亦易于取效。最难治者，唯虚喘耳。如衰老之人，怯弱之人，大病之后，大劳之后，妇人经期之后，产育之后，每有患此证者。此证原系气血两虚，然其间不无轻重之殊[②]。气虚之甚者，治宜独参汤合独梅汤。独参汤补气补阳，功力甚大。但恐其升提太甚，阴气将竭者，用之尚有可虞；若与独梅汤并用，升提之中，加以收敛，当阴阳将脱之候，得阴阳交济之功，真能转危为安，于喘促病证，尤为相宜也。血虚之甚者，治宜贞元饮合独梅汤。贞元饮滋阴生血，功力亦甚大。但恐其泛滥无归，且恐病喘者之虚不受补耳。乌

医门八法

梅酸敛,予谓其敛肝,本草谓其敛肺,观其能消疮口胬肉,知乌梅固以敛为宗者也。喘则气散,用乌梅以敛之,正合《内经》"散者收之"之义。贞元饮中加以乌梅,无虑虚不受补,而纯阴之剂,亦得所主宰矣。若欲阴阳双补,自可三方合用。然喘促病证,阳虚者少,阴虚者多。肾水亏极,虚火上炎,灼及肺金,是以喘促。壮水之主,以镇阳光。贞元饮允[③]为喘证主剂。此证最为危候。医者病者,皆宜慎之。

◎苏子六安煎

陈皮二钱,法夏二钱(研),茯苓二钱,甘草一钱,苏子二钱(炒,研),杏仁泥二钱,白芥子二钱(炒,研)。

姜三片为引。

◎桑白皮汤

炙桑皮、法夏(研)、苏子(炒,研)、山栀子(炒)、杏仁泥、川贝母(去心)、黄芩(生)、黄连(捣)各一钱。

姜三片为引。

◎抽薪饮

黄芩,石斛,木通,栀子,黄柏,枳壳,泽泻,甘草梢。

分两酌用,水煎。

◎廓清饮

枳壳,川朴,大腹皮,白芥子,茯苓,泽泻,陈皮,莱菔子。

分量酌用,水煎。

◎莱菔子汤

莱菔子五钱(炒,研)。

◎二陈汤

陈皮二钱,法夏二钱(研),茯苓二钱,炙甘草一钱。

姜三片、枣二枚引。

◎导痰汤

陈皮二钱,法夏二钱(研),茯苓二钱,炙草一钱,胆南星一钱,枳壳二钱(炒)。

姜三片引。

◎滚痰丸

礞石,大黄,黄芩,沉香。

共为丸,每服一钱。

◎六君子煎

党参三钱,白术二钱,茯苓二钱,炙甘草一钱,陈皮二钱,法夏二钱(研)。

姜三片引。

◎金水六君子煎

党参三钱,归身三钱(炒),熟地三钱,陈皮二钱,法夏二钱(研),茯苓二钱,炙草一钱。

姜三片、枣二枚为引。

◎贞元饮

大熟地一两,炙甘草三钱,当归身七钱(炒)。

姜三片为引。

◎大营煎

当归身五钱(炒),炙甘草二钱,大熟地七钱,枸杞二钱,杜仲二钱(炒),怀牛膝一钱,肉桂一钱。

◎小营煎

当归身五钱(炒),熟地七钱,白芍三钱(醋炒),山药三钱,枸杞二钱,炙甘草一钱。

◎大补元煎

当归身五钱(炒),党参五钱,熟地五钱,怀山药二钱(炒),杜仲二钱(炒),山萸肉一钱,枸杞二钱,炙甘草一钱。

◎右归饮

熟地五钱，山药二钱(炒)，山萸肉一钱，枸杞二钱，杜仲二钱(姜炒)，肉桂一钱，制附子一钱，炙甘草二钱。

◎右归丸

大熟地八两，山药四两，山萸肉三两(炒)，枸杞四两(炒)，鹿角胶四两(炒珠)，菟丝子四两(制)，杜仲四两(姜炒)，当归身三两(炒)，肉桂二两，制附子二两。

先将熟地蒸烂杵膏，加炼蜜为丸，滚白汤下，每服三钱。

◎生脉散

党参五钱，麦冬二钱(去心)，五味子一钱。

◎独参汤

党参二两。

◎独参汤合独梅汤

党参一两，大乌梅五个。

◎贞元饮合独梅汤

大熟地一两，炙甘草三钱，当归身七钱(炒)，大乌梅五个(圉图)。

姜三片为引。

◎贞元饮合参梅汤

大熟地一两，炙甘草三钱，当归身七钱(炒)，大乌梅五个(圉图)，党参一两。

◎四七汤

半夏钱半(制)，茯苓一钱二分，苏叶六分，厚朴九分。

姜七片、枣二枚为引。

【注释】

①取则：取为法则，作为准绳。

②殊：差别，悬殊。

③允：确定。

呃逆有实有虚。实者，寒与热、与痰、与疫是也。寒证呃逆，或因风寒之外感，或因生冷之内伤。寒凝气阻，皆能致呃。治宜橘皮汤、甘草干姜汤或理中汤加丁香，去其蔽抑之寒[①]，而呃自止。热证呃逆，因胸膈有滞，脾胃有火，上冲而呃逆。治宜安胃饮，降其火而呃自止。痰证呃逆，因痰结于胸，丹田之气，不能上升而然。治宜加味二陈汤，消其痰而呃自止。说见《辨证奇闻》[②]。疫证呃逆，因应下失下，邪热与燥粪结滞下焦而然，治宜承气汤。瘟疫传里后，凡见呃逆，即当下之，下之不止，按其脐腹有硬痛拒按处，仍当下之。有下至十数次方止者，说见《广瘟疫论》。

以上诸证，皆呃逆中之实证也。更有似实而实虚者，如气滞之呃，因郁而成；气逆之呃，因怒而成。此非气之有余，乃气之不足也。误用破气、降气、排气、行气之药，势必增剧。唯六君子汤加柿蒂、乌梅最为相宜。其他偶然之呃，气顺则止，本不必治。至若大病未瘳，忽患呃逆，此乃大虚之为候。景岳以为最危之证，唯大补元煎及右归饮，庶几可救。《医学心悟》[③]亦云：大病中忽见呃逆，是为土败木贼[④]，是为胃绝。其证多难治。然以独参汤合独梅汤，大剂予之，犹可挽回也。

◎**橘皮汤**

　　橘皮五钱，生姜五片。

◎**甘草干姜汤**

　　炙甘草一两，干姜二钱(炮)。

◎**理中汤**

　　党参三钱，白术二钱(炒)，干姜一钱(炒)，丁香五分，炙甘草二钱。

◎安胃饮

陈皮二钱,山楂三钱(炒),麦芽三钱(炒),木通一钱,泽泻一钱,黄芩二钱(生),石斛二钱。

◎加味二陈汤

陈皮二钱,法夏二钱(研),茯苓二钱,党参二钱,炙甘草二钱,川朴二钱(捣)。

◎六君子汤加柿蒂乌梅

党参五钱,白术三钱,茯苓二钱,炙草二钱,陈皮一钱,法半夏一钱(研),柿蒂三个,大乌梅五个。

生姜三片为引。

◎大补元煎

党参五钱,熟地五钱,当归身五钱(炒),怀山药二钱(炒),杜仲二钱(炒),萸肉二钱,枸杞二钱,炙草一钱。

◎右归饮

熟地五钱,山药二钱(炒),枸杞二钱,甘草二钱(炙),杜仲二钱(姜炒),肉桂一钱,制附子一钱。

◎独参汤合独梅汤

党参一两,大乌梅五个(圌图)。

水煎,冰糖一两,冲服。

【注释】

①蔽抑之寒:寒邪凝滞,容易蒙蔽清阳,抑制阳气的升发,特别是脾胃之阳气不得升清,故有寒逆之苦。

②《辨证奇闻》:又名《辨证录》,清陈士铎著。约成书于1687年,分一百二十六门,七百余证,每证详列病症、病因、立法及方剂配伍,析证简要中肯,用药灵活切病,颇多经验之谈。

③《医学心悟》：清程国彭著，成书于1732年，全书五卷，卷一为总述，论及四诊八纲及汗吐下和温清补消八法；卷二阐述《伤寒论》理论与证治；卷三至卷五，分述内、外、妇、儿、五官等科主要病症的辨证论治。书中有程氏个人经验方，在临床医学界影响颇深。

④土败木贼：五行之中，木克土，土生金，金克木，生克有序，才可化生生之气。若木气过盛，克伐脾土，形成土虚木盛（肝木克脾土）之证候，便曰"土败木贼"。

怔 忡

怔忡者，血虚证也。方书以为有心、脾、肝、肾之分。心本于肾，治此证者，速宜滋培根本。命门水亏，真阴不足而怔忡者，宜左归饮。命门火亏，真阳不足而怔忡者，宜右归饮。若水亏火盛，烦燥热渴而怔忡者，宜二阴煎，或加减一阴煎。此皆补肾之剂也。心、脾、肝、肾俱虚而为怔忡者，宜七福饮。此各脏兼补之剂也。他如大补元煎、大营煎、逍遥饮、益荣煎，亦皆治怔忡之补剂。此方书治怔忡之大略也。

学究以为怔忡病证，其证在心，其病在肝，而总由于血虚。血虚不能养心，更有劳心之事以耗血，主人翁应接不暇，而怔忡之证成矣。其证心胸筑筑①振动，惶惶惕息②，甚则躁扰不安，虚烦不寐。治此证者，以补血为主。补血之要，在于补肝。《笔花医镜》③云：乌梅，补肝之猛将也。乌梅四物汤，与此证甚属相宜。麦冬、熟枣仁可以加入，柏子仁亦尚可用。若曾经过夏，气味如油瓢核桃者，用之转无益而有损。他如远志辛散，菖蒲香窜，本草谓其补心，予谓其能开心窍，实损心气，非补性也。方书谓黄连与肉桂同用，能使心肾交于顷刻。予见用者不少，非误于肉桂之热，即误于黄连之寒，未见其能交心肾也。

此证之由，不在心肾之不交，而在阴血之不足。盖尝论之，心之象如灯，血则灯之油也。油不足则灯朴然，血不足则心妄思。思所不必思，精骛八极④，心游万仞，虽操之而不能存义也，病为之也。治此证而用热药，如以火济火，锡

66

檠⑤必有熔化之虞。治此证而用凉药,虽能扑减其火,恐火熄而灯亦烬矣。是宜添油,是宜补血。乌梅四物汤,诚滋阴养血之主剂,亦即可为治怔忡之主剂也。

惊悸之证,以及大惊猝怒,其致病之由,与怔忡稍异。其旋治之宜,与怔忡略同。前方可择用也。

◎右归饮

大熟地五钱,怀山药二钱(炒),山萸肉一钱,甘枸杞二钱,杜仲二钱(姜炒),炙甘草二钱,制附子一钱,肉桂一钱。

◎左归饮

大熟地五钱,怀山药二钱(炒),山萸肉一钱,甘枸杞二钱,茯苓二钱,炙甘草二钱。

◎二阴煎

生地三钱,麦冬一钱,枣仁二钱(炒),生甘草一钱,黑参一钱,黄连一钱,茯苓一钱,木通一钱。

灯心、竹叶为引。

◎加减一阴煎

生地、白芍、麦冬各二钱,熟地三钱,炙甘草一钱,知母、地骨皮各一钱。

◎七福饮

党参五钱,大熟地五钱,当归身五钱(炒),白术五钱(炒),枣仁二钱(炒),远志五分,炙甘草一钱。

◎大补元煎

党参五钱,熟地五钱,当归身五钱(炒),杜仲二钱(炒),枸杞二钱,炙草一钱,怀山药二钱(炒),山萸肉一钱。

◎大营煎

当归身五钱(炒),怀熟地七钱,枸杞二钱,炙甘草二钱,杜仲二钱(炒),怀牛膝一钱,肉桂一钱。

卷二

◎逍遥饮

当归身五钱(炒)，白芍三钱(醋炒)，大熟地五钱，酸枣仁二钱(炒)，茯神二钱，远志五分，陈皮一钱，炙甘草一钱。

◎益荣煎

党参三钱，白芍一钱(醋炒)，枣仁二钱(炒)，柏子仁一钱(炒,去油)，黄芩三钱(炙)，茯神二钱，远志五分，甘草一钱，当归身三钱(炒)，木香五分，紫石英二钱(研)。

姜三片、枣二枚为引。

◎乌梅四物汤

大乌梅五个(圆图)，当归身五钱(炒)，醋白芍三钱，怀熟地五钱，麦冬三钱，熟枣仁二钱(研)，柏子仁三钱(去油)。

【注释】

①筑筑：急速跳动状。

②惕息：心跳气喘。

③《笔花医镜》：清江涵暾(字笔花)著。成书于1824年，共4卷，卷一总论四诊运用，辨明内伤外感证治原则；卷二论述脏腑证治；卷三为儿科；卷四为妇科。融汇诸家学说，论述简要，纲目清晰，有关脏腑用药的归类，条理井然，通俗易懂，便于临床使用。

④精骛(wù)八极，心游万仞：此处指病人心神不宁，精神恍惚。精，神；骛，飞奔的马，引申为驰；八极，指极远的地方；万仞，指极高之处。

⑤檠(qíng)：灯台，灯架。

不 寐

不寐，热证也。有实热、有虚热。实热蕴积于中，必见诸实证，不寐特征之微者耳。虚热发热于外，必见诸虚证，不寐即证之著者也。

予五十四岁时,病瘟疫,六昼夜不能寐,此实热之不寐也。先服三消饮,用大黄三钱,曾下数次,实热未尽,宜再下而不敢,是以仍不能寐,头痛不减,加以舌痛不能言,用热水熏之,则痛暂止,病中神昏,疑为假热。欲服肉桂,赖友人任玉如劝止,幸未服。适友人侯炳庵病至视,谓予曰:瘟疫舌本强者,痰也。视舌下果有痰泡,大如鸽卵,刺之所泄皆痰。坚谓系内热之极,宜急下、大下、屡下,大黄须用至一两,如不敢一次用,可分作两次用。人皆惮①于用大黄,不知大黄之性,正自柔和。果系实证,宜服大黄五钱者,即予以七钱,不过多下两次耳,岂其多下两次即虚脱乎?且以酒浸之,使清上焦之热,则攻泻之力更缓。若重用甘草以缓之,虽服大黄,直不泻矣。可知大黄之性,固甚柔和也。予恪遵②教言,用蒌贝养荣汤,合小承气汤服之,所下粪与痰相兼。再服一剂,所下皆痰。一日凡下七次,实热全消,诸证悉去,能成寐矣。

此次病证之痊,全赖友人之力。予生平寡交,友人甚少,然遇事得友人匡救③之处正多也。

若夫虚热不寐,更属予之惯病。五十始衰,此证更甚,但有劳心之事即不寐。晚夕多言,亦不寐。方书中归脾汤、寿脾煎、三阴煎、五君子煎、养心汤、酸枣仁汤、天王补心丹,服之皆有效。然亦仅耳④。唯于三才膏中,重加乌梅,临睡之先,每服一匙,白糖为引,合目即成寐矣。卢生泛游仙枕⑤,恐尚无此神奇也。盖不寐之证,神气散也,乌梅以敛之;阴血燥也,熟地以滋之;虚火上炎也,天冬以清之。天冬尚嫌太寒,易以麦冬,更为相宜。用党参者,取其以阳济阴,视熟地减半可矣。与两仪膏之阴阳双补。分两适均者,用意固自不同,略为增减,即功力迥殊⑥也。年来究心医理,择古人成方,伸之缩之⑦,自服辄效。谁道山翁拙于用⑧也,能康济自家身,三才膏重加乌梅,导我于黑甜乡⑨中,其亦康济之一端乎!

◎归脾汤

党参、炙芪、白术、茯苓、枣仁各二钱,远志、归身各一钱,木香、炙甘草各五分。

圆肉七枚为引。

◎寿脾煎

白术三钱，归身二钱，山药二钱，炙甘草一钱，枣仁钱半(炒)，远志三分，干姜一钱，莲肉二十粒(炒,去心)，党参一两。

◎三阴煎

当归身三钱(炒)，怀熟地五钱，炙甘草一钱，醋白芍二钱，枣仁二钱(炒)，党参五钱。

◎五君子煎

党参五钱，白术三钱，茯苓二钱，甘草一钱，干姜一钱。

◎养心汤

归身五钱，生地三钱，熟地三钱，茯神一钱，党参三钱，麦冬三钱，枣仁二钱(炒)，柏子仁二钱，炙甘草一钱，五味子十五粒。

加灯心、莲心少许，煎服。

◎酸枣仁汤

枣仁、远志、黄芪、白茯苓、莲肉、当归、党参、茯神各一钱，炙甘草、陈皮各五分。

生姜三片、大枣二枚为引

◎天王补心丹

生地四两(酒浸)，人参五钱，黑参五钱(炒)，丹参五钱(炒)，茯神五钱，桔梗五钱，远志五钱，枣仁一两(炒)，五味子一两(炒)，天冬一两，麦冬一两(去心)，当归一两(酒洗)，柏子仁一两(炒,去油)。

蜜丸、朱砂为衣，灯心汤下。

◎三才膏

大熟地八两，潞党参四两，麦冬二两。

大乌梅四十个，煎一沸去核，合前药同煎，取汁成膏，早晚服，白糖为引。

【注释】

①惮:惧怕,畏惧。

②恪遵:谨慎,恭敬。

③匡救:匡,帮助,辅助。帮助与救济。

④然亦仅耳:仅,只,不过。是说用归脾汤、酸枣仁汤等治疗失眠,服之皆有疗效,但仅是有效,不能根除。

⑤卢生泛游仙枕:唐人小说《枕中记》中有,青年卢生,旅经邯郸,住在一家客栈,遇道人吕翁。卢生哀叹自己的穷困境遇,吕翁取出一个枕头,对卢生说:"你枕着这个枕头睡,就可以获得荣华富贵。"这时店主刚开始煮黄粱饭(黄色的小米饭),离开饭时间尚早,卢生就想枕着枕头先睡一会。在梦里,他享了几十年荣华富贵,子孙满堂,福禄双全。醒来发现店主煮的黄粱饭还没熟,他很惊异。吕翁说:"人生就是这样!"成语"黄粱美梦""黄粱一梦"便是由此而来。

⑥迥殊:差别很大。

⑦伸之缩之:这句话是讲对古人方剂,可以加之减之。

⑧拙于用:拙,笨拙。没有才能。

⑨黑甜乡:梦乡。苏轼《发广州》诗:"三杯软饱后,一枕黑甜余。"

中风

病证有因风而得,遂以风名。因而误作风治者,方书中之中风是也。其证忽而昏愦①,猝然仆倒,此厥逆也,方书谓之中风。厥回之后,有舌强不语者,有半身不遂者,此瘫痪②也,方书亦谓之中风。且有中经、中络、中脏、中腑之语,援引经络脏腑之证以实之。不思风之伤人,过而不留,非若箭之中物,常著于物也。其见证也,以脏腑之强弱分轻重,非专入某脏某腑,常存于某脏某腑也。盖尝论之,人身之气血,主气也。外来之风寒,客气也。气血两虚,不能与风寒相敌,骤膺③风寒,客气进而主气退,则厥逆之证成矣。迨至厥回,即系主气来复④,其年力尚壮者,动履⑤犹能如常。若年力已衰,则肢体依然,而气血不能充周,于是乎瘫痪之证成矣。

此证名之曰风,得半失半,尚属有因,名之曰中风,以讹传讹,已属失当,至用散风汤剂,直系一误再误,愈误而愈远矣。盖此证有因风而成者,有不因风而成者,统而名之曰风,是得半失半也。中风名目,始于张仲景之《伤寒论》,其证寒热间作,特表证之轻者耳。此证气血两虚,实里证之重者也。彼曰中风,此亦曰中风,是以讹传讹也。用桂枝汤以治感冒,温散太甚,轻病治成重病;用续命汤以治厥逆瘫痪,意欲散风,所散者皆几希⑥仅存之元气,续命而命绝矣。立方之误,固至此乎! 予谓治此证者,须将中风二字,一笔抹煞,不泥⑦中风名目,自不用续命汤剂,当厥逆时则专治厥逆,当瘫痪时则专治瘫痪,用药方有道路耳。

【注释】

①昏愦:神志不清楚,糊涂。

②瘫痪:肢体完全或部分活动失灵。古有"左瘫右痪"之说。

③膺(yīng):承受。

④来复:去而复来。

⑤动履:行动。

⑥几希:很少。

⑦不泥:不拘泥。

厥 逆

厥者,尽也。三阴之中有厥阴,如易家之所谓老阴①。阴极阳生,阴之将尽,故谓之厥。厥逆者,气之骤尽,故亦谓之厥;逆者,气不顺也。方书中厥逆名目,不下数十,术士假托,言杂而庞,徒骇听闻,无关疗治。予谓厥逆病证,宜以两言概之：曰实曰虚。当忽而昏愦，猝然仆倒之时，其责专在于气。实证厥逆，气之闭也；虚证厥逆，气之脱也。气之闭者，或由于食，或由于热，而总由于痰。盖食能生痰，热能生痰，痰壅则气闭，气闭则厥成矣。气之脱者，或因风寒之外逼，或由情欲之内伤，而总由于气虚。气虚由于血虚。血者气之体，气者血之用。体亏则用废，血亏则气怠[2]。骤膺摧折，惫不能堪，则气脱而厥成矣。

气闭而厥，其证牙关紧闭，肢体强直，气体皆著实象。宜用平安散吹鼻，以通其气；用生姜汤灌之，以清其痰；用生姜汁合莱菔汁灌之，以清其热。俟其厥回，随证施治。如痰涎壅盛，胸胁胀满，大便闭结者，宜二陈汤合小承气汤下之。痰盛则重用二陈，食盛则重用承气。其目赤唇干，烦燥（躁）发渴者，热盛也。前方加知母、黄芩，甚则黄柏、黄连，此治实证厥逆之大略也。

气脱而厥，其证手撒眼合，自汗流涎，气体皆著虚象。宜淬烈火于醋中，熏其鼻以收其气；灌以生姜汤，以暖其胃而清其痰。速煎独参汤合独梅汤，俟其厥回，急服之以防再脱。六君子汤，参术补气者也，二陈理痰者也。可暂用金水六君子煎，补肺补肾，而兼理痰，治痰且治所以痰者[3]也。可多服加味两仪膏，阴阳双补者也，宜朝夕常服。有痰则以陈皮为引，有热则以麦冬为引，有寒则以生姜为引，寒甚则酌加桂附，此治虚证厥逆之大略也。

予论怔忡，尝以灯为喻矣。兹论厥逆，请以转灯为喻可乎？人之一身，气与血而已。血者，灯之油也；气者，灯之焰也。五官百骸，灯之人物也。人物何以能行？焰催之也[4]。官骸何以能运？气鼓之也。油足则焰旺，而人物之行也速。血足则气旺，而官骸之运也灵。焰之偶息[5]，则人物之行俱息矣。气之偶息，则官骸之运行俱息矣。虚证厥逆，殆[6]类此乎？若夫实证厥逆，在年壮体强之人，不过偶然气阻，停醒片刻，即自甦苏，看似惊人，其实无虞。如无他证，可以勿药也。

◎二陈汤合小承气汤

陈皮、法夏、茯苓、炙甘草、川大黄、川朴、枳实。

分量随证加减，生姜五片为引。

◎独参汤合独梅汤

党参一两,大乌梅十个。

◎六君子汤

党参五钱,白术三钱(炒),茯苓二钱,炙甘草二钱,陈皮二钱,法夏二钱,大乌梅五个。

生姜五片为引。

◎金水六君子煎

党参五钱,怀熟地五钱,当归身五钱(炒),陈皮一钱,法夏一钱,茯苓一钱,炙甘草一钱,大乌梅五个(囫囵),白术一钱(炒)。

生姜五片为引。

◎加味两仪膏

党参八两,熟地三两,归身三两(炒),黄芪三两(炙),大乌梅四十个(煎一沸去核,合前药同煎成膏,冲服)。

随证用引。

【注释】

①老阴:即太阴,四象之一。《易》有:太极生两仪,两仪生四象。两仪指阴和阳,四象有太阳、少阳、少阴、太阴。又指九为老阳,六为老阴,七为少阳,八为少阴。

②气惫:惫,指疲惫,乏力;气惫,因气虚而疲惫。

③治所以痰者:"所以痰者",指引起痰饮的原因;"治所以痰者",治疗生痰的根源。

④焰催之也:血是灯之油质,气是灯之火焰;人为什么能行动?是元气(火焰)催动在起作用。

⑤息:同"熄"。

⑥殆(dài):几乎,近于。

瘫痪，气血两虚之证也。有因厥逆而成者，有因颠踬①而成者，有因风寒而成者，有因喜怒而成者。致病之因，万有不齐②，然气血两虚，则病之本也。朱丹溪谓半身不遂，大率多痰。在右者兼属血虚，宜四物汤加竹沥、姜汁；在左者兼属气虚，宜二陈汤、四君子汤，加竹沥、姜汁。张景岳谓：筋缓者，当责其无气；筋急者，当责其无血。无血者宜二阴煎，或大营煎、小营煎之类主之。无气者宜五福饮，四君子汤、十全大补汤之类主之。

学究以为，但属虚证，即系气血两虚，未有血虚而气不虚者，未有气虚而血不虚者。然气虚者暴亡，故气虚之害，甚于血虚。血虚者渐灭，故血虚之证，多于气虚。凡虚证之迁延岁月，容待医治者，皆气虚稍轻，而血虚更甚者也。如果气虚之甚，则一厥不回，竟成脱证矣。其厥而仍回者，真气犹有根蒂也。其厥回而瘫痪者，阴血亏乏，不能贯注也。治此证者，宜阴阳双补，宜三分补气，七分补血，尤宜注意于肝。肝主筋，肝藏血，凡瘛疭③拘急，抽搐掉眩④，皆血不养筋之证也。其病皆属于肝也。此证药剂，宜加味两仪膏，君归黄⑤而臣参芪⑥，重用乌梅，佐以木瓜。如有虚热，本方加麦冬；如有微寒，则煨姜煎汤为引；如有痰涎，则陈皮煎汤为引。朝夕常服，日久自愈。

本草谓乌梅多食伤筋，不知乌梅也。味酸伤筋之说，未可一概而论。予每晚必服乌梅汤一杯以助寝。一夕偶乏⑦，以山楂糕作汤代之，彻夜不眠。盖山楂耗血，不同于乌梅生血也。岂生血而伤筋乎？方书中偶用乌梅，不过几分，且云吞酸者忌用。与用萸肉相似，不知乌梅也。乌梅治吞酸之要药也，已详噎膈论中矣。岂可与萸肉一例而论乎！且古人非不欲用乌梅也，特不知乌梅耳。凡欲敛者，皆用五味子，如生脉散是也。奈五味子性不纯正，用之不过数粒。

乌梅则毫无邪性,可以多用,可以独用,可以与一切补剂并用。独梅汤与独参汤,可以各树一帜,可以合成一队,其阴阳交济也,独参汤即乾之九五[8],独梅汤即乾之九二[9]也。以治虚脱,较参附汤之纯阳大热者稳妥多矣,入于两仪膏中以治瘫痪,较八味丸之一补一泻者功效大矣。驱使草木,即所以燮理[10]阴阳,知梅学究特为康济一身计耳。若云问世,则吾岂敢!

◎三阴煎

当归身三钱(炒),熟地五钱,醋白芍二钱,枣仁二钱,党参三钱,炙甘草一钱。

生姜三片,为引。

◎大营煎

当归身五钱(炒),熟地七钱,枸杞二钱,炙甘草一钱,杜仲二钱(炒),怀牛膝一钱,肉桂一钱。

◎小营煎

当归身五钱(炒),熟地三钱,白芍二钱(酒炒),山药四钱(炒),枸杞二钱,炙甘草一钱。

◎五福饮

党参五钱,熟地五钱,当归身五钱(炒),白芍三钱(炒),炙甘草一钱。

◎四君子汤

党参五钱,白术三钱(炒),茯苓二钱,炙甘草一钱。

生姜三片为引。

◎十全大补汤

党参五钱,白术三钱,茯苓二钱,炙甘草一钱,当归身五钱(炒),川芎一钱,黄芪一钱(炙),肉桂一钱,大熟地三钱,醋白芍二钱。

◎加味两仪膏

当归身八两,熟地黄八两,潞党参四两,炙口芪四两,大乌梅四十个,川木瓜四两。

医门八法

水煎取汁成膏,早晚服,随证用引。

【注释】

①颠踬(zhì):跌倒。

②万有不齐:千差万别,各种各样。

③瘛疭(chì zòng):与抽搐同义,或曰抽风。

④掉眩:掉,指肢体震颤;眩,指头晕目眩。

⑤归黄:指当归与地黄。

⑥参芪:指人参与黄芪。

⑦偶乏:偶尔缺乏。

⑧乾之九二:乾卦的第二爻,在阴位,在地位。

⑨乾之九五:乾卦的第五爻,在阳位,在天位。九五与九二在乾卦中均为吉爻。

⑩燮(xiè)理:调理。

吐　血

吐血,热证也,不可寒之热证①也。虽有虚热、实热之不同,而忌用芩连则一也。

实热吐血者,或由宿食,或由宿酒,酒食皆能作热。血随热而上溢,故成吐血之证。此证多系年壮体强之人,骤然而得。当方吐时,急服独梅汤一杯,则吐血立止。血止之后,若无他证,不必服药,减谷戒酒,则其证自不复作。如食积之甚,胸胁胀满,坚硬拒按,大便闭结者,宜归芍汤合小承气汤,加神曲、麦芽以下之。兼酒积者,加葛花以解之。病愈之后,服乌梅四物汤数剂以滋养之。此证血为标,热为本。热为标,实为本。先服独梅汤者,急则治其标也。次服归芍承气汤者,缓则治其本也。此治实热吐血之大略也。

若夫虚热吐血,血为标,热为本。热犹之标,虚乃其本,而肾虚尤本之本也。脾统血，若肾火甚足，能生脾土，则脾安其常，而血不动。肝藏血，若肾水甚足，能养肝木，则肝安其常，而血不动。血之动也，由于统血者不能统，藏血者不能藏也。患此证者，率皆身体欺弱，元阳亏损之人，或因大劳，或因大欲，或因愁思，或因愤怒，水亏于下，火炎于上，血随热而上溢，故成吐血之证。此证亦宜急治其标，唯独梅汤最为相宜。五味入腹，各归所喜。脾喜甘，肝喜酸，乌梅酸而敛，白糖甘而清，服之则肝脾各复其常，而血止矣。若大吐既久，阴阳将竭，危在须臾，必须气血兼顾，独梅汤合独参汤最为相宜。如虚热之甚，亢阳之极，须略加麦冬以清热，即生脉散之变方也。重加熟地以滋阴，所谓壮水之主，以镇阳光也。血止之后，宜服滋补之剂，如一阴煎、三阴煎，皆滋阴补肾之主剂，可选用者也。尤宜注意于肝，重用乌梅以敛肝。乌梅四物汤，为滋阴敛肝之主剂，亦即治吐血之主剂也。加味两仪膏阴阳双补，于吐血病证甚属相宜，可以朝夕常服者也。尤须进除私欲②，加意善养，庶免③屡次举发，此治虚热吐血之大略也。

　　张景岳谓虚损吐血，当察其有火无火。火之盛者，不得不暂用芩连栀柏。窃谓此公屡云，治血证忌用寒凉，而忽为此不得已之论，此非由衷之谈也。又谓大吐大衄，系阴虚于下，阳格于上，用理阴煎、镇阴煎，以引火归元，则血可立止。窃谓吐血之后，如证见虚寒，二方自属可用。若当吐血之时，证见虚热，更施以大热之剂，此乃行险之计也。若夫独梅汤不寒不热，只以敛肝，只以养脾，不止血而血止矣。或曰方吐血而遽④止之，不虑血之凝滞乎？曰：血之黑紫成块者，败血也，既出经络，不能存留，安能凝滞？血之新鲜红活者，活血也，未出经络，尚能运行，更不至于凝滞。况乌梅之性微温，与芩连之大寒不同，何凝滞之足虑乎？且吐血病证，患不在凝滞，而在缠绵。实热吐血，屡次举发，亦能变成虚证。虚证吐血，屡次举发，则为虚损。恃药饵以扶偏救弊尚可，恃药饵以补虚填损则难。论证至此，唯有知难而退耳！《景岳全书》中，单有虚损门类，阅之可为寒心。藉以示儆⑤，以思患而预防，亦不药之药也。

◎ **独梅汤**

乌梅肉五钱,急煎。

白糖一两,冲服。

◎ **归芍汤合小承气汤**

全当归五钱(生),生白芍三钱,川厚朴二钱,枳实三钱(炒),神曲三钱(炒),

麦芽三钱(炒),川大黄三钱。

◎ **乌梅四物汤**

乌梅五个(圈图),当归身五钱(炒),醋白芍三钱,熟地三钱,生地三钱。

◎ **独参汤合独梅汤**

党参二两,乌梅肉五钱,熟地一两,麦冬五钱。

◎ **一阴煎**

生地二钱,醋白芍二钱,熟地五钱,麦冬二钱,丹参二钱,甘草一钱,怀牛膝

一钱。

加乌梅五个。

◎ **三阴煎**

当归身五钱(炒),熟地五钱,炙草一钱,枣仁二钱(炒),党参五钱,醋白芍二

钱。

加乌梅五个。

◎ **理阴煎**

熟地五钱或一两,当归身五钱(炒),炙草二钱,干姜一钱(炒黄),或加肉桂一

二钱。

此方加附子即名附子理阴煎,再加人参即名六味回阳饮。

◎ **镇阴煎**

熟地一二两,怀牛膝、炙甘草各一钱,泽泻一钱,肉桂一钱,附子五分或三

钱。

◎ **加味两仪膏**

　　熟地八两,党参三两,炙口芪三两,当归身三两(炒),乌梅四十个(煎一沸去核)。

　　合煎取汁成膏,开水冲服,白糖为引,朝夕各一匙。

【注释】

　　①不可寒之热证:不可以认为是热证就贸然用寒性药物。

　　②私欲:男女之房事。

　　③庶免:或许可以避免。庶,或许,差不多。

　　④遽(jù):就。

　　⑤示儆:告诫人们,使其警悟,免犯错误。

憎寒发热

　　憎寒发热病证,有阴阳偏盛者,方书所谓阳盛生内热,阴盛生外寒是也;有阴阳两虚者,方书所谓阳虚生外寒,阴虚生内热是也。阴阳偏胜之寒热,时疫疟疾多有之,方论业已见前。阴阳两虚之寒热,吐血后多有之。较之疫疟,一实一虚,判若霄壤①,必须于吐血方论之后,特立专条,庶免以治实之法治虚耳。

　　夫因虚热而吐血,吐血后则虚者愈虚,往往更见热证,或镇日②潮热,而晚夕尤甚,或周身蒸热,而头面尤甚。此热非实热,亦非假热。盖水亏不能制火,阴虚火盛之热也。其脉必浮数。张景岳《火证篇》谓阴虚生热,乃水不足以制火所致,宜用一阴煎、左归饮、左归丸,以壮水之主,其说诚是。夫虚证能服补药,何患病之不除,所虑者虚不受补耳。知梅学究特设乌梅四物汤,补血而兼敛肝,虽大剂予之,亦无撑胀之患。且阴虚作热,正系血少肝燥,乌梅本能敛肝,且能补肝,更有归芍地黄以助之,是以取效尤速也。此等热证,热为标,虚为本。治其本而标自除,补其虚而热自息。"寒之不寒,责以无水;壮水之主,以镇阳光。"王太仆之十六字,亦可为治虚热之心法也。

若夫阳虚生外寒,吐血后亦往往有之。其证未冷先寒,时欲拥被向火。脾胃不健,饮食不消,大便溏泄,小便清频。此证寒为标,虚为本。气息奄奄③,元阳将尽,较之阴虚生热,尤为危候。脉如浮散,是谓脉不符证;脉果沉迟,以虚证而见虚脉,虚之极矣。张景岳治此证,用五君子煎、理阴煎、六气煎、温胃饮、寿脾煎、大补元煎、右归饮、右归丸、四味回阳饮、六味回阳饮、海藏八味地黄丸等剂,与王太仆所谓"热之不热,责以无火;益火之源,以消阴翳"者,正属同揆④。然虚不受补,亦所当虑,则乌梅宜加入。肉桂能动血,失血忌桂,则肉桂宜慎用。再者憎寒,原系气虚,然气以血为体,且见于失血之后,则补气宜兼补血。附子理中汤与乌梅四物汤合用,方为稳妥也。此证虽系大证,却系缓证,药剂不必过重,用汤不如用膏,合本方五剂为一料,煎汁成膏,分十次徐徐服用,自可渐渐培救。连服数日,略有微效,且不变生他证,即系药与病投。脉之数者,至数略减;脉之迟者,至数略增。即系渐有起色,慎勿过求速效,妄议更张也。如憎寒业已大减,则干姜、附子不宜常服,唯加味两仪膏、乌梅八珍膏,不寒不热,气血双补,常年服之,甚为相宜。且于憎寒、发热二证,亦无不相宜。尤须加意调摄,推究致病之由,而矫其失,气血庶能复元,一愈庶能全愈也。

吐血后更有寒热往来之证,其为气血两虚,自不待言。而其寒每在昼,热每在夜,亦自有所以然之故焉。人身一小天地,血阴而气阳,子午之交⑤,为阴阳更代之会。子之后阳气当司令⑥矣。羸弱之阳气,不能支持,故战栗之形著⑦,而其证为寒。午之后阴血当司令矣。衰茶⑧之阴血,不能沾溉⑨,故沸腾之势成,而其证为热。究之寒与热皆标也,虚其本也。但服加味两仪膏、乌梅八珍膏,以补其虚,则寒热当自止。必欲调剂其间,宜以附子理中汤、乌梅四物汤,各熬成膏,分而贮之。子之后二膏合服,以助元阳。午之后单服四物,以助真阴。亦可以续气血之不属,补两仪、八珍之不备云。病证至此,挽回极难。遘⑩此证者,慎之慎之。

他若外感风寒,内伤饮食,皆有憎寒发热,及寒热往来等证,另详勿混。

◎一阴煎

生地二钱,熟地五钱,白芍二钱,麦冬二钱,甘草一钱,怀牛膝一钱,丹参二钱。

◎左归饮

熟地一两,山药二钱,枸杞二钱,炙甘草一钱,山萸肉一钱,茯苓一钱。

◎左归丸

熟地八两,山药四两(炒),枸杞四两,山萸肉四两,怀牛膝二两,龟胶四两(炒珠),菟丝子四两,鹿角胶四两(炒珠)。先将熟地蒸捣,加炼蜜为丸,食前服。

◎乌梅四物汤

大乌梅五个,当归身七钱(炒),醋白芍五钱,大熟地三钱,大生地五钱。

◎五君子煎

党参五钱,白术二钱(炒),茯苓二钱,炙甘草一钱,干姜一钱(炒黄)。

◎理阴煎

熟地一两,当归身七钱(炒),炙甘草二钱,干姜二钱(炒黄),或加桂心一钱,或加附子一钱。

◎六气煎

黄芪五钱(炙),肉桂一钱,党参五钱,白术三钱,当归身五钱(炒),炙甘草一钱。

◎温胃饮

党参七钱,白术五钱(炒),扁豆三钱(炒,研),陈皮一钱,干姜一钱(炒黄),炙甘草一钱,当归身三钱(炒)。

◎寿脾煎

当归身二钱(炒),白术三钱(炒),山药二钱(炒),枣仁钱半(炒),远志三分,炙甘草一钱,干姜一钱(炒黄),莲肉二十粒(炒,去心),党参五钱。

◎大补元煎

党参一两,熟地一两,当归身五钱(炒),枸杞二钱,山药二钱,杜仲二钱,山萸肉一钱,炙甘草一钱。

◎右归饮

熟地一两,山药二钱,山萸肉一钱,枸杞二钱,炙甘草一钱,杜仲二钱(姜炒),肉桂一钱,制附子一钱。

◎右归丸

大熟地八两,山药四两(炒),山萸肉三两(炒),枸杞四两(炒),鹿角胶四两(炒珠),菟丝子四两,杜仲四两(姜炒),当归身三两(炒),肉桂二两,制附子二两。

先将熟地蒸捣,入炼蜜为丸。

◎四味回阳饮

党参一两,制附子二钱,炙甘草二钱,炮姜二钱。

武火煎,徐徐饮之。

◎六味回阳饮

当归身五钱(炒),党参一两,制附子二钱,炮干姜二钱,熟地一两,炙甘草一钱。

◎加减八味丸

熟地八两,山萸肉四两,山药四两,丹皮三两,泽泻三两,茯苓三两,五味子四两,肉桂一两。

熟地蒸捣,入炼蜜为丸。

◎附子理中汤合乌梅四物汤

制附子一钱,大熟地五钱,醋白芍三钱,白术三钱(炒),干姜一钱(炒黄),炙甘草二钱,大乌梅五个,当归身五钱(炒),党参五钱。

合五剂为一料,煎汁成膏,开水冲服。

【注释】

①霄壤:霄,指天;壤,指土地。比喻差别很大。

②镇日:犹言整天。

③气息奄奄：气息微弱。

④同揆（kuí）：同一道理，同一法则。

⑤子午之交：指昼夜时间的交替。子即子时，23～1时（次日）；午即午时，11～13时。

⑥司令：司掌时令。

⑦战慄之形著：身体寒战比较显著。

⑧衰苶（niè）：苶，疲倦感；衰弱而疲倦。

⑨沾溉：滋润灌溉。

⑩遘（gòu）：遇到。

【评语】

本节所引用的前后两句话，"寒之不寒，责以无水；壮水之主，以镇阳光"；"热之不热，责以无火；益火之源，以消阴翳"。出自王冰《重广补注黄帝内经素问·至真要大论》，原经文为："诸寒之而热者取之阴，热之而寒者取之阳，所谓求其属也。"这句话的含义是：凡用寒药而反热的，应该滋阴；反用热药而反寒的，应该补阳，这是求本的治法。王冰在经文后注释道："益火之源，以消阴翳；壮水之主，以制阳光，故曰求其属也。"用补阳的方药，可以消除阴寒的病症；用滋阴的方药，可以消除阳亢的病症，这就是治本的方法。

医门八法

汗　证

汗之为证，见于吐血之后者，虚证也，阴阳两虚之证也。或时时微汗浸淫，或忽而大汗淋漓，或因劳倦，或因惊恐，不热而汗，方书谓之自汗。其寐中汗出，醒来渐收者，方书谓之盗汗。更有先憎寒后发热，必大汗一场而热始住，至次日而复然者。汗证虽不同，其为虚同一也。古法谓自汗属阳虚，盗汗属阴虚。其实阴虚阳虚之分，不存乎此。在乎有热无热而已。

凡无热而汗者，阳虚也。阳虚气虚，表不固也。当吐血之后，时时微汗浸淫，虽无大损，然津液渐泄，则气体愈虚，暗中消耗，已属可虑。倘大汗淋漓，即为虚脱之兆，大危之候矣。治此证者，若用滋阴降火之剂，如一阴煎之类，无异雪上加霜，阳气更难来复。欲阳气之复，而重用参芪，加以桂附，谓其能回阳气于无何有之乡，恐孤阳①亦不能独存耳。治宜七分补阳，三分补阴，加味两仪膏最为相宜。如迫不及制，可易膏而为煎，君参芪而臣归黄，重加乌梅，补气补阳，固表敛肝，而兼滋阴，甚为对证。此证汗止之后，往往憎寒，若加附子一钱于前剂中，以助阳气，自无不可。盖有归黄以济之，自与纯阳之剂不同也。

若夫发热而汗，乃为阴虚。盖水亏火盛，是以热；热势蒸腾，是以汗。治此证而用止汗之剂，固属无及；治此证而用清热之剂，亦属无当。即知其为虚而补之，若专用补气、补阳药品，如参附汤之类，无异火上添柴，热势将更炽矣。治宜滋阴生水，水能制火则不热，不热则不汗，唯乌梅四物汤，最为相宜。或与黄芪汤合用，滋阴而兼固表，尤为对证。必服于发热之前，庶免缓不济急也。方书治此证，用当归六黄汤、保阴煎等剂。以大寒之品治虚热，是于寒之不寒之义，尚欠体悉。而连柏过寒，必且另生寒证矣②。

凡大虚病证，施治最难。用药而当，见效甚微。用药一有不当，取祸甚大。即因虚而用补，无论红铅、河车不可用，即鹿茸、虎骨亦无取焉。用药如用人，得和平之人③，而用其所长，庶能集事④。至于奇才异能，皆偾事之尤者也。和平之品若何？党参、黄芪、归身、熟地之类是也。用其所长若何？参术之所长在补气，无热而汗阳虚也，补气之品宜重用。归黄之所长在补血，有热而汗阴虚也，补血之品宜重用。阳虚之甚，而重补其阴，迁延贻误，已属咎无可辞⑤。阴虚之甚，而重补其阳，补阳而阴遂竭，更有祸不旋踵。消息于阴阳消长之微，权衡于君臣佐使之宜，类非术士所能，吾辈学究之责也。所愿同学学究，匡予不逮⑥焉。

吐血之后，病证甚多，举此数端，以例其余。方书有吐白血之说，谓所吐尽白沫而无痰。傅青主⑦以加味地黄汤治之。又白及丸，治吐血甚效⑧。

◎加味两仪膏

党参七钱，炙芪五钱，当归身三钱(炒)，熟地三钱，大乌梅五个，或加制附子一钱。

◎**乌梅四物汤合黄芪汤**

大乌梅五个,当归身三钱(炒),熟地二钱,生地三钱,炙芪三钱,醋白芍三钱,生甘草一钱,党参二钱。

【注释】

①孤阳:阳气将亡,无阴所附,谓之孤阳。

②"以大寒之品"五句:以大寒的药物治疗虚热,这是不应当用寒药而用了寒药,这是不够恰当的。而用黄连、黄柏之类药物治疗虚热,必然另生寒证。

③和平之人:办事公道、性格平和的人。

④集事:办成事。

⑤咎(jiù)无可辞:过失不可推卸。咎,过失,罪过。

⑥匡予不逮:匡,帮助,辅助;不逮,不到之处;帮助我的不足之处。

⑦傅青主(1607—1684):即傅山,明末清初人,博通经史百家,工诗文书画,又精于医学。著《傅青主女科》《傅青主男科》《产后编》等。在医理上,注重气血,主张攻补兼行,尤以女科经验独到,并重视民间单方、验方。

⑧从句意来看,应放到"吐血"一证中。

内伤饮食

内伤饮食,百病之由也,儒书谓病由口入是也。其病为实,其脉宜沉而有力。其证有表,有里,有寒,有热。试专以食言之,凡胸胁胀满、坚硬拒按者,伤食之里证也。头胀痛、牙胀痛、四肢乏困者,伤食之表证也。憎寒、手足逆冷者,食滞则气不宣通,伤食之寒证也。日夜潮热、大渴引饮者,食积于胃、腐烂熏蒸,伤食之热证也。究之表与热与寒皆标也,不必治者也。治此证者,唯在攻其里之实而已。方书治此证,率用平胃散、和胃饮,未免失之过缓。或用备急丸、化滞丸，则又失之过急。唯大和中饮，差为近之①。然有辅之者，无主之者，服之仍苦无济。盖此等实证，非消磨所能愈，必须推荡一番，方能去此停滞耳。宜于大和中饮中，重加大黄以为之帅，更加神曲以为之佐，君臣佐使，配和得宜，庶能相助为理。无论面食、肉食、果实，均可推荡得动，亦不至暴下屡下，不过于一日之中，溏泻三数次，一二剂即可全愈矣。

当伤食之初，气血尚未亏损，既已辨其证之为实，亟②宜施之以攻，慎勿养痈贻患③，以致变生他证也。历观方书，窃叹名医误人，半由姑息。凡遇当下之证，最惮④于用大黄。不思胃中停积，作何归结，是优柔养奸也。不敢用大黄以攻实，却喜用黄连以清热，停积毫无所损，脾胃大受其伤。是斫丧⑤元气也。且喜用参术以健脾，脾胃之停积正多，参术之壅滞更甚，是借寇兵赍⑥盗粮也。从此变证丛生矣。

问：喜用大黄，无乃偏于泻乎？

曰：何敢喜？更何敢偏？用大黄者，止有二证：瘟疫之邪热，一也；食物之停滞，二也。至于疟疾、痢疾等证，间用大黄，亦因食物之停滞而用之也。大黄所以攻实，实证当攻，方可以用。尤须审察舌苔，舌无苔则胃无积，大黄岂可误用哉？

问：设遇热证，黄连亦不可用乎？

曰：不可用黄连之证有二：一为实热，宜攻实，不宜清热，用黄连徒伤胃气，实不去，热仍不清，不可用黄连者一也。一为虚热，宜滋阴，不宜清热，用黄连徒伤元气，虚愈甚热亦愈甚，不可用黄连者二也。虚热实热，均非所宜。黄连之为用亦鲜矣。学究前列诸方，唯瘟疫邪热攻心，证见昏沉，一用之耳。此外所列古人成方，凡有黄连，皆借前车以示鉴者。至于吴萸炒黄连，乃胥吏舞文弄法之伎俩，尤当严禁者也。

问：参术健脾亦误乎？

曰：食滞既去之后可以健脾，食滞停积之时不可健脾。攻忌虚虚，补忌实实。虚实谬辖⑦不清，攻补朦胧混用，参术之误人，咎岂减于大黄耶！若系大虚之人,遭大实之证,治宜补泻兼施者,于小承气汤中加参归犹可。然所重仍在攻下,参归不过佐使耳。学究脾胃素弱,往往积食,计一年中,每服大黄三四次,皆万不得已,然后用之。因思于无积之时,予服健脾之剂,自制乌梅肾气丸,健脾补肾而兼敛肝,服之甚为有效。此健脾于平日,非健脾于临证也。夫食以养人,非以害人,食所当食,而更加之以慎,自无伤食之证。慎之奈何?曰:将寝勿食,方食勿寝;寒处勿食,物已寒勿食;不欲勿强食,欲之勿多食。

问:停饮若何?

曰:大分清饮最相宜,或与大和中饮合用,遇仙丹治伤食亦可用,烂积丸次之,山楂丸又次之。

◎平胃散

苍术二钱(炒),川朴三钱(捣),陈皮二钱,甘草一钱。

加姜、枣,煎。

◎和胃饮

陈皮二钱,川朴二钱,干姜一钱,炙甘草一钱。

◎备急丸

巴霜,大黄,干姜。

炼蜜为丸,孕妇忌服。此方不可用。

◎化滞丸

巴豆六钱(醋制),乌梅肉五钱(焙干)。

白面八钱,调糊为丸,妊娠勿服。此方不可用。

◎大和中饮

陈皮、枳实(炒)、砂仁(炒研)、山楂(炒)、麦芽(炒)、川朴、泽泻各二钱,神曲三钱(炒),川大黄三钱或五钱。

◎乌梅肾气丸

乌梅肉六钱,熟地六钱,山萸肉四钱,茯苓六钱,党参六钱,制附子二钱,山药六钱,肉桂六钱,吴萸一钱。

熟地蒸,捣入,炼蜜少许为丸,如莱菔子大,每晨服一钱五分,服后食粥一杯。

◎参归承气汤

枳实二钱(炒),川朴二钱(捣),川大黄三钱,党参二钱,当归身三钱(生),神曲三钱(炒),山楂二钱(炒)。

◎遇仙丹

川大黄六两,槟榔三两,三棱三两,莪术三两,黑丑三两,白丑三两,木香二两,甘草一两。

水丸,每服二钱,孕妇勿服。

◎大分清饮

茯苓三钱,泽泻二钱,木通二钱,猪苓三钱,栀子二钱(炒),枳壳三钱(炒),车前子三钱(炒)。

◎烂积丸

二丑八两,生大黄八两,熟大黄八两,青皮、山楂、三棱、莪术、莱菔子各四两。

红面为衣。

◎山楂丸

东山楂二两,香附一两,陈皮、砂仁、枳壳、莱菔子、法夏、云皮、白芍、神曲、连翘、川朴、麦芽、三棱各五钱。

水丸。

【注释】

①差为近之:比较合适。

②亟(jí):急切。

③养痈遗患:得了毒疮不及早治疗,就会留下祸害。比喻姑息坏人坏事,就会留下祸根,使自己受害。

④惮(dàn)：怕，畏惧。

⑤斫(zhuó)丧：伤害，摧残。斫，砍，削。

⑥赍(jǐ)：把东西送给别人。

⑦樛轕(jiāo gē)：同胶葛，交错纠缠。

外感风寒

　　外感风寒，热证也。初见证时为憎寒，一半日即转为发热。《热证篇》云：人之伤于寒也，则为病热者是也。《伤寒论》所谓服桂枝汤，反烦不解，即此证也。

　　方书谓风为阳邪，寒为阴邪，受风者有汗，受寒者无汗。有汗者宜桂枝汤，无汗者宜麻黄汤。试问寒独无风乎？风独不寒乎？受寒者皆于无风之处受之乎？受风者皆于不寒之处受之乎？执定风寒，曲为解说①，不过为用桂枝麻黄地步耳。奈风已过而不留，寒已变而为热，投以桂枝麻黄，大烦躁扰，又将何以解之也。

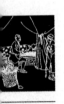

　　学究谓此等病证，风寒本属相兼，不必强为分剖，宜浑而名之曰"外感风寒"。其憎寒者，阳气为风寒所郁也。其发热者，郁阳暴伸，邪热随之而见也。其有汗者，气体②本壮，外感稍轻也。其无汗者，气体本弱，外感较重也。究之皆轻微之证，以景岳诸柴胡汤、加味柴胡饮主之，一二剂即可全愈者也。若外感较重，则有头痛身痛诸表证，宜吴氏达原饮，加柴胡、羌活以解表。若内伤饮食，加以外感风寒，则有胸胁胀满，坚硬拒按诸里证，宜吴氏三消饮以攻里。若当瘟疫盛行之时，偶感风寒，即触动瘟疫，宜全以治瘟之法治之。且瘟疫常年皆有，既见瘟疫病证，即宜照瘟疫立方。方书于瘟疫风寒，极力分剖，皆强作解人，似昭昭而实昏昏也③。

　　问：风寒初见证时，憎寒之甚，有四肢冷过膝肘，虽拥被向火而无温者，亦不可作寒证治乎？

曰：此阳气为风寒所郁也。阳气者，主气也。风寒者，客气也。客气进而主气退，不过暂时耳。转瞬之间，郁阳即暴伸矣，热证即全见矣。若当憎寒之时，予以热药，药之热与病之热，同时并发，必至大烦躁扰矣。此时宜少安勿躁，待其转而为热，然后施治，则道路不差，略予生姜汤饮之可也。

问：达原饮、三消饮，乃吴氏治瘟疫之主剂，何故用治风寒？

曰：瘟疫，热证也。外感风寒亦热证也。戴麟郊谓风寒冷而不热，以解热之剂治风寒，轻则寒中呕利，重则厥逆亡阳，是仍为《伤寒论》所误，而于《热证篇》所云，伤于寒为病热之语，未深体悉也。且达原饮亦非大寒之剂，柴葛、羌活，皆治风寒之要药。至于槟榔、厚朴，治瘟疫者用以逐邪，治风寒者亦用以逐邪。知母、黄芩，治瘟疫者用以清热，治风寒者亦用以清热，证同故药同也。

问：风与寒不必分，风寒与瘟疫亦不分乎？

曰：戴麟郊谓瘟疠与风寒异气，疫疠与风寒异受者，恐治瘟疫而误用热药也。

学究谓桂枝麻黄汤，用以治瘟疫而误，用以治风寒而亦误者，恐治风寒之误用热药也。论不同而意同也。且瘟疫盛行之年，偶感风寒，即触动瘟疫，治此证者，用加味达原饮、三消饮极效。其并无疫疠之年，重感风寒，即全似瘟疫，治此证者，用加味达原饮、三消饮亦极效。风寒与瘟疫，见证同，用药同，取效同，名不同而实同也。风寒与瘟疫之辨，方书纷纷聚讼，唯戴麟郊尚有真见，而其失亦有三焉。不敢正言张仲景之失一也；不敢直斥桂枝麻黄汤之误二也；借《伤寒论》作陪衬，一似瘟疫忌用热药，风寒宜用热药者三也。予谓既有真见，不妨直陈，心存顾忌，则语必含糊。依违之论④，有何取焉！此上立论，三十余篇，皆大声疾呼者；此论之后，但按证列方可矣。

◎**一柴胡饮**

柴胡二钱，黄芩一钱，白芍二钱，生地二钱，陈皮二钱，甘草一钱。

◎**二柴胡饮**

柴胡二钱，陈皮二钱，甘草一钱，法夏二钱，细辛一钱，川朴一钱，生姜五片。

◎三柴胡饮

柴胡二钱,白芍二钱,炙草一钱,陈皮一钱,生姜五片,当归二两。

◎四柴胡饮

柴胡二钱,生姜五片,当归三钱,党参三钱,炙甘草一钱。

◎五柴胡饮

柴胡二钱,当归三钱,熟地三钱,白芍二钱(炒),白术二钱(炒),陈皮一钱,炙甘草三钱。

◎正柴胡饮

柴胡二钱,防风一钱,陈皮一钱,白芍二钱,甘草一钱,生姜五片。

◎加味柴胡饮

柴胡二钱,羌活二钱,葛根二钱,当归身五钱(炒),紫苏一钱,薄荷一钱,浮萍二钱,甘草一钱。

生姜三片为引。

◎加味达原饮(即三消饮去大黄)

槟榔二钱,川朴二钱(捣),草果一钱(炒,研),知母一钱,黄芩一钱(生),白芍一钱(生),甘草一钱,柴胡二钱,羌活二钱,葛根二钱。

◎吴氏三消饮

前方加川大黄三钱。

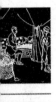

【注释】

①曲为解说:胡言乱语去解释。

②气体:人的体质。

③似昭昭而实昏昏也:表面上明明白白,实际上是糊里糊涂。

④依违之论:这是说戴麟郊的见解虽有真知,但他不敢直言张仲景之谬,这种理论有什么可取呢。

卷
三

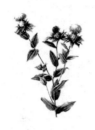

头 痛

头痛之证,有表有里,有虚有实,有寒有热。

表证头痛,风寒之初感,瘟疫之初觉是也。其证在表,其病亦在表,必兼憎寒、发热诸表证,治宜解表,加味柴胡饮、加味达原饮,最为相宜。

里证头痛,饮食之内伤,瘟疫之传变是也。其证在表,其病实在里,必兼胀满烦躁诸里证,治宜攻里,加味和中饮、吴氏三消饮,最为相宜。

虚证头痛,有气虚、血虚之分。凡气虚头痛者,必畏寒恶风,冬月痛甚。此证由于元气亏损,是以外邪易乘,治以峻补其阳,加减十全大补汤,君参芪而臣归黄,或熬膏,或为丸,朝夕常服,日久则愈。凡血虚头痛者,必烦热、内热、遇热痛甚。此证由于阴虚血亏,是以虚火易动,治宜大补其阴,加减一阴煎、玉女煎、乌梅四物汤皆可用,三五剂即全愈。

实证头痛,除风寒外感,饮食内伤之外,有因痰而痛者,其证头旋、眼黑、身重、肢冷。此证盖由火盛痰生,痰随热而上壅所致,如系强壮之人,宜治痰而兼攻下,礞石滚痰丸、二陈汤合小承气汤,一二剂即全愈;如系歉弱之人,宜治痰而兼滋补,萎贝养荣汤、金水六君子煎,常服乃愈。

寒证头痛,憎寒而不发热,喜以热手热物熨之,虽盛暑大热之时,必蒙帕著巾,而痛乃稍轻。此证盖由气血本虚,更受风寒,日久失治,遂成痼疾。老年虚弱之人,多有之。误服表散药,必至气血尽耗,唯加味两仪膏为宜,朝夕常服则愈。

热证头痛,恶热而不恶寒,天气寒凉则痛减,天气炎热则痛剧,伤暑则痛更甚。此证盖由阴亏阳盛,加以郁恼焦灼,热随气而上冲,气愈盛则热愈盛,而痛亦愈盛,少年性急之人多有之。误服温散药必至大烦躁扰,唯清燥养荣汤为宜,偶一服之即愈。

头痛之证甚多,以此六者核之,道路庶几不差,推而广之,变化亦至无穷。方书谓痛在颠顶者属太阳,痛在额颅者属阳明,痛在两额角者属少阳。各经有各经之痛,宜用各经之药以治之,兹不录亦不辨。

◎加减柴胡饮

柴胡二钱,羌活二钱,葛根二钱,薄荷一钱,浮萍二钱,紫苏二钱,甘草一钱,当归五钱(炒)。

生姜三片为引。

◎加味达原饮(即三消饮去大黄)

槟榔二钱,川朴二钱(捣),知母一钱,黄芩一钱(生),葛根二钱,白芍一钱,甘草一钱,柴胡一钱,羌活二钱,草果仁一钱(炒,研)。

生姜三片、枣二枚为引。

◎吴氏三消饮

前方加川大黄三钱。

◎加味和中饮

陈皮、枳壳、砂仁(炒,研)、山楂、麦芽(炒)、川朴(捣)、泽泻各二钱,神曲三钱(炒),川大黄三钱。

◎加减十全大补汤

党参二两,白术五钱,茯苓三钱,炙甘草三钱,当归身一两,黄芪二两,大熟地一两,乌梅三钱(去内壳),醋白芍三钱,制附片三钱。

熟地蒸捣,入炼蜜少许为丸,如芥子大,朝夕每服三钱,开水送。

◎加减一阴煎

生地五钱,白芍三钱(生),麦冬三钱(去心),熟地三钱,知母二钱,生甘草二钱,地骨皮二钱。

◎**玉女煎**

知母二钱,牛膝二钱,麦冬二钱,生石膏三钱,大熟地一两。

◎**乌梅四物汤**

当归身五钱,生地黄七钱,生白芍三钱,熟地黄三钱,乌梅一钱(去内壳)。

◎**礞石滚痰丸**

礞石,大黄,黄芩,沉香。共为丸,每服一钱。

◎**二陈汤合小承气汤**

陈皮三钱,法夏二钱(研),茯苓二钱,甘草二钱,枳实三钱(炒),川朴二钱(捣),大黄五钱(酒浸)。

◎**蒌贝养荣汤**

知母二钱,花粉三钱,川贝三钱,蒌仁五钱,橘红二钱,白芍三钱(生),生当归身三钱。

◎**金水六君子煎**

陈皮三钱,法夏二钱(研),党参三钱,白术一钱(炒),茯苓一钱,炙草一钱,当归身五钱,大熟地五钱。

姜三片为引。

◎**加味两仪膏**

党参八两,熟地四两,炙芪四两,当归身四两(炒),乌梅肉四十个(去壳)。

共熬成膏,朝夕各服一匙,红糖为引,如畏寒之甚,加制附片三钱。

◎**清燥养荣汤**

生地五钱,归身五钱(生),白芍三钱(生),知母三钱,陈皮一钱,甘草一钱,花粉二钱。

南薄荷叶三钱为引。

头眩即头运,虚证也。《灵枢·卫气》篇曰上虚则头眩[①]是也。此证年老身弱者多有之,往往经年累月不愈,动作则眩运更甚。刘河间以为风,治宜散风药,误矣。朱丹溪以为痰,治以化痰药,犹之误也。年老身弱而眩运者,气血两虚之证也,治宜阴阳双补者也,六君子汤合乌梅四物汤甚效,三五剂即全愈。愈后日服加味两仪膏,朝夕各一匙,则眩晕自不作矣。患此证者,最忌颠踬,一颠踬则成瘫痪。缘气血太虚,不任摧折也,感风寒亦成瘫痪,缘气血太虚,不能与风寒相敌也。侍养者亟宜慎之,日进加味两仪膏两匙,病愈而药弗止,以思患而预防之,则老人实受其福矣。

问:眩运之是风非风? 两无确据,姑置弗论。至用化痰药以治眩运,诚以眩运之,明明有痰也,安得谓其误乎?

曰:眩运标也,痰亦标也,虚乃本也,因虚而运,非因痰而运也。设不运而专有痰,治之者专治其痰,为之化痰消痰,必至虚愈甚而痰亦愈甚。治痰且不能愈痰,岂治痰转可愈运乎! 见痰休治痰,当治其所以痰,所以痰者,虚也。见运休治运,当治其所以运,所以运者,虚也。

问:既不治痰,何以用陈皮、法夏?

曰:藉以疏通道路,特佐使耳,所重者实在参术归地也,此即八珍汤之变方。如有虚热,熟地易而为生地。如有虚寒,生姜易而为干姜,或酌加桂附,或易汤而为丸。徐徐服之,是在临证者之因时制宜耳。

至于是风非风,亦自确有证据。用散风药剂,则元气愈虚,眩运愈甚,明效大验,即证据也。唯《灵枢·卫气篇》所云“上虚则运”,差为近之。然谓之上虚,正恐虚不专在上耳。

◎六君子汤合乌梅四物汤

党参三钱,白术二钱(炒),茯苓一钱,炙草一钱,陈皮一钱,法夏一钱(研),归身三钱(炒),白芍二钱(醋炒),熟地二钱,乌梅五个。

生姜三片为引。

◎加味两仪膏

熟地四两,党参四两,炙口芪四两,当归身四两,乌梅四十个(煎一沸去核)。

合煎取汁,成膏。开水冲服,白糖为引。

【注释】

①上虚则头眩:《灵枢·卫气》有"上虚则眩",《灵枢·海论》又言"脑为髓之海","髓海不足,则脑转耳鸣"。由此可知,"上虚"为髓海不足。

咽喉肿痛

咽喉肿痛,热证也。有实热,有虚热。其肿在咽喉两旁,或起疙瘩,或平贴如钱。

实热色多红紫,必见诸实证,如烦躁发渴,舌生黄苔,大便秘结之类。此证常年皆有,疫疠盛行之年为尤甚。盖胃热灼肺,上冲咽喉之所致也。东垣治此证,用普济消毒饮,方书谓其极效,其实不甚济事。缘此等实热病证,热为标,实为本。不攻其实,而但清其热,未有不迁延贻误者。其用升麻,尤不相宜,予治此证,亦用此饮,然必删去升麻,重用大黄,但得洞下,一剂即愈。其咽喉肿闭,药不下咽者,用推赶恶血之法,但得咽喉微通,药能入腹,亦一剂即愈。遇术士弃而不治之证,即以此法施之,无不愈者。此等急证,存亡在呼吸间①,用药不可稍缓,即立论亦不必过谦也。此咽喉肿痛,察系实证之治法也。

若系虚热,色多淡红,必见诸虚证,如渴而不饮,喜热饮不喜冷饮,小便清频,大便溏泻之类。此证多见于大病之后,暨羸弱之人。盖阴亏于下,火炎于上之所致也。张景岳治此证,用镇阴煎以引火归原^②,是否有效,学究未经目睹。《辨证奇闻》治此证,用引火汤,以巴戟代桂附,谓桂附虽为引火归原圣药,然能引火于一时,毕竟耗水于日后,所以不用桂附而用巴戟者,取其能引火而又能补水也。学究亲见用此方者,一服即效,三服即痊。诚以阴虚水亏之候,施以滋阴补水之方,药证相投也。此咽喉肿痛,察系虚热之治法也。

方书于此病证,辨论甚多,有喉风、喉痹、喉蛾、乳蛾诸名目,言杂而庞,徒乱人意,宜以一笔抹煞,而以咽喉肿痛四字概之。有阴蛾、阳蛾、双蛾、单蛾、锁喉风、急喉风、急喉痹、阴虚喉痹、阳虚喉痹、格阳喉痹诸论说,亦宜一笔抹煞,而以实热、虚热四字概之。其一切方剂,宜一笔抹煞,而以消毒饮、引火汤二方概之。非刚愎自用也,诚以存亡呼吸之顷,不敢存瞻徇^③调停之见耳。

◎**加减普济消毒饮**

生当归五钱,生地黄五钱,生黄芩三钱,马屁勃^④一钱,板蓝根三钱,南薄荷三钱,生栀子三钱,川大黄五钱,天花粉三钱,怀牛膝三钱(孕妇勿用),元明粉三钱(冲服,孕妇勿用)。

◎**引火汤**

熟地三两,茯苓五钱,麦冬一两,北五味二钱(捣),巴戟天一两。

水煎服,分量系照抄,用时可酌减。

【注释】

①呼吸间:极短时间。

②引火归原:是治疗肾中阴火上炎的方法。阴火上炎,可见上热下寒,面红如妆,头晕耳鸣,口舌糜烂,两足寒冷,腰膝酸软,舌质嫩红,脉虚弱。一般以滋肾养阴药加附子、肉桂治之。在滋阴药中,加入温热药,目的是阴火潜降,虚寒不升,达到阴阳平衡之目的。

③瞻徇:徇顾私情。

④马屁勃:即马勃。

牙疼，热证也。有实热，有虚热。

实热者其疼急，连及耳轮、鼻准皆胀疼。其牙龈或红肿，或溃烂，必兼见诸实证，如大渴引饮，烦躁不停，大便秘结之类。患此证者，率由食积于胃，湿热熏蒸而然，年力壮盛之人多有之。虚热者其疼缓，牙龈红肿，亦必轻微且兼见诸虚证，如渴而不饮，小便清频，大便溏泻之类。患此证者，率由阴亏于下，火炎于上而然，气体衰弱之人，或大病大欲之后，间亦有之。实热牙疼，治宜泻其实，实去则热除，热除则疼止。用清胃饮加大黄下之即愈。愈后忌食蒜，兼忌食后醋寝，则其疼不复作矣。虚热牙疼，治宜补其虚，滋阴壮水以清热，唯玉女煎为最宜，一二剂即全愈矣。若其他虚证，重于牙疼，则当专以虚论，治其虚而疼自止，不必治牙疼也。且虚热牙疼，乃绝无仅有。实热牙疼，则所在皆然。

学究自二十岁时，即患牙疼，兼牙龈溃烂，且起牙床疙瘩，屡愈屡作，必齿落而后已。然一齿方落，一齿又疼，以次递及，直无已时。服方书清热之剂，全不见效。更惑于引火归原之说，误服热药，其疼倍甚。至五十余岁，牙疼落去大半，迄未得一治法。戊寅之春，究心医理，始知方书之误我良不浅也。方书凡遇热证，但治其热，而不治其所以热，敢用黄连以清热，不敢用大黄以泻热，实不去则热旋生，是以终归糜烂。名医误人，半由姑息，诸证皆然。而牙齿之脱落，则其误之确有可指者也。学究深受其误，知之最真，故不惮痛切言之，以为没齿之防。特制大黄清胃饮以泻实者，清热为拔树连根之计。顷者又以积食作热，牙齿疼甚，不得已施以此方，一服而泻作，三泻而疼止矣。夫年届六旬，攻泻原非所宜，然实热在中，非泻不愈。护疾养毒，必且变生他证，致烦大下屡下矣，且有病则病受之。知之既真，则图之宜早，正不必以虚脱为虑也。

医门八法

或曰用清热之剂治牙疼，所以屡服罔效者，以牙齿分属五脏，如当门四齿属心经，次肝、次胃、次肺、次肾。用清热之剂，加以引经之药则效矣。予曰不然，其责专在胃经也。胃经邪热，传入心经则昏沉，岂心经尚有邪热上窜牙齿乎？方书饰智惊愚，每以艰深，文其浅陋，业已误我半生，障眼法今已看破矣。

或曰名医何尝姑息，宽厚和平，乃仁人君子之用心也。予曰是则然矣，何以一遇虚证，则为之平肝，为之利水，为之开郁，为之降火。如柴胡、香附、泽泻、车前、郁金、木香、黄柏、黄连，皆混列于补剂之中，仁慈何在？而孟浪若是乎？于邪气则姑息而保全之，于元气则孟浪而削斫之。此千古之大戒也。

或曰舌以柔全，齿以刚折，子之论齿证也。毋乃昧于刚折之义乎！予曰唯唯，谨受教。

◎加减清胃饮

生石膏二钱，栀子二钱，黄芩二钱，全当归三钱(生)，生地二钱，生白芍二钱，丹皮二钱，甘草一钱，生川大黄三钱或五钱(酒浸，生用)。

◎玉女煎

生石膏三钱，大熟地一两，麦冬二钱(去心)，知母二钱，牛膝一钱(怀)。

耳 肿

耳肿，热证也，实证也。有将耳窍肿闭者，有耳根肿至高起者，有上连耳轮下连腮颊俱肿者。其色红，其气热，其痛霍霍然。此证盖由饮食停滞，积而为热，上冲于耳，更为凉风所袭，冷水所激，内热熏蒸，外热郁阕，是以嫩红肿痛。此热系属实热，治以抽薪饮，加大黄洞下之。实去则热息，热息则痛渐减，肿渐消矣。方书有耳痔、耳蕈、耳挺诸名目。形象虽不一，但凡红肿高大者，皆实热也，皆有根之火也。只清其热，殊不见效，必攻其实，乃能奏功。悉宜以抽薪饮加大黄治之。攻下胃中之实，方能消去耳中之热耳。

问：耳为肾窍，属足少阴，食积于胃，属足阳明，各有经络不相紊①也，何为积在胃而热在耳乎？

曰：薪然于灶，烟出于突，常也。若屋中柴薪堆积，一时并燃，门窗无不出烟，则其变也。胃中之积食作热，正如屋中之积薪厝②火，烟炎安有定处乎！且"邪之所凑，其气必虚"，各经之热皆将归之。若谓胃之热止应在口，肾之热方能至耳，此名医不通之论也。

问：何以知其为实热？何以知其非虚热？

曰：于红肿暴痛知之。若系虚热，必不红肿，且微痛而不暴痛。

问：柴胡清肝散，乃治耳证之主剂，各种医书皆载此方，何为弃而不用？

曰：柴胡表散，唯外感风寒者宜之，用以清热，此千古之大惑也！方书有柴胡清夜热之说，不思夜热虚热也。施以表散，则虚者愈虚，故热者益热，承讹袭谬，迫劳瘵速登鬼箓者，不啻覆辙相循③矣。耳肿系属实热，施以表散，则实者仍实，故热者仍热。且热势正在蒸腾，又复施之以散，是救火而扇之扬之也，烟焰当更炽矣。夫热者标也，虚与实本也。见热休治热，必治其所以热。寒之不寒，责以无水，壮水之主，以镇阳光，此治虚热之定论也。乌梅四物汤主之，其说已见前卷。扬汤止沸，不如去薪，溃痛虽痛，胜于养毒，此治实热之定论也。抽薪饮加大黄主之，特于此发其凡焉。

若夫耳窍时流脓水，日久不愈，亦不甚痛，此名"聤耳"，宜以红棉散掺之，不必服药。

◎抽薪饮

黄芩三钱，石斛二钱，木通一钱，栀子三钱(炒)，黄柏一钱，枳壳二钱(炒)，泽泻一钱，细甘草一钱，川大黄三钱(酒浸)。

◎红棉散

干胭脂五分，枯白矾一钱，海螵蛸二钱，麝香一字④。

研极细，瓷瓶收贮，勿泄气。拭去耳中脓水，擦之。

医门八法

【注释】

①紊:乱。

②厝(cuò):放置。

③覆辙相循:重蹈覆辙之义。

④一字:少许。字,在此为容量单位,古代以铜钱钞药末,后世相沿称一铜钱所钞之药末为一钱。而钱面共有四字,故称一钱之四分之一为一字,二字为五分。

耳 聋

耳聋之证,有实有虚。

瘟疫应下失下,邪热挟痰上拥,壅塞隧道,有兼见耳聋者,此实证耳聋也。聋为标,瘟为本,治瘟不必治聋。聋为证,痰为病,因证可以知病,此等耳聋,宜治瘟而兼治痰,蒌贝养荣汤合小承气汤,洞下其痰,则瘟愈而聋亦愈。

瘟疫应下失下,邪热郁蒸日久,阴血为之枯槁。瘟疫既愈,而单患耳聋者,此虚证耳聋也。聋为标,虚为本,治虚不必治聋,补其虚而聋自愈,清燥养荣汤、人参养荣汤,可选用。核桃油入冰片少许,滴耳中以润之亦佳。

此专就瘟疫耳聋一端言之耳。至于杂证耳聋,原不容强为牵合,然亦不外虚实两端。其虚者如年力既迈,气血渐衰,此老年之常态,亦耳聋之佳境,无病可医,不必服药。若有微热,则用乌梅四物汤以滋阴。若热而兼痰,则于四物汤中加陈皮以导滞可矣。其实者率由于火,治以清热,抽薪饮、徙薪饮皆可用。然火之旺,端①由水之亏,故热盛耳聋,不得专以实论,不宜专服凉药,用一阴煎加减。一阴煎壮水以制火,补虚而兼清热,亦治耳聋之良方也。耳鸣之证仿此。

◎蒌贝养荣汤合小承气汤

知母二钱,花粉二钱,川贝三钱(去心),蒌仁五钱(炒,去油),橘红二钱,白芍一钱(生)，当归三钱，川朴二钱(捣)，枳实二钱(炒)，川大黄三钱(酒浸)。

◎清燥养荣汤

知母二钱，花粉二钱，白芍一钱，甘草一钱，生地三钱，陈皮一钱，当归身三钱(生)。

灯心引。

◎人参养荣汤

党参三钱，麦冬二钱(去心)，五味一钱，生地三钱，归身三钱(生)，白芍二钱，知母二钱，陈皮一钱，甘草一钱。

◎乌梅四物汤

生地五钱，归身五钱，白芍三钱(生)，乌梅肉二钱(去内壳)。

水煎服。有痰，加陈皮一钱。

◎一阴煎

生地二钱，熟地五钱，麦冬一钱，甘草一钱，丹参二钱，醋白芍二钱，怀牛膝一钱。

加乌梅五个，水煎服。

◎加减一阴煎

生地、白芍、麦冬各二钱，熟地三钱，知母、地骨皮各一钱。

【注释】

①端：终究。

鼻　衄①

鼻衄，热证也。内热蒸腾，灼及于肺，则鼻衄之证成矣。各经之血，皆趋于肺，则大衄矣。阴虚内损之人，水亏于下，火炎于上，间有见鼻衄者，此虚热证也。治以滋阴壮水以制火，一阴煎甚为相宜，必重加乌梅以敛之，庶几血可立止。如药难猝制，先用白糖一两，开水冲服，加乌梅更好，即所谓独梅汤也。血止之后，须服一阴煎数剂，以壮水之源，或乌梅四物汤，亦甚相宜也。气血壮盛之人，饮食停积，因实生热，或食芥、蒜辛热之物，亦有见为鼻衄者，此实热证也。

当方衄之时，不及治实，迨既衄之后，热因衄而已泄，亦不必治实，此证可以勿药。但以龙骨散或百草霜吹入鼻中，或裹成纸卷塞之，血止即愈。如果大衄，则一阴煎、独梅汤亦甚相宜，血止之后亦须多服数剂。缘大衄则实，亦变而为虚，亟须滋养也。

此外，如大劳、大怒，血热上涌，亦有见为鼻衄者，均可以前方治之。

从来病之趋虚，如水之就下，凡证皆然，衄亦如是。既有此证，遇热即行举发，须预为防之。但觉肺经有热，如皮肤瘙痒，寝不成寐之类，即服预止鼻衄汤数剂，龙骨散亦须随身佩带，以备不虞也。

瘟疫鼻衄，乃应下失下所致。此证以瘟为主，但治瘟而衄自止，且瘟热因衄而泄，瘟之为势转轻，即治瘟亦不必大剂矣。

◎一阴煎

生地二钱，醋白芍二钱，熟地五钱，麦冬二钱，甘草一钱，丹参二钱，怀牛膝一钱。

加乌梅三个，水煎服。

◎独梅汤

乌梅肉三钱，白糖一两。

开水冲，微温服。

◎乌梅四物汤

当归身五钱(炒)，醋白芍三钱(炒)，生地五钱，熟地五钱，乌梅肉一钱(去内壳)。

◎龙骨散

龙骨五钱(煅)

为细末,吹鼻中,或纸裹成卷,切成段,塞鼻中。

◎预止鼻衄方

黑荆穗二钱(研),大生地五钱,酒芩一钱,麦冬三钱,元参三钱,南薄荷二钱,黑地榆二钱。

灯芯二十寸,竹叶十三片,为引。

【注释】

①衄(nǜ):鼻出血。

鼻 渊

鼻渊,热证也,虚证也,其责在肺。《内经》谓"胆移热于脑,则辛頞鼻渊①"。此术士假托妄议,原不足凭。王太仆谓脑液下渗,则为浊涕,涕下不止,如彼水泉,故曰鼻渊。脑能渗乎?戴复庵②治此证,用补脑散,脑可补乎?此皆惑于术士荒诞之说,而妄为附和者也。刘河间治鼻渊,用防风通圣散,加薄荷、黄连。此散中有硝、黄,是以鼻渊为实证矣。张景岳谓鼻渊、脑漏,新病者多由于热,久病者未必尽为热证。漏泄既久,伤及髓海,则气虚于上,头脑隐痛,非补阳不可,宜十全大补汤、补中益气汤主之。此方中有参桂,是以鼻渊为寒证矣。

学究尝汇众说而核之,窃谓鼻渊者肺证也,不在胆,亦不在脑。虚证也,不宜硝,亦不宜黄。阴虚内热之证也,不宜参,亦不宜桂。即谂③其证之为虚,而施之以补,亦宜补血,而不宜补气。《石室秘录》④所载:清金消毒汤,诚鼻渊对证之剂也。夫鼻为肺窍,肺经有寒,则鼻流清涕;肺经有热,则嗽吐黄痰,此证鼻流涕而多稠浊，其为肺经之热也，明矣。肺为清虚之府，其中不容一物，如果有热，亦系虚热，无可攻下。因虚生热，而成鼻渊。治此证者，补虚而兼清热，庶两得之。此方乃治肺痈之主剂。鼻渊与肺痈见证不同，为病则一。一方而两用之，正不嫌于假借耳。

◎**清金消毒饮**

当归身七钱（生），金银花三钱，粉甘草三钱，麦冬三钱，元参三钱。

【注释】

①辛頞（è）鼻渊：頞，鼻梁；辛頞，鼻部发酸；鼻渊，鼻流浊涕。

②戴复庵：即戴煟，宋元时期人，曾任临安知府录，兼精医术。

③谂（shěn）：熟悉，知晓。

④《石室秘录》：清陈士铎著，刊于1687年，是中医古籍中唯一一部以治法为主要内容和标目的书，全书6卷，论述128法、17论、7门、16杂病，理论联系实际，理法方药俱备。

胃气痛

胃气痛，虚证也。其痛在脐腹以上，胸膈之间，时作时愈，愈则安然无恙。偶有拂逆①则复作，或一半日即愈，或三数日方愈，愈后仍无恙。此证非食、非水、非痰、非血，乃气也，乃肝气也。非肝气之有余，乃肝血之不足，虚证也。阴虚血燥，肝气妄动，木克土之证也。脾属土，胃亦属土，最畏肝木之克。肝藏血，血燥则肝张，而肆行克制。胃受制则气阻，而痛作矣。治此证者，急宜敛肝。方书中有白芍甘草汤，用之颇效。盖醋炒白芍，有滋阴敛肝之功。甘草味甘，甘先入脾，且能和中故也。以乌梅易白芍，名乌梅甘草汤，用之尤效，往往一服即愈。愈后服乌梅四物汤数剂，每夕服独梅汤一杯，则此证不复作矣。

方书谓当胸之下歧骨陷处属心之部位，其发痛者则曰心痛，又谓心不受邪,凡有痛者皆包络也。又谓心痛有九种:一曰气,二曰血,三曰热,四曰寒,五曰饮,六曰食,七曰虚,八曰蛊,九曰疰^②,各有治法,见《医学心悟》。核其方药,恐未必效。唯友人任一如传诵治心痛歌云:"三个乌梅两个枣,七个杏仁一处捣;加上一杯黄酒饮,不害心痛直到老。"屡屡施之,甚有捷效。其用乌梅,与鄙意自属相同。用枣取其色红入心也,然味甘入脾且和中,亦与甘草相类。唯用杏仁,不知所取何意。有谓杏仁降气者,或者气降,则痛愈耶。既已施之屡效,自应照方录之,不必增减也。窃谓心包何以能痛?殆亦胃气痛乎。庸特附其方于胃气痛之后。

◎ **白芍甘草汤**

白芍一两(醋炒),甘草三钱。

◎ **乌梅甘草汤**

乌梅肉五个,甘草五钱。

◎ **乌梅四物汤**

当归身五钱(炒),醋白芍三钱,怀熟地三钱,乌梅肉三个(去壳)。

◎ **独梅汤**

乌梅肉三个,红糖一两。

【注释】

①拂逆:违背。

②疰(zhù):恶性心痛,为致命重症。

肝气痛

肝气痛,虚证也。其部位在胸之偏左,筑筑跳荡,膨膨撑胀,按之无物,拍之如鼓。其痛不专在胸,能上冲于首,为头眩、眼黑,窜于肩,串于背,及于腰臀,分布于臂膊,下注于胫股,横冲直撞,直无定处。若夫上中下三焦,更其随便游行,恣意盘踞之所也。至于克制脾土,使饥不得食,食不得化,渴不能饮,饮不能消,以致诸证丛生,尤其惯技耳。故方书谓诸病多生于肝,又谓肝为五脏之贼,如人中之小人。以予视之,肝之为患,倍甚于贼。贼可剿,肝不可剿也。其贻戚①倍甚于小人,小人可迸②,肝不可迸也。然而非肝之咎,阴血不足故也。肝藏血,血足则气静,血亏则气躁,躁而妄动,乃肝气之常。一遇触忤,则躁动更甚,肝气动,而各经之气随之,外而肢体,内而脏腑,全无静谧之区矣。患此证者,肝脉必大。方书按其证,本其脉,制为平肝泻肝各方剂,施以柴胡、青皮、郁金、香附各药品,直视肝气为有余之证,且以损其有余,为主治之方矣。不知愈损则肝愈虚,肝愈虚则气愈躁,而痛愈甚也。名医车载斗量,方书汗牛充栋,一脉相传,谁敢异议?肝经之厄③曷其有极也!

　　知梅学究,本儒书以究医理,于肝经病证,洞若观火,特制乌梅四物汤,注意在滋阴、生血、敛肝。肝气鸱张,以乌梅之酸敛约束之。肝血枯槁,以归黄之甘润滋养之。肝性虽狂悍,饵之以此,竟已俯首贴耳就我范围,诸证悉不作矣。此中机栝类非术士所能见及。儒书中所谓欲并生者哉,正此义也。用方既已屡效,立论亦不从谦,非欲与古人争胜也。以儒生而亲术士之事,特降心相从,甘自贬损耳。奉告同人,慎勿以医目我。

◎乌梅四物汤

　　当归身一两(炒),白芍三钱(醋炒),熟地三钱,生地三钱,乌梅三个(去内壳)。

【注释】

①贻戚:遗留给人的痛苦。

②迸(bèng):向外喷射与溅出,作驱除讲。

③厄(è):阻隔、受困。

胁　痛

胁痛，有实，有虚。实者食也，虚者气也，血也。实证胁痛，必坚硬成块，胀满拒按，凡食积皆然。而瘟疫失下，邪热附丽于食，停积于胃，尤多此证，以吴氏三消饮下之即愈。其重者为结胸，须小承气汤加瓜蒌，或黄龙汤方能下。若但系食积，大和中饮加大黄足矣。此实证胁痛之治法也。若夫虚证胁痛，其病皆属不足，而其证皆似有余。气虚胁痛者，其名为瘕。瘕者，假也，空虚无物，忽聚忽散，其痛作止不常，男妇皆有之。血虚胁痛者，其名曰癥。癥者征也，尖圆成形，聚而不散，其痛绵延不休，妇科多有之。

方书治此二证，不外破气、破血，如排气饮、推气散皆常用之方也，三棱、莪术皆常用之品也，皆视气血为有余者也。气血能有余乎？但无亏乏即已流通舒畅，其不流通舒畅者，皆气血亏乏之所致，虚证也，万万不可破者也。试以气虚胁痛论之：气主于肺，气每动于肝；肝主怒，肝气动则诸经之气皆动矣。其蓬蓬勃勃，正由气不归经，如鸟兽散还，奠定安辑犹恐不及，尚可剿杀诛戮乎[①]！更以血虚胁痛论之：血旺则流通，血亏则阻滞。阻滞不行，则为癖、为块。日增月盛，则作祟肆虐，拥于上焦，则胁痛之证作矣。故癖块之壅滞，一如舟舰之浅搁，水旺则舟行，血旺则块消，此岂饮食之积，外来之患，可攻之而去者乎！以上一证，虽有气虚血虚之分，学究治之，换方不换药，一以乌梅四物汤为主。胁痛而空虚无物者属气虚，用熟四物汤敛肝气，养肝血。气以血为体，血足则气静而痛愈矣。胁痛而为癖、为块者，属血虚。用生四物汤，略加牛膝，养血敛肝，而兼导滞。血旺滞行，而痛愈矣。此虚证胁痛之治法也。皆曾施而已效者，故备录之。

◎吴氏三消饮

槟榔三钱，厚朴二钱(捣)，知母一钱，黄芩一钱(炒)，白芍二钱(炒)，草果仁

医门八法

110

二钱(炒,研),甘草一钱,羌活二钱,葛根二钱,柴胡一钱,川大黄五钱。

姜三片、枣二枚为引,或加枳壳三钱。

◎ **小承气汤**

枳实三钱,厚朴二钱,川大黄五钱,全瓜蒌半个。

水煎服,《石室秘录》用瓜蒌治结胸,加甘草以缓之。

◎ **黄龙汤**

大黄三钱,厚朴二钱,枳实三钱,甘草一钱,党参三钱,当归三钱,芒硝一钱。

生姜五片、大枣一枚引。

◎ **熟四物汤**

当归身五钱(炒),白芍二钱(醋炒),熟地三钱,乌梅肉三个(去壳)。

◎ **生四物汤**

全当归一两(生),生白芍三钱,生地三钱,乌梅肉五个(去壳),怀牛膝三钱。

【注释】

①"奠定安辑"句:肝气妄动,导致气不归经,如鸟兽之散乱,此时用安抚的方法使之稳定犹恐不及,还能用杀戮的方法吗?安辑,安抚。

腹　痛

腹痛之证,寒者居多。有寒而兼热者,霍乱是也;有寒而兼实者,内伤饮食是也。二证俱有专条,方论业已见前。

至若寒而兼虚,多系气血本虚,更复受寒,俗所谓阴证是也。其证率由入房①之后,误食生冷,或冒风雨,寒气乘虚而入,凝聚于脏腑之中,是以脐腹绞痛。甚者唇、舌、爪甲皆青,最为危候。治此证者,急宜补虚暖寒。先用炒盐一斤,熨于患处,如其痛减,则为阴寒无疑。六味回阳饮,正其对证之方也,甚则加以肉桂。按方书肉桂温补命门,治心腹寒气,脐腹疼痛,一切沉痛痼冷之病。附子禀雄壮之质,有斩关夺隘之能,善走诸经,除沉寒,暖五脏,回阳气,本草极赞之,古方多用之。学究谓此二物,纯阳大热,体察病情,宜服之者甚少。唯阴证腹痛乃沉寒痼冷之证,必须纯阳大热之药,方能救援也。桂附与参芪并用,得阳气之助,其力愈猛;与归身、地黄并用,得阴气之和,其性稍柔。六味回阳饮中有归黄,可以略施维持,不致孤阳发越,变生虚衰。虚寒腹痛,得其温补,一剂即愈矣。

此外更有虫证腹痛,方书谓唇有斑点,饥时痛甚者是。其虫盖由饮食停滞,湿热郁积而生,有蛔虫、寸白虫之别,宜用化虫丸消之,或遇仙丹下之。医书成方,亦自可取。当见证之初,气血尚强,消之、下之,自当虫去而痛止,此亦实证腹痛之类也。若患病既久,肌肤消瘦,则为虚证,正恐不任攻伐耳。窃谓虫积与血积,正复相似,以治血积之加味四物汤施之。滋阴以养正,导滞以除邪,腹中之虫,或不攻而自下也。此证本属罕见,姑[②]存此说云尔。

◎六味回阳饮

党参一两,当归身五钱(炒),制附子二钱,炮干姜一钱,炙甘草一钱,熟地一两。

水煎服,或加肉桂二钱。

◎化虫丸(方见《医学心悟》)

大黄一两(酒浸),木香五钱,槟榔一两,芜荑一两,白术七钱(土炒),陈皮七钱,神曲五钱,枳实三钱(炒),白雷丸一两。

共为末,苦楝根、猪牙皂角各二两,煎汁为丸,空心(即空腹),砂糖水送下,每服三钱。孕妇勿服。

◎遇仙丹

槟榔三两,三棱三两,莪术三两,黑丑三两,白丑三两,木香二两,甘草一两,川大黄六两。

水丸,每服二钱。孕妇勿服。

◎ 加味乌梅四物汤

白芍三钱(生),生地三钱,全当归三钱,乌梅五个(去壳),怀牛膝三钱。

【注释】

①入房:性交。

②姑:姑且,暂时。

腰　痛

腰痛,虚证也,寒证也。有因风而得者,有因湿而得者矣。要唯气血本虚,不能与邪气相敌,外邪斯①得而乘之,故其证为虚。风湿相感,气血凝滞而不流通,故其证为寒。用续命汤以散风,风已过而不留,所散才皆元阳也。用肾着汤以渗湿,湿已去而无迹,所渗者皆元阴也。轻病治成重病,职②此故也。

治此证者,唯在补气、补血、暖寒而已。补气之品,莫良于参芪;补血之品,莫良于归身、熟地;至于附片、桂心,能除沉寒痼冷,且能流通气血,可以为佐;羌活虽非虚证所宜,然能利周身百节之痛,可以为使;山萸肉、杜仲、枸杞,皆肾经药品,可为向导。此方以大补元煎加减,诚补虚、暖寒之主剂也,以治虚寒腰痛,甚为相宜。数剂之后,除去桂、附、羌活而常服之,自无腰痛之患矣。

他如瘟疫初起,腰痛独甚,传变多危,治瘟药中宜重用知母;天花初起,腰痛独甚,其证亦危,治痘药中亦宜重用知母。若夫颠踬腰痛,伤也,非病也,当作别论。劳倦腰痛,伛偻③不能直腰,伤也,即病也,加减大补元煎,自可酌用。至于冲、任、督、带之说,乃名医杳冥惝悦④之谈。儒生不欺人,亦不受名医之欺焉。

◎ 加减大补元煎

党参三钱,口芪三钱(炙),当归身五钱(炒),熟地五钱,桂心一钱(冲),附片一钱(制)，羌活二钱，乌梅肉三个(去壳)。

【注释】

①斯：则，乃。

②兹：只，反。

③伛偻(yǔ lǚ)：腰背弯曲。

④杳冥惝怳(huǎng)之谈：无法验证的模糊不清的鬼话。杳冥，高远之处；惝怳，模糊不清。

身　痛

身痛，有实证，有虚证，有虚实相兼之证。

实证者，邪气实也，风寒之外感，瘟疫之初觉①是也。此等身痛，必见诸表证，如憎寒、发热之类。方论已见瘟疫及外感风寒各篇中，兹②不复述。

虚证者，元气虚也，男科之虚损，女科之劳瘵是也。此等身痛，必见诸里证，如骨蒸、潮热之类。治之之法，以滋阴养血为主，乌梅四物汤，久服自愈。

其虚实相兼者，方书所谓痹证是也。《内经·痹论》曰："风寒湿三气杂至，合而为痹。"风气盛者为行痹，寒气盛者为痛痹，湿气盛者为着痹。《医学心悟》曰：行痹者游走不定也，痛痹者筋骨挛痛也，着痹者浮肿重坠也。治行痹者，散风而兼补血。所谓治风先治血，血行风自灭也；治痛痹者，散寒而兼补火，所谓寒则凝滞，热则流通，痛则不通，通则不痛也；治着痹者，燥湿而兼补脾，盖土旺则能胜湿，气足自无顽麻也。通用蠲③痹汤，寒盛者加附片，湿盛者加防己、萆薢、薏仁。

学究按：此论不为无见，其方亦不无可取。当身痛见证之初服之，自可有效。独是患此证者，必系气血亏乏，故外邪得而乘之，是虚在未病之先矣。若日久失治，气血更复消耗，是虚在既病之后矣。风、寒、湿乃邪气之实，气血亏乃元气之虚,正所谓虚实相兼者也。逐邪则正气愈伤,扶正则邪气自除。治此证者,宜轻视实而重视虚。张景岳之三气饮,诚此证之主方,其大补元煎,亦可加减而借用也。

◎乌梅四物汤

当归身一两(炒),白芍三钱(醋炒),熟地三钱,乌梅一个。

水煎服,热甚者加生地、麦冬各三钱。

◎蠲痹汤

羌活一钱(行上力大),独活一钱(行下力专),桂心五分,秦艽一钱,当归三钱,川芎七分(治血),甘草五分(炙),海风藤二钱,桑枝三钱,乳香(透明者)、木香各八分(止痛,须理气也)。

◎加减三气饮

归身五钱(炒),枸杞二钱(炒),杜仲二钱(炒),熟地三钱,木瓜三钱,茯苓一钱,白芍一钱(酒炒),肉桂一钱,独活一钱,白芷一钱,炙草一钱,附片一钱。

姜三片为引。

◎加减大补元煎

党参三钱,口芪三钱(炙),当归身五钱(炒),熟地五钱,桂心一钱(冲),附片一钱(制),羌活二钱,山萸肉三钱(炒),乌梅肉三个,杜仲二钱(炒),枸杞二钱(炒)。

水煎服,或以煨姜五钱易桂、附,亦可。

【注释】

①初觉:疾病初起的感觉。

②兹:此处,这里。

③蠲(juān):除去。

便血，热证也，虚证也，阴虚内热之证也，肝脾二经之证也。或因劳而成，或因怒而成，或因酒而成，其血必在便后。若未便先下血者，乃疮、乃痔，指为便血则误；与便相兼，与脓相兼者，乃红痢，指为便血则亦误。便血者，大便之后下血数点，无他痛楚，但日见消瘦耳。其病不在大肠、广肠，而在肝与脾。脾统血，肝藏血，肝与脾各得其所，则血自安其常。血之随便下泣也，统血者不能统，藏血者不能藏也。脾与肝两失其职，而其责尤重在肝。阴虚则肝燥，内热则肝张，肝气动则肝血随之而动，肝木肆克，脾土因以受伤，既不能藏，又不能统，斯便血之证成矣。此证虽虚而不可补，补则助热；虽热而不可寒，寒之热仍不退，而虚先不堪。

治此证者，唯在滋阴而已。阴足则热退，阴足热退则肝复其故，脾安其常，而血已归其经矣。急治之法，尤在敛肝，阴难骤足，而肝可即敛，乌梅四物汤，滋阴而兼敛肝，与便血之证甚为相宜。略加党参以事升提，尤为允当。至于地榆、槐花，皆古方所常用者，术士之见，知当然而不知所以然，不过迁延敷衍，待病势既衰而自愈耳。若夫知柏芩连，大寒之品，乃虚热病证所宜切戒者。王太仆云："寒之不寒，责以无水，壮水之主，以镇阳光。"此治虚热之定论。乌梅四物汤，即可为滋阴之主剂，亦即治便血之主方也。

◎**乌梅四物汤**

当归身一钱(炒)，白芍三钱(醋炒)，熟地三钱，生地五钱，乌梅肉三个。

水煎服。当归身生用则滑肠，炒枯则助燥，宜微炒，头尾俱不可用。熟地忌酒蒸，忌砂仁炒。

◎**樗皮丸**(治便血甚效)

白椿根皮一两。

医门八法

晒干为末,炼蜜为丸,每服一钱,开水送下。白椿即臭椿,根上白皮味最苦,性最凉。

◎加减养心汤（治便血日久,心嘈、食减等证）

大熟地五钱,潞党参三钱,干麦冬三钱(去心),熟枣仁三钱(研),五味子一钱(研),大乌梅三个(圆图),黑地榆三钱,炙甘草二钱,炙口芪三钱,莲房三个,大枣二枚。

◎加减养心丸

当归身五钱(生),醋白芍三钱,大生地五钱,大乌梅五个(用肉),干麦冬五钱(去心),酸枣仁五钱(炒),辰砂五分(为衣)。

共为细末,乌梅四物汤熬膏,为丸,芥子大,每服二钱,开水送。

脱 肛

脱肛,虚证也,有虚而兼寒者,有虚而兼热者。

泻痢日久,中气下陷,每有脱肛之证,则其为虚也明矣。其肿胀下坠者,虚而兼热也;其肌肤消瘦,面色㿠白[①],下利完谷者,虚而兼寒也。虚而兼热之脱肛,忌用寒凉之药,盖虚热之热,热为标,虚为本,宜注意治虚,不宜注意治热也。虚而兼寒之脱肛,忌用燥热之药。盖此寒非外至之寒,亦非在中之痼冷沉寒,乃因虚生寒,宜温润不宜燥烈也。方书治脱肛之证,多用补中益气汤,术士依方施治,不甚见效。盖此方中有陈皮、柴胡,陈皮开气,已非正气虚者所宜;柴胡散邪气,亦散正气,外感之证,用以逐邪,甚为有力。正气虚者用之,则大不堪[②]矣。必删去陈皮,以乌梅之敛,易柴胡之散,此方乃纯而无疵,脱肛之证用之乃有捷效也。虚而无寒者加炮姜,虚而兼热者加生地。其虚之甚而孤阳外越者,加黑姜炭。盖姜之为物,生用则解表,煨用则温中,干者炒黄为炮姜,其性大暖,故脱肛而虚寒相兼者宜之,干者炒黑为姜炭,能治虚热,故脱肛而虚热特甚者宜之。究之治寒、治热,皆治其标,补中益气,乃治其本。此证小儿最多,勿谓小儿无虚证,置补中益气汤而不用也。

◎ **加减补中益气汤**

当归身五钱(炒),党参五钱,白术三钱(炒),黄芪三钱(炙),炙草一钱,乌梅肉五个,升麻一钱(蜜炙)。

大枣二枚为引。或加炮姜钱半,或加姜炭钱半,临证酌之。否则照原方用生姜三片为引。

【注释】

①㿠(huàng)白:色白而不滋润,为气血亏虚之象。

②不堪:承受不了。

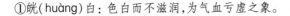

痔

痔,热证也,虚证也。相火妄动,蓄而不泄,邪热溢于小肠则为疝;邪热溢于大肠则为痔。初发微痒、微痛、微肿,形为枣核,其时证系纯热。用清凉药品,煎水温洗,敷以紫金锭,热退即愈,此痔之权舆①也。根蒂既成,则随时萌动,但有湿热即归于大肠,而肿痛交作,数作之后,遂成痼疾矣。有此疾者,最忌发怒,且忌受劳,劳与怒皆能伤气。气受伤则下陷,痔证随肛脱出,累累然如珠贯穿,不能收复,血水常流,痛如火炙,此痔之梗概也。

方书有溃则为漏之说,洵②足骇人听闻;有肠风藏毒之名,亦可眩人耳目。有艾灸之法,是以火济火也。有药线之制,是以毒攻毒也。名医之心诚可佳,名医之识诚可笑也。奉告有痔之士,宜将各种方论,一笔抹煞,取治虚热脱肛之加减补中益气汤服之,或当有效。夫痔之为病,本甚轻微,初为热证,但外治以清凉即愈,继为虚、热相兼之证,升提以补气,滋阴以清热则愈。古名医治此证，亦有用补中益气汤者，乃兼以陈皮之行气，杂以柴胡之散气，是盖于证之宜攻宜补，药之是补是泻，究竟未曾分清，而以调停为得计也，是之谓庸医。

◎ **加减补中益气汤**

党参五钱，白术一钱(炒)，黄芪三钱(炙)，炙草一钱，当归身五钱(炒)，升麻一钱(炙)，生地五钱，乌梅肉三个。

【注释】

①权舆(yú)：起始，新生。

②洵(xún)：诚然，实在。

秘 结

秘结，实证也，然有因虚而成者，且有专证、兼证之分。当审其在中焦、下焦，然后可以施治。

所谓实证者何？瘟疫失下，邪热结聚等类是也，此即所谓兼证。盖瘟疫其本病，而秘结其兼见者也。如在中焦则为结胸，如在下焦则系燥矢，方药已载瘟疫类中，兹不复述。此外如阳脏之人，当少壮之日，食物不检，饮酒过度，实热结聚，亦成便秘之证。其证在于中焦，胸腹胀痛，坚硬拒按，是其确据。调胃承气汤，送遇仙丹，最为相宜。此等便秘，皆实证也。

若夫年老之人，久病之人，阴血亏乏，津液不足，亦有患秘结者。秘结原系实证，此等秘结，则因虚而成者也。若不兼他证，专见秘结，万万不可攻下，宜以滋阴养血为主。下焦不觉重坠，肛门亦无痛楚，其证仍在中焦。加味四物汤，渐施滋养，自然滑润而下矣。

他若尪羸①之儿，值荒歉之岁，专食糠谷，苟延性命，其物枯燥艰涩，运送不出，亦成秘结之证，此不可以病论，亦不可以药医。其结填塞粪门之中，且散遗于粪门之外，可以望之而见，可以探之而出也。

总之秘结之证，实者宜攻下，虚者宜滋养，在中焦者宜药饵，在下焦者宜探取。方书中治下焦秘结，有猪胆导法，然不如麦麸半斤，皂角一两，煎水导之为愈也。

◎**调胃承气汤**

大黄三钱，芒硝二钱，甘草一钱。

水煎，送遇仙丹。

◎**遇仙丹**

川大黄六两，槟榔三两，三棱三两，莪术三两，黑丑三两，白丑三两，木香二两，甘草一两。

水丸，每服二钱。孕妇勿服。

◎**加减四物汤**

当归身一两(生)，熟地三钱，白芍三钱(生)，肉苁蓉一钱(洗净)，火麻仁三钱，怀牛膝三钱。

【注释】

①尪羸（wāng léi）：严重瘦弱。

癃 闭

癃闭，热证也，有实热，有虚热。实热癃闭，必大渴引饮，大便燥结。患此证者，多系气血壮盛之人；虚热癃闭，必不烦躁，不多饮水。患此证者，多系气血衰弱之人。方书谓小水①不通，是为癃闭，此最危最急之证也。水道不通②，则上侵脾胃而为胀，外侵肌肉而为肿，泛及中焦则为呕，再及上焦则为喘，其说诚为不谬。

治此证者,大率主于清热利水,如泽泻、车前,皆必用之品也。八正散、七正散,皆常用之方也,施之少壮之人。实热之证,自系正治,倘证系虚热,则寒凉非所宜,疏利非所堪矣。若夫年老之人,阴竭之甚,别无他证,单患癃闭,则清热而无热可清,利水而水愈不利,此尤不可正治者也。

方书谓命门火旺,则膀胱之水通;命门火衰,则膀胱之水闭。徒③助命门之火,又有阳旺阴消之虑,宜于水中补火,方用八味地黄汤,说见《辨证奇闻》。又谓真阳下竭,元海无根,水火不交,阴阳否隔④,宜加减金匮肾气汤,大剂煎服,庶可挽回。盖阳气亏甚,得热则行,唯桂心、附片,能使水因气化,说见《景岳全书》。以上二方,均属可取。独是病人阴虚尚可治,老人阴竭则难治,《东医宝鉴》⑤谓老人小便不通,多是气短血少,宜四物汤加参、芪,吞滋肾丸,此亦不得已之极思也。若夫实热癃闭,服清热利水之剂而不效者,宜分清饮重加大黄,甚则加以二丑,但得大便通利,则热随大便而泄,小便将自利矣,明修栈道,暗渡陈仓,亦一奇也。又戴人⑥治小儿癃闭至急,用调胃承气汤加二丑头水,兼用瓜蒂散探吐之,吐泄交作,脓血并出而愈,见《东医宝鉴》。

◎**八正散**

车前,木通,滑石,山栀,大黄,瞿麦,萹蓄,甘草,各等分。

◎**七正散**

车前、赤茯苓、山栀、木通、胆草、萹蓄、甘草梢各二钱。

加灯心、竹叶,水煎服。

◎**八味地黄汤**

熟地一两,萸肉五钱,丹皮三钱,山药五钱,泽泻三钱,茯苓五钱,肉桂二钱,附子一钱。

水煎服。分量照《辨证奇闻》。

◎**加减金匮肾气丸**

八味地黄汤加怀牛膝、车前子各三钱。

◎四物汤加参芪

当归身五钱,川芎二钱,白芍三钱,熟地三钱,党参三钱,炙芪三钱(原书黄芪无剂量,特补之)。

水煎,送滋肾丸。

◎滋肾丸

知母,黄柏,肉桂。

各等分,共为末,炼蜜为丸,每服三钱。

◎大分清饮加大黄

茯苓三钱,泽泻二钱,木通二钱,猪苓二钱,栀子二钱,枳壳三钱(炒),车前子三钱(炒),大黄五钱(生)。

◎调胃承气汤

大黄三钱,芒硝二钱,甘草一钱。

◎瓜蒂散

甜瓜蒂,赤小豆,各等分。

共为末,熟水调,量虚实服。

【注释】

①小水:小便。

②水道不通:指小便不通。

③徒:只。

④否隔:否,通痞。指痞塞不通之意。

⑤《东医宝鉴》:朝鲜人许浚所著作,成书于1611年,摘录中国医籍分类汇编而成。书中将疾病分为三大类,即内景、外形、杂病等。每类记述疾病的证候、病因、治法、方剂、单方、针灸治疗等。

⑥戴人:即张从正,金元四大家之一,攻下派代表,用药偏于寒凉,善用汗吐下三法。著有《儒门事亲》。

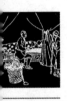

医门八法

　　淋浊,热证也,虚证也。稽之方书,浊有二:曰赤浊,曰白浊。淋有五:曰气、石、血、膏、劳。赤浊属热,抽薪饮主之;白浊属寒,八味丸主之。气淋劳倦即发,血淋遇热即发,五淋散主之,方书之治淋浊,率不外此。

　　学究以为赤浊、白浊皆热也,皆虚热也。阴虚水亏,水不足以制火之所致也。赤浊者热之甚,白浊者热之微。治白浊而用桂心、附片,热证而予以热药误矣;治赤浊而用黄芩、黄柏,虚证而予以寒药亦误矣。至于淋证,亦系虚热,不止有五,亦不必区分为五。五淋散用茵陈、茯苓,意在渗湿;用木通、滑石,意在利水以渗湿。利水之方,治阴虚水亏之证尤误矣。治淋浊者,宜以滋阴为主,水足则火息,而热自退,热退则浊者澄,淋者通。唯生四物汤去川芎,加乌梅最为相宜。凡患淋浊之人,类皆虚烦不寐,服此药当夕即能安寝,则是药证相投。再服数剂,如源泉得雨,势将汩汩①来矣。倘热势壮盛,方中加知母、怀牛膝均可。若夫年老之人,虚弱之人,小便频数,滴沥不止,乃气虚不能收摄。其证虚而不热,不可作淋证治,宜用加减补中益气汤升提之。二方一升一降,临证慎勿误用。

◎加减生四物汤

　　当归身五钱(生),生地黄五钱,生白芍三钱,乌梅肉三个(去骨),知母肉三钱,怀牛膝三钱。

◎加减补中益气汤

　　潞党参五钱,炙口芪三钱,炙甘草二钱,炙升麻一钱,当归身三钱(炒),熟地黄三钱,醋白芍二钱,乌梅肉三个(去骨)。

①汩(gǔ)汩：水流动状。

遗　精

遗精，热证也，虚证也，肾水不足，肾火妄动之证也。患此证者，类皆身体单弱，性情浮动之人。始则向晦宴息①，不安于寝，辗转反侧，久不成寐，此盖肾火如焚，心火亦炽，熏灼煎熬，真阴业已亏损。既寐之后，阴血不能滋养，心神不能安贴，游梦戏动，一切幻境，俱成真境矣。此证甚多，治之之方亦不少：曰涩，曰固，曰培补先天，迂谬②相承，非口诛笔伐所能罄③，但取医书中之铮铮佼佼④者，略为指驳，已足正已往之误，而救未来之失矣。景岳谓肾气不固者，苓术菟丝丸为最佳。肾气何以不固？肾火妄动也；肾火何以妄动？肾水不足也。水亏之证，用茯苓、白术以渗湿；火旺之证，用杜仲、兔丝以补肾，宜乎不宜乎？又谓君火不清者，宜先服二阴煎。君火不清，亦肾水不足之所致也。用木通为竭泽之计，用黄连为灭火之方，堪乎不堪乎？术士经验之方，恐不如学究悬揣之论，请以"肾水不足、肾火妄动"八字概之，即以乌梅四物汤主之。壮水之主，以镇阳光，此治虚热之要义也。服此方者，一寝即寐，斯为对证。不寐之证愈，则诸证悉愈矣。此方以未与此证相值，特姑妄言之耳。

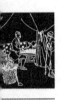

◎乌梅四物汤

当归身五钱(炒)，熟地五钱，生地五钱，白芍五钱(醋炒)，乌梅肉五个。

【注释】

①向晦宴息：向晦，即晚上；宴息，即睡眠。意到晚上就想睡觉。

②迂谬：迂腐与荒谬。

③罄(qìng)：尽。

④铮铮佼佼:超过一般人的水平。

疝　气

疝气,虚证也。其证小腹胀痛,牵连睾丸,一并作痛。有因坐湿地、浴凉水而成者,有因色、因气而成者。要唯肾气本虚,乃有此证。盖病之趋虚,犹水之就下也。方书七疝之说,原系术士假托妄议,无足深论。王太仆另有七疝之说,多主攻下,则大非虚证所能堪矣。夫疝之为证,乃气逆妄行,不能归经,狼奔豕突①,窜于小腹,其胀满肿痛,似属气之有余,然而非有余也。以来一身之气上能不足,不能有余。况疝气更系肾气亏损之人乃有之,其为不足之证更明矣。

患此证者,最忌破气,破气则气愈虚而愈逆。若夫沉香、牛膝降气之品,依古方而误用之,则此湿热下注,聚于肾囊②,肿痛愈甚矣。治此证者,宜升不宜降,宜敛不宜散。补中益气汤,允为对证之剂,然必去柴胡加乌梅,乃能奏功。柴胡,散者也,补剂中之贼也,于疝气大相戾③者也。乌梅,敛者也,补剂中之媒也,于疝气甚相需者也。重用参芪以补气,兼用归身以补血,微用升麻略事升提,气不下陷,则疝愈矣。或加熟地以补肾,或加山萸肉引药入肾,尤为相宜。若证系因湿、因寒而成,宜外治不宜内治。盖服燥热之剂,药未及病,上焦先受其扰,不如用干土炒热以暖之,于渗湿散寒,两有裨益④也。若证系因色、因气而成,则惩忿窒欲⑤,尤所宜知矣。

◎ **加减补中益气汤**

党参三钱,白术一钱,黄芪二钱(蜜炙),炙草一钱,当归身二钱(微炒),升麻五分(蜜炙),熟地三钱,乌梅肉三枚,山萸肉二钱(炒)。

姜三片、枣二枚为引。

①狼奔豕突：豕，猪。狼与猪东奔西跑，形容气机紊乱。

②肾囊：阴囊。

③相戾：不合适，不顺从。

④裨益：补益。

⑤惩忿窒欲：控制情绪不愤怒，并防止房事过度。

脚　气

脚气，表证也，虚、实、寒、热兼而有之。

丙子三月，曾自患此，盖因当户濯①足，淋以热水，吹以凉风之所致也。其痛在右足，将至本节，微肿、微红。服槟榔散三剂，中有牛膝，直引湿热下注，愈痛愈甚，延及脚心、脚面、脚腕，瘈疭抽掣，一掣一痛，两日夜迄无休止，迨至三日黎明，体颤心摇，不能支持矣。默计服参少许，或可暂救一时，姑妄试之，能交睫者片刻，乃知病势之剧，皆因方药之误。唯有进绝②药饵，待其自愈而已。迁延二日，痛仍不止，瞀乱中暗自忖度，此证因误服牛膝而增重，施以升提，以药治药，或当有效，因服补中益气汤二剂，病势略轻。但觉满腹郁热，非下不可，因服大和中饮，加以大黄，溏泻六七次，泻一次痛减一次，三泻之后，足能履地矣，阅③十余日乃痊。此学究治脚气之始末也。

此证因风湿而成，端由气血亏乏，不能与外邪相敌，则其病为虚。初得之时，畏寒恶风，必须著袜覆被，则其病为寒。数日之后，恶寒兼恶暖，覆被痛更甚，则其病为热。终以攻下而愈，则其病为实。然此皆刻舟求剑之智，扣槃扪烛④之见也。脚气病证，乃表证之极轻者，特以为服药饵，轻病治成重病耳。牛膝引火下降，骤若奔马，脚气本系湿热，牛膝更引周身之热一并注于患处，宜其痛之甚也。若初觉之时，不乱服药，避风、避湿，略施温煨，俾气血流通，当必自愈矣。

问：脚气独无里证乎？

曰：因气而得者，病之在里者也。盖怒则肝张，肝张则脾惫，脾不消水则湿生，湿注于足，则脚气成矣。此证燥湿利水，开郁平肝，皆大谬。唯服独梅汤以敛肝，敛肝以舒脾，舒脾以消水，方为中病。若用乌梅四物汤，去地黄加木瓜，尤与脚气病证，适相吻合也。

◎补中益气汤

党参三钱，白术一钱(炒)，黄芪二钱(炙)，炙草一钱，陈皮一钱，升麻一钱，柴胡一钱，全当归三钱(生)。

姜三片，为引。

◎大和中饮

陈皮、枳实、砂仁、山楂、炒麦芽(炒)、川朴、泽泻各二钱，神曲三钱(炒)，川大黄三钱。

水煎服。二方均非治脚气之剂，特借用之耳。

◎独梅汤

乌梅肉五个(去内壳)。

水煎，冲白糖一两服。有寒则用红糖。

◎乌梅四物汤

乌梅肉三个(去壳)，当归身五钱(炒)，醋白芍二钱，川木瓜三钱。

【注释】

①濯（zhuó）：洗。濯足，即洗脚。

②迸绝：断绝。

③阅：经历，经过。

④扣槃（pán）扪烛：苏轼《日喻说》："生而眇者不识日，问之有目者。或告之曰：'日状如铜槃。'扣槃而得其声，他日闻钟以为日也。或告之曰：'日之光如烛。'扪烛

而得其形,他日揣籥以为日也。"比喻认识片面,未得要领。槃,同"盘"。

疮　证

疮证有阴有阳。痈,阳也,疽,阴也;高肿者,阳也,平肿者,阴也;色赤者,阳也,色暗者,阴也。阳证之成也速,其愈亦易;阴证之成也迟,其愈亦难。疮证有实有虚,实者毒气有余也,虚者元气不足也。凡大热、大渴、烦躁、痞满、大便秘、小便涩,皆实也;凡手足厥冷、精神困倦、大便溏泻、小便清频,皆虚也。合而言之:阳证多实,阴证多虚;实者宜泻,虚者宜补。而滋阴养血,尤合实证虚证,而一以贯之者也。

当疮证初起之时,备见诸实证者,宜生四物汤去川芎加大黄。盖阳毒炽盛,由于内热熏蒸,釜底抽薪,胜于决痈去毒,往往一泻而烦渴止,红肿消,不出脓而疮已愈。即不能全消,而热势既微,则毒气自轻,此以泻为功者也。或于前方中加金银花以解毒,加天花粉以止渴,加皂刺引药力以达于患处,皆甚相宜。迨至脓出之后,自能生肌敛口,不必服药矣。

若疮证初起之时,备见诸虚证者,宜熟四物汤去川芎加乌梅。盖阴疮之成,皆由气郁,其病全在于肝,气郁者非气之有余,乃血之不足。血虚则肝燥,肝燥则肝气妄动,肝气动则多恚怒①,恚怒而不能发泄则抑遏郁窒②而疮证成矣。见证之初,急为滋阴养肝。阴血足,肝气静,则疮证亦可内消,即不能全消,而元气增一分,则毒气减一分,此以补为功者也。迨脓出之后,更宜气血双补,尤以三分补阳,七分补阴,于前方中加以党参、黄芪,即参芪乌梅四物汤也。气血足则肌肉易生,肉满肌平,方为全愈。敛口后,自无倒发③之患矣。

夫疮证虽有阴阳之分,要之皆热也,皆不可寒之热也。阳证乃胃经之实热,宜滋阴而兼攻实;阴证乃肝经之虚热,宜滋阴而兼养肝。方书谓阳证发于六腑,阴证发于五脏,皆臆说④也。立论既讹,立方亦误,不胜辨亦不必辨,置之可也。唯芙蓉膏、枣矾丸颇效。《石室秘录》中有逐火丹,治汤火烧疮甚效。

◎生四物汤

当归五钱(生),白芍三钱(生),地黄五钱(生),川大黄三钱(酒浸),花粉三钱,皂刺三钱(捣),金银花三钱。

水煎服。专用头汁,二剂、三剂皆可。

◎熟四物汤

当归身一两(炒),白芍五钱(醋炒),熟地黄五钱,大乌梅五个(去壳)。

◎参芪乌梅四物汤

党参五钱,炙芪五钱,归身七钱(炒),熟地五钱,白芍四钱,乌梅五个(去内壳)。

◎芙蓉膏(此膏阴疮不宜用)

芙蓉叶一两。

为细末,蜂蜜少许炼熟,加醋少许,调前药摊纸上,敷患处。如脓已将成,摊膏时须中留一孔,以出毒气。

◎枣矾丸(专治红丝疗、白丝疗用)

生白矾一两(研极细)。

枣肉为丸,开水送服后饮酒数杯,食生葱数寸,覆被发汗。

◎逐火柴(丹)(治汤火烧伤,热毒内陷)

当归一两(生),荆芥三钱(炒黑),黄芩三钱(生),防风三钱,黄芪五钱,茯苓五钱,川大黄五钱(酒浸),甘草五钱(生)。

【注释】

①恚(huì)怒:怨恨。因怨恨而愤怒。

②抑遏郁窒:窒,阻塞不通。指肝气郁结,不得条达。

③倒发:复发。

④臆说:无稽之谈,想说什么就说什么。

129

卷四

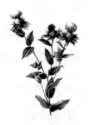

经期迟早

经脉之行，以一月为期，故曰月经，又曰月信。若每月必先期五六日，则为经早；每月必后期五六日，则为经迟，皆病也。方书谓血热经早，血寒经迟是也。又谓血热经早者，必色深而浓，脏气喜冷畏热，乃为真热；血寒经迟者，色多不鲜，涩滞而少，脏气畏寒喜暖，乃为真寒，亦是也。血热经早者，宜生四物汤加以知母、黄芩；血寒经迟者，宜熟四物汤加以桂心、附片。须于经期前十日服之，月服五剂，三阅月①即愈矣。

夫血热经早，早则月月俱早；血寒经迟，迟则月月俱迟。寒热有定，故迟早亦有定，虽为愆期②·尚非错乱，证属轻微，犹易治疗。若夫迟早无定，则为乱经，此血虚之证也，血虚经乱，必至诸证丛生。《济阴纲目》专理妇科，其于经脉病证，概以四物汤加减主之。查此议创自王好古③，名曰六合汤，诸用不效，后人曾有以勉强牵合讥之者。然其失不在牵合，在于误用川芎耳。夫临证以辨别虚实为最先，立方以酌核攻补为最要。况虚之为证更危于实，补之为用，更难于攻，借草本之余气，以补经血之亏乏，却于滋补方中，杂以攻伐药品，安能见功？四物汤攻补错杂，张仲景之制方，本未精当，术士尊仲景为医中之圣，率而行之，实尤而效之④也。且人之气血，只能不足，不能有余，其胀满凝结，为痞为块，为癥为瘕者，滞也，皆似实而实虚者也。如果气足血旺，自然充满流通，安有壅滞之虞乎！四物汤以行血之品，作补血之用，纵有归芍地黄，可以滋养其力，已十不当一。以致经脉病证，由虚而枯，由枯而闭，驯至⑤喘嗽骨蒸，遂成劳瘵,而溘逝⑥矣。

学究究心医理,洞见底蕴⑦,是以直发其覆⑧,且为之力救其失。于四物汤中除去川芎之散,加以乌梅之敛,名曰乌梅四物汤,施之血虚乱经之证,百用百效。其兼热者,酌加丹皮、地骨皮,名曰丹地乌梅四物汤;其兼寒者,暂加桂心、附片,名曰桂附乌梅四物汤;兼气虚者,略加党参、黄芪,名曰参芪乌梅四物汤。此诚血虚经乱之主剂,亦即调经之主法也。

问:既斥张仲景之失,何故用张仲景之方?

曰:仍其乳名,以便呼唤耳。以乌梅之敛易川芎之散,固已与张仲景大相反矣。

问:血热经早,血寒经迟之证,何故用之?

曰:服于经期之前,借其攻伐之力,以为导滞之用也。川芎非不可用,特血虚之证,不可用耳。

◎生四物汤

白芍三钱(生),生地三钱,川芎三钱,知母三钱,黄芩三钱(生),当归身五钱(生)。

◎熟四物汤

白芍三钱(醋炒),熟地三钱,川芎二钱,桂心一钱(研),附片一钱,当归身五钱(炒)。

◎丹地乌梅四物汤

白芍二钱(醋炒),生地三钱,熟地二钱,乌梅五个,丹皮三钱,当归身五钱(生),地骨皮三钱。

◎桂附乌梅四物汤

白芍三钱(醋炒),熟地五钱,乌梅五个,桂心一钱(研),附片一钱,归身五钱(炒)。

◎参芪乌梅四物汤

白芍三钱(醋炒),熟地五钱,乌梅三个,党参三钱,炙芪三钱,当归身五钱(炒)。

【注释】

①三阅月：阅，经历。经过三个月的时间。

②愆(qiān)期：愆，错过。指月经或早或晚不按一月之期来。

③王好古：元代医家，曾从李东垣等名家学医，重视内因在辨证论治上的意义，认为内伤与外感都可以按六经辨证论治，并主张温补脾肾，著《此事难知》《阴证略例》《医垒元戎》《汤液本草》等。

④尤而效之：指明知错误而效仿之。

⑤驯至：驯，渐渐演变。逐渐形成。

⑥溘(kè)逝：溘，忽然，突然。忽然消失。

⑦洞见底蕴：洞见，洞察，深入了解。底蕴，深奥。深入地了解内情。

⑧直发其覆：揭去蒙蔽，露出真相。

经期诸痛

经期将临与经期已过，有患腹痛、腰腿痛、遍身痛者，此妇女之常病也。血未行而痛先作，是为血滞；血既行而痛愈甚，是为血亏，皆虚证也。

大凡血滞作痛，率皆由于受寒，平日或饮冷水，或受寒风，或用寒水洗濯，或在凉地睡卧，皆能致之。盖经者，血之余，热则流通，寒则凝滞，通则不痛，痛则不通，此一定之理也。寒气既伏，血脉凝滞，迫至经期，血欲行而艰涩阻滞，则诸痛作矣。治此证者，宜导滞而兼暖寒，桃红四物汤加桂心、附片，最为对证。更用艾叶以熨之，自然血行而痛止。此证似实实虚，不宜攻破，三棱、莪术，皆不可用者也。

若夫血亏作痛，率由身体素弱，精血本乏，行经之时，去血过多所致。夫旧血之去，由于新血之生，盈虚消长，乃天地自然之运，亦人生同然之理，乃孱弱者当之则不能堪，而痛作矣。治此证者，以补血而兼补气，乌梅四物汤加党参、口芪，最为对症。腰痛加杜仲、枸杞，腿痛加木瓜，血渐充则痛渐止。此证系属纯虚，最忌克伐，归尾、川芎皆不可用者也。

他如经血正行，误饮冷水，或受寒风，经血忽止，诸痛旋作，且有兼见发热、憎寒、谵语、发狂者，此为寒入血室，风入血室。盖经既行而血已虚，风寒因虚而乘之，急证也，亦危证也。熟四物汤加桂心、附片、荆穗、姜炭、艾叶，大剂急服，庶可挽回耳。此证急宜审慎，方书有热入血室之说，此盖将瘟疫病证，误列经脉类中。染患瘟疫，经血适来，邪热郁蒸，经血忽断，其憎寒发热，谵语发狂，皆瘟疫之本病，其责不在经也。宜于瘟疫类中，按证施治，慎勿舍瘟治经，更勿与寒入血室、风入血室相混。

◎桃红四物汤

川芎三钱，酒芍三钱，熟地三钱，桂心钱半(研)，附片钱半，桃仁一钱(去皮尖,研)，红花一钱，当归身七钱(炒)。

◎参芪乌梅四物汤

当归身七钱(炒)，熟地三钱，乌梅三个，党参三钱，炙芪三钱，醋白芍三钱。

◎熟四物汤

川芎三钱，酒芍三钱，熟地三钱，桂心二钱，附片二钱，荆穗五钱(炒,研)，姜炭三钱(捣)，艾叶钱半(捣)，当归身七钱(炒)。

水煎盛入黄酒一大杯，热服，蒙被发汗。

◎艾叶熨法

艾叶四两，平摊布上，用干砖一块，烧热，置艾叶上，包紧，安放患处，蒙被发汗。

崩 中

崩中，虚证也，热证也。《阴阳别论篇》曰："阴虚阳搏谓之崩。"《百病始生篇》曰："阳络伤则血外溢,阴络伤则血内溢。"解之者曰："伤阳络则血上行而为吐衄,伤阴络则血下行而为崩中是也。"其证经血暴下,甚至头眩眼黑,昏晕倾倒。有经脉本调,因横逆愤激,怒火发越,鲜血暴下如注者;有经脉连月断绝,郁而暴伸,宿血与新血同下者。其责在肝与脾。方书谓思虑伤脾,脾伤不能统血,则为崩。恚怒伤肝,肝伤不能藏血亦为崩。其论诚是。又谓思虑伤脾,宜服归脾汤;恚怒伤肝,宜服逍遥散。其见亦未尝不是。可惜归脾汤、逍遥散,无此功能耳。

历代名医,咸谓肝属木,宜疏散,故治肝郁病证,方中每用柴胡,逍遥散其一也。试问:肝郁者,虚证乎? 实证乎? 肝藏血,血足则静,血亏则躁,躁则肝气妄动,其证见痞满,脉见洪大,皆郁之所致,实皆虚之所致也,补之敛之,犹恐不及,疏之散之,何以能堪[①]? 当经血暴注之时,济以柴胡疏散之力,堤防愈溃,横流愈汹,是推波而助浪也,能愈血而止崩乎? 若夫归脾汤中,用木香、远志,谓其能舒脾也,脾既伤损,血正沸腾,更以香窜之气,辛散之味,宣扬而鼓荡之,是欲烟焰之息,而扇之扬之也,血势更当发越,欲其归脾得乎[②]! 且思虑伤脾,其责仍在肝,肝血足以养心,则心静而思虑自寡;肝血不能养心,则心躁而思虑偏多。凡妇女之多忧多虑者,皆肝虚血躁之所致也。见理稍明,立方或当。

治此证者,唯用酸以养肝,甘以养脾,斯为得其要耳。宜仍以参芪乌梅四物汤予之。归身、地黄,最能滋阴生血;白芍、乌梅,最能补肝敛肝;党参、黄芪,最能补气补脾。肝敛则能藏,脾健则能统,则血不溢而崩止矣。此治崩中下血,至当不易[③]之方也。若夫年届五旬,经脉已断,血热妄溢,经脉复行,此亦脾不能统,肝不能藏之所致也。参芪乌梅四物汤,亦甚相宜。至于伤阳络血上行,为吐为衄者,用牛膝乌梅四物汤,以敛肝清热降火,加黑荆穗以引血归经,甚为允当。此皆虚热之证,最忌苦寒之药,如黄柏、黄连之类,慎勿遵古方而误用之。

◎参芪乌梅四物汤

党参五钱,炙芪五钱,归身五钱(炒),白芍三钱(醋炒),生地三钱,熟地三钱,乌梅五枚。

◎牛膝乌梅四物汤

怀牛膝三钱，归身五钱(炒)，白芍三钱(醋炒)，生地三钱，熟地三钱，黑荆穗三钱(研)，乌梅五个。

【注释】

①何以能堪：怎么可以呢？

②欲其归脾得乎：想让它归于脾经，能行吗？

③至当不易：再好不过了。

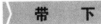
带 下

　　带下，虚证也，脾虚之证也，肝木克脾之证也。方书谓带为湿，尚为近是①，至谓色青属肝为风湿，色赤属心为热湿，色黄属脾为虚湿，色白属肺为清湿，色黑属肾为寒湿，不过示医道之精深耳。色青者龙胆泻肝汤，色赤者小柴胡汤，色白者补中益气汤，色黄者六君子汤，色黑者六味地黄丸，不过炫医术之高妙耳。术士固宜，然自儒生视之，则以为未必尽然。夫带者，饮食之所化也。脾胃健壮，则饮食之精华化而为气为血。脾胃虚弱，则水谷之气味，不化气血而为带。至脾胃之虚，仍以肝木克之之故。肝木之克脾，仍以阴血不足之故，业已论之屡矣。

　　治此证者，仍宜滋阴以敛肝，敛肝以舒脾，唯参芪乌梅四物汤，最为对证。其兼见热证者，酌加丹皮、地骨皮。其兼见寒证者，酌加桂心、附片。虽其热为湿热，寒为湿寒，然不必渗湿利水。盖肝脾健则自能渗湿也。且不可专于健脾，盖肝敛则脾健也。此证本甚轻微，勿乱用药，勿以轻病治成重病可也。

　　问：妇科诸证，皆宜乌梅四物汤乎？

　　曰：唯经期之前，不宜用乌梅。故血热经早，血寒经迟二证，仍用川芎。此外各证,则皆去川芎加乌梅。盖人之一身,内而脏腑,外而肢体,无在而非血[2]。血足则气旺,血足气旺则无病。即有病而所病者皆实证而非虚证。凡系虚证,皆血亏之所致也。各经血亏其病止在本经,肝经血亏其害及于各经,而脾经之受害尤甚。归身芍地,皆滋阴补血之要药,乌梅又补肝敛肝之要药也。且虚之为证虽百,虚之为病则一,治其一则诸证悉愈矣。所宜分者,止在寒热,非用方故从简易也,特以病本简易耳。若夫带下一证,区分五色,五色分配五脏,求精反凿。欺人岂不误人乎!

◎**参芪乌梅四物汤**

党参五钱,炙黄芪五钱,乌梅五个,当归身八钱(炒),醋白芍三钱,地黄五钱(热证用生地,寒证用熟地)。

热证加丹皮、地骨皮各三钱,寒证加桂心、附片各一钱,水煎服。

【注释】

①近是:接近于合理。

②无在而非血:无在,即无处。人体的五脏六腑,四肢百骸,无处不需要血液的供养。

经 闭

经闭,虚证也,有表有里,有热有寒。有表而不可散,有里而不可攻,有寒而不可热,有热而不可寒。妇女之中年殂谢[1]者,此证居其大半,岂此证不可治乎?抑目司命者见理不明,用药失当乎?患此证者,类皆羸弱之妇,经脉由涩而少,由少而枯而闭。其致病之原,率由情思之郁结,故孀妇室女[2],设遭此证,尤非佳兆。其证不肿不痛,非癥非瘕,方书谓之风消。为其肌肉干瘦,如风之消物也。谓之息贲[3],为其气逆作喘也。谓之骨蒸,为其热在骨髓也。谓之干劳,为其津液悉化为痰,始咳吐而终干嗽也。

患此证者有十忌，治此证者有十误。最忌平肝，误用柴胡、青皮；最忌开郁，误用郁金、香附；最忌破气，误用厚朴、腹皮；最忌破血，误用归尾、川芎；最忌渗湿，误用茯苓、白术；最忌利水，误用泽泻、车前；最忌发散，误用麻黄、桂枝；最忌攻下，误用莪术、大黄；最忌苦寒，误用黄连、黄柏；最忌燥热，误用桂附、吴萸。以④十忌而当十误，遭此证而能愈者，其十不获一也。

治此证者，应将方书之所用归脾汤、逍遥散、六味丸、八味丸、琥珀散、玉烛散、小柴胡汤、九制香附丸、吴茱萸汤，一概屏除⑤，专以乌梅四物汤敛之。倘病者因服药罔效，视药如仇，却药不服⑥，请预为开陈之⑦。此证全在于肝，肝血不能养心则多思，肝血不能自养则多怒，肝气上冲则为胀满，肝火灼肺则为咳嗽，肝血不能滋润则为蒸热，肝血不能养筋则为瘈疭，肝血不能华色则为面黄肌瘦，肝气不能宣通则为项生瘰疬。然而诸证皆标也，血热肝燥乃本也。十误之误，皆误于治标也。不治标而治本⑧，庶几其不误乎？此方用归身、熟地以滋阴生血，用白芍、乌梅以补肝敛肝，欲与聚而恶勿施，以儒书为医书，小用自必小效，将见初服而标证顿减，久服而诸证全痊矣。

问：虚不受补奈何？

曰：肝气正横，施之以补，其不受也固宜。宜先以独梅汤赏之，服一时许，觉胸痛润和，仍欲再服，则是肝之张者，业已渐敛，怒已息而忿已平矣。然事以补剂予之，当不啻饥之得食，渴之得饮，尚何虚不受补之足云。

问：经血之闭，不必治乎？

曰：经血如沟渠之水，旱则不流，如雨当春，过一犁不待疏瀹⑨而自流矣。乌梅四物汤之滋阴生血，固岁旱之霖雨也。

◎独梅汤

大乌梅五个(去壳)，白糖五钱。

开水冲，热服。

◎乌梅四物汤

当归身七钱(炒)，醋白芍三钱，生地黄五钱，熟地黄五钱，大乌梅五个(去壳)。

①殂(cú)谢：死亡，枯萎，凋零。此处指妇女月经干枯、闭止。

②孀妇室女：孀妇，死了丈夫的妇女。室女，未结婚的女子。

③息贲：古病名。指呼吸急迫，气逆上奔。为五积之一，为肺难治病之一。

④以：因为。

⑤屏除：去除。

⑥却药不服：抵制药物，抛弃药物而不用。

⑦开陈之：陈述理由开导他。

⑧不治标而治本：疑为"不治本而治标"。

⑨疏瀹(yuè)：疏导，疏通。

恶　阻

　　恶阻，虚证也，其证在脾，其病在肝。妊娠月余之后，每每患此，闻食气则恶，食入腹复吐。轻者择所喜而食之，迁延月余自愈；甚者全不能食，食必尽吐。无水谷以养气血，则虚者愈虚，而阻者愈阻，母子皆失所养。在产前胎固①易堕，即产后子亦难育，其证正不可轻视也。

　　方书谓此证为脾胃虚弱，或因胎气阻逆，或因痰饮阻逆。胎气阻逆者，用保生汤；痰饮阻逆者，用加味六君子汤。此不过敷衍枝梧②，以待病之自愈，故治如不治。又其甚者，指为胃热，误用寒剂，以致脾泻；指为胃寒，误用热剂，以致血崩。或用温肾之剂，谓补火可以生土。热入子宫，正中要害，如瓜之伤其蒂，顷刻坠落，则治不如不治矣。术士不知医，由术士之不明理，此理固非术士所能明者也。

　　学究有一隙之明，试明之以质高明③。妊娠恶阻，其证在脾，其病在肝，肝木滋养于肾水，受胎则肾水养胎不养肝。肝失所养则不安其常，而肆行克制，脾土正其所克,是以先受其伤,其食不下咽。下咽复吐者,脾土为肝木所困也,然而非肝气之有余,实肝血之不足耳。平肝二字,不知何人作俑④,历代名医恪⑤遵之以为师承,一遇肝经病证,则青皮、香附,纷然杂投,不知肝血虚故肝气躁,平之则虚者愈虚,而躁者愈躁,躁愈甚则克愈甚,克愈甚则阻愈甚。几见恶阻病证,有因服药而愈者乎?

治此证者,勿健脾以敌肝,敌肝则肝愈忿。勿平肝以助肝脾,平肝则肝愈张。学究止有一方,能治百病,施之恶阻,正属相宜,独梅汤是也。盖肝最不平,且不可平,乃平之不平,敛之则平。敛肝之说,创之学究⑥;敛肝之功,擅之乌梅。此方之专用乌梅,正以其敛肝也。肝敛则脾舒,脾舒则呕止,而恶阻之证愈矣。因其证之在脾,知其病之在肝。脾弱肝强,不平肝而敛肝,此兵家所谓形格而势禁⑦之,不战而屈人之兵者也。恶阻愈后,日服乌梅四物汤一杯,以滋肾水生阴血。阴血充足,胎与肝均得摅注⑧,恶阻既不复作,胎前产后,母与子均获安全矣。

◎独梅汤

乌梅五个(去内壳),白糖五钱。

开水冲,热服,日三次。

◎乌梅四物汤

当归身七钱(炒),醋白芍三钱,熟地黄五钱,生地黄五钱,大乌梅五个(去内壳)。

水煎,每夕服一次。

【注释】

①固:原来,本。

②敷衍枝梧:敷衍塞责,抗拒抵御。

③以质高明:自己明白了一些道理,说出来以供高明之士参考。

④作俑:意为始作俑者,指首做恶事的人。

⑤恪(kè):谨慎,恭敬。

⑥敛肝之说,创之学究:敛肝之说并非创于本书作者(学究)。清李冠仙在《知医必辨》中,将治肝定为十法,酸敛就是其中一法。王旭高"治肝三十法"中,亦有"酸敛"法,用药为乌梅、白芍、木瓜等。

⑦形格而势禁:事情受形势的阻遏和限制,无法进行。

⑧挹(yì)注:挹,用器具取出液体。把液体从一个容器取出,注入另一个容器。此处指肝与肾均得到阴血的灌注滋养。

子肿　子气　子满　子烦
子悬　子痫　子嗽　子淋

妊娠病证,有子肿、子气、子满、子烦、子悬、子痫、子嗽、子淋诸名目,皆虚证也。阴血不足,肝气不调之证也。方书谓子肿者,遍身肿而小便少。子气者,脚膝肿而小便多。子满者,胸腹胀而气喘促,皆属湿,治宜导水汤。子烦者,脏躁悲伤,属胎热,治宜知母饮。子悬者,胎气上逼,属气逆,治宜紫苏饮。子痫者,暴仆抽搐,属风热,治宜羚羊角散。子嗽者,日夜咳嗽,属痰饮,治宜二陈汤。子淋者,小便频数窘涩①,属湿热,治宜五淋散。论虽多而不中于病,方虽多而不适于用。

窃叹名医与名士等,宜一并置之高阁,免致误国误人也。夫子肿、子气、子满,皆生于湿,湿何由而生乎?导水可以去湿,湿去即不生乎?且导之而湿遂去乎?不见有服利导药成癃闭证者乎?

学究谓此证与恶阻同。其证在脾,脾不消水则湿生。其病在肝,木克土则土不消水,是为湿之所由生。若夫子烦,乃肝气躁动也;子悬,乃肝气上逼也;子痫,乃肝气闭塞也;子嗽,乃肝热冲于肺经也;子淋,乃肝血燥而生热也;皆肝气不调之证,实皆阴血不足之所致也。证虽百而病则一,病一则方不得不一,亦以乌梅四物汤予之。肝敛则脾能消水,而子肿、子气、子满愈矣;肝气静则子烦、子痫、子悬愈矣；肝血足则不作热、不灼肺，而子嗽、子淋悉愈矣。夫天施地生，乃造物自然之气也，阳变阴合，亦人生自然之功能。只以气血不充，是以病证交作耳。

问：此说岂亦出于儒书乎？

曰：性善一也。发于恻隐则为仁，发于羞恶②则为义，发于辞让③则为礼。发于是非则为智。仁，一也，见于事亲则为孝，见于事君则为忠，见于从兄则为悌，见于交友则为信。肝血不足之病一也，其证在遍身则为子肿，在脚膝则为子气，在胸腹则为子满，悲伤则为子烦，逼迫则为子悬，抽搐则为子痫，咳嗽则为子嗽，尿频数则为子淋。

◎乌梅四物汤

当归身七钱(炒)，醋白芍三钱，大生地五钱，大熟地五钱，乌梅肉五个(去内壳)。

【注释】

①窘涩：窘，困难；涩，不通。不顺利。

②羞恶：羞，同丑。丑恶。

③辞让：客气地推让。

胎　漏

胎漏，虚证也，热证也。阴虚则生热，血热则妄行也。肢体壮盛者鲜患此，形体单弱者乃有之。有无因而血自行，胎自动者；有暴怒伤肝，房劳伤肾，因之血行而胎动者，皆阴虚血热之所致也。血去则胞枯，胞枯则胎坠，此证最多且最急。

治此之方，保产无忧散为最谬。此方载于《保产辑要》①，附于《达生编》②，流传于闺阁闱阃③间。据称胎气伤动，一服即安，腰疼腹疼，甚至见血不止，再服全安。其药率以分计，且云不可增减，故示神奇，实同儿戏。即令对证，亦难见功，况药味多与病证大不相宜。方中有川芎有蕲艾二味，合为探胎饮；有厚朴有枳壳，二味列于承气汤。夫胎既伤动，安之犹恐不及；血既妄行，止之犹恐不济，尚何敢于探胎承气而合用之乎！是殆以挽之者推之[④]，援之者挤之[⑤]乎！此等方书，原不足责，然乐善好施者，广为刊布。鲜闻浅者，轻于信从，贻误既多，则驳斥自不可少也。

此证与崩中相同，宜仍以治崩中之剂治之，唯参芪乌梅四物汤最为对证。参芪以提气，气提则血止；乌梅以敛肝，肝敛则血止，血止而胎安矣。夫血之妄行，原系因虚致热，然虚可补热不可寒。黄柏、黄连，皆虚证之鸩毒，热证之蟊贼也。生地清而不寒，能助归芍以滋阴，滋阴即所以清热。补虚清热，止血安胎，治胎漏之法备矣。此证有因跌仆筑磕[⑥]而成者，前方可以酌而施之；有因误服药饵而成者，前方碍难执而用之。妊娠药忌最多，肉桂、附子之动血，尚属人所共知；牛膝、故纸之坠胎，则属人所易忽。因论胎漏，特赘及焉。半夏、丹皮皆常用之品，妊娠亦忌之。

◎参芪乌梅四物汤

党参三钱，乌梅肉五个(去内壳)，醋白芍三钱，生地黄五钱，熟地三钱，炙芪三钱，当归身五钱(炒)。

【注释】

①《保产辑要》：明张文远著。张文远，字振凡，安徽金坛县人。善医，攻于胎产科，万历年间授太医院官。

②《达生编》：清丞斋居士撰，刊于1715年。书中记述胎产调护之法，文字通俗简要，有临床实用价值。

③闺阁闱闼(wéi tà)：闺阁，为内室；闱闼，即小门。

④以挽之者推之：应当挽留之反而推脱之。

⑤援之者挤之：应当援助之反而挤压之。

⑥筑磕:筑,引申为撞击;磕,磕碰。这里指外伤。

胎　动

　　胎动,虚证也,热证也。血因虚而生热,胎因热而妄动也。微动者胎之常,大动者胎之变,动甚则腹痛,痛甚则见血。方书治此证,率用安胎饮、安胎散、泰山盘石散,此三方中皆有川芎,与胎动大不相宜,且有陈皮、紫苏、艾叶、砂仁,行气降气、燥热香窜之品,亦非胎动所宜用者。盖既动之胎,闪闪如风前之烛,岌岌如雨后之墙,坠之则易,保之则难也。夫胎养于血,养胎莫如养血。血藏于肝,养血莫如养肝。养血之药,莫如归身、地黄;养肝之药,莫如白芍、乌梅。治胎动者,舍乌梅四物汤其奚以哉①!妇人受胎之后,如果日服一杯,胎动之证自可不作。若素未服此,或因他故以致胎动,将此汤急服一剂,则腹痛见血之证,亦可不作矣。此妊娠胎动之治法也。

　　若夫将及弥月②,偶而胎动,甚或腹痛见血,亦系血虚生热之所致,方书所谓试痛者是也。其时月分未足,胎气未完③,倘视为正产,投以催生药饵,如兔脑丸、胜金丹之类,是摘未熟之果,揠方长之苗,从此而难产之证成矣。凡产数日而始下者,皆误胎动为正产者也。且催生药中,有麝香、丁香香窜之物,散气耗血之品,气散则乱,血耗则枯,正产用之,亦不啻治丝而棼④,况试痛胎动而可乐事喜功乎!是乃宜用乌梅四物汤,以重补其虚。补虚即所以清热,清热即所以安胎,将见动者旋静,痛者旋止。或旬余,或月余,小儿气血完足,自然瓜熟蒂落矣。此方试痛胎动宜服,即正产胎动亦宜服。盖诸痛皆属于肝,气之横逆亦属于肝。肝敛则气顺,而痛亦轻,产亦易也。至方书中通用之方,唯佛手散为可用。盖产育之艰难,由于气血之扰乱,此方理气理血,有补有行,能使气归经,而血顺绪,当纷纠扰攘之际,有排难解纷之功焉。然佛手散正产可用,平时不可用。乌梅四物汤,平时可用,正产亦可用。凡孕妇当弥月之时,见胎动腹痛之证,先服乌梅四物汤一剂,续服佛手散一剂,顷刻即恭喜⑤矣。临产戒喧哗,故不另立论。

◎乌梅四物汤

当归身一两(炒),醋白芍三钱,大熟地七钱,大乌梅五个。

水煎服,临产不用生地。

◎佛手散

当归身一两(生),川芎三钱。

◎保胎良方

归身七钱(蜜炙),杭芍五钱(醋炒),熟地五钱(姜炒),川断五钱,杜仲四钱(炒断丝),萸肉三钱,黄芩一钱,香附三钱(醋炒),生地三钱,砂仁钱半,甘草一钱,乌梅二个。

姜三片、枣三枚为引。

【注释】

①"舍乌梅"句:对于胎动之症,舍去乌梅四物汤还有什么呢?

②弥月:怀孕已达到应有的月数。

③未完:胎气未充盈。

④棼(fén):纷乱。

⑤恭喜:指产妇顺产而高兴。

卷四

产后忌用乌梅之证

产后气血两虚,是宜补,血虚尤甚,是宜补血,然乌梅四物汤,非所宜矣。盖新产之后,气血已虚,而恶露未净,证系虚而兼滞,法宜补而兼行。方书通用之生化汤,化旧生新,乃产后之主剂也。孕妇分娩之初,虽无病证,亦宜服之。设有病证,悉宜以此方主之。但酌核于病证之虚实,以定药品之加减而已。夫气血本无实证，然余血变而为恶露，恶露积而为瘀血，停蓄壅滞，亦以实论。但病则实，而人则虚，可行而不可攻，当行而仍当补，即生化汤而伸之缩之，一方而诸证悉宜焉。

一治产后血晕。其因恶露不行、血气上冲而晕者，宜原方。其因产育艰难、气血两伤而晕者，原方加党参。先淬烈火于醋中，熏其鼻以收其气，待其苏苏[①]急服前剂，以防再晕。

一治产后腹痛。其痛而兼胀，按之痛甚者实也。其痛而不胀，按之而痛减者虚也，宜原方。其痛而喜按、喜暖者寒也，原方倍姜炭。

一治产后头痛。其面赤、唇紫、胸膈胀满者，血气上冲也，宜原方。其面黄、唇白、精神倦怠者，血气亏乏也，原方加党参。若系感冒风寒所致，重加黑荆芥穗。

一治产后遍身痛。其痛而倦怠不举者，恶露壅滞也，其痛而骚扰不安者，阴血亏乏也，悉宜原方。若因感冒风寒，气凝血滞，兼见憎寒发热诸表证者，倍姜炭加黑荆芥穗。

一治产后咳嗽。其因阴虚火炎上冲肺金者，宜原方。其因感冒风寒者，倍姜炭加黑荆芥穗。

一治产后寒热往来。此证有乍寒乍热、寒热无定者；有先寒后热，先热后寒，寒热似疟者。盖阳虚则畏寒，阴虚则作热。热之甚者宜原方，寒之甚者增姜炭加党参。

一治产后泄泻。其因脾胃虚寒者倍姜炭，其因脾胃虚弱者加党参。

一治产后瘈疭发肿。此阴血去多[②]，血不养筋所致，大虚之证，必须治之于早，迟则无及[③]；微见抽搐，即瘈疭之渐，原方倍姜炭重加党参，急服之犹可挽回。

此外诸证，难以备举，可以类推。要唯即虚实之微甚，权[④]之可矣。

产后可用之药甚少，忌用之药甚多，据《胎产心法》[⑤]内称，用乌药、香附、木香以顺气，反增满闷；用青皮、枳实、苏子以降气定喘，元气必脱；用黄芩、黄连、黄柏以清热,热势转增;用三棱、莪术、山楂以消块,旧血骤下,新血亦随之而损;用大黄、芒硝以通大便,反成膨胀;用五苓以通小便,反成癃闭。其说诚是,因附录于忌用乌梅之后。

◎生化汤

当归身一两(炒),川芎一钱,黑姜炭五分,炙草五分,桃仁十粒(炒,去皮尖,研)。

水煎服,临产预为煎成,产后温热服之,设有他证,随意加减。

【注释】

①苏苏:苏醒。

②阴血去多:阴血失去太多。

③无及:无用。

④权:权衡,估计。

⑤《胎产心法》:清阎纯玺著,1730年撰成。上卷为脉法,逐月养胎辨,三禁、胎前疾患30余种;中卷为脉诀,保产论、难产五因、催生论等;下卷为产后疾患40余种。内容丰富,对胎前、临产、产后各种疾患的治疗均有记述,并论及优生胎教、逐月养胎。

产后宜用乌梅之证

产后忌用乌梅者,恐其有妨于恶露也,恐以乌梅之敛,致成恶露之瘀也。若夫大虚之症,极危之候,患不在瘀而在脱,欲救气血之散亡,正赖乌梅之酸敛矣。

如产后血崩,其证新血暴注,是为血脱气陷。《胎产心法》治此证,特制加参生化止崩汤,盖生化汤加党参、白芷、黑芥穗也。窃谓血崩之证,万无血瘀之虞,若必兼防其瘀,仍恐无救于崩。此证宜补气而兼敛肝,唯补中益气汤去陈皮、柴胡,而加以乌梅乃为合宜。

又如产后气喘，此盖荣血暴竭，以致卫气无依，是以孤阳上越。《胎产心法》治此证，选用贞元饮，盖当归、熟地、炙草也。窃谓血脱之责在肝，气喘之证责在肺，肝血虚则肝气躁，肝气上冲则肺气不宁。此证宜敛肝而兼敛肺，于贞元饮中加以党参、乌梅，乃为合宜。

又如产后大汗，盖去血过多则亡阴，阴亡则阳无所附，是以汗脱亡阳。方书治此证，用麻黄根汤。窃谓麻黄身发汗而根止汗，虽系美谈，殊鲜实效。且治汗必须治其所以汗，损者益之，散者收之，唯于当归补血汤中加以党参、乌梅，乃为合宜。

又如产后恶露不止，盖因冲任虚损，是以血不收摄，或兼旬①，或逾月②，或淋漓，或暴注。方书治此证，用十全大补汤加阿胶、续断。窃谓茯苓能渗津液，川芎能耗气血，此方有补之名，无补之实，故虚证用之，每多龃龉③，治恶露不止曾施而已效者，唯惜红煎加乌梅，最为合宜。

夫乌梅善敛，恶露忌瘀，新产之时则然，兼旬之后则否。若夫血崩之证，虽当新产之时，亦无患恶露之瘀。至于大喘大汗，乃因亡血过多所致，又何瘀之足虑哉！且气以虚而上冲，降之不可；血以虚而下注，固之不能，唯有敛之之法，能令仅存者不至尽亡耳。气统于肺，治气莫如治肺。血藏于肝，治血莫如治肝。乌梅能敛肝且能敛肺者也，俱用之产后，方书罕见。

前论以忌用名篇，此论以宜用名篇，两两相形，正欲剖判明晰，以防误用耳。

◎**加减补中益气汤**

党参五钱，炙芪五钱，炙草一钱，归身五钱(炒)，升麻一钱(蜜炙)，乌梅五个(去核)。

◎**加味贞元饮**

当归身五钱(炒)，熟地五钱，炙草一钱，党参五钱，乌梅五个(去核)。

◎**加味当归补血汤**

当归身五钱(炒)，炙芪五钱，党参五钱，乌梅五个(去核)。

◎惜红煎

白术一钱(炒),黄芩一钱半,生地二钱,地榆二钱,川断二钱,荆穗二钱,扁豆三钱(炒,研),莲肉三钱,砂仁一钱(研),文蛤一钱(即五倍子),金樱子二钱(去核),乌梅肉二钱。

共合一处,炒黑煎服。

【注释】

①兼旬:一旬为十日,兼旬为二十日。

②逾月:超过一个月。逾,超过。

③岨峿(jū wǔ):同龃龉,不相融合的意思。

乳　证

乳之证在表,乳之病在里,临证施治,当察病之虚实焉。

一乳汁不行,有虚有实。其初次乳子①,乳房未透者,实也。其连次乳子②,气血未充者,虚也。其恶露壅滞,经络不舒者,实也,其临产亡血③,津液不继者,虚也。虚者宜当归补血汤以补之,实者宜生化汤加木香、白芷、穿山甲以行之。

一乳泣、乳悬,一虚一实。当未产之前,气血并非充盛,乳汁不时流溢,方书谓之乳泣。产后有似此者,亦以泣论。此血亏气衰不能收摄也,虚证也,宜加减补中益气汤以升提之。当新产之后,乳房忽然细小,下垂长过于腹,方书谓之乳悬。此恶露壅滞,瘀血上冲也,实证也,宜大剂佛手散以疏通之。

一乳痈、乳岩④,一虚一实。乳痈之证,乳房忽然坚硬疼痛,身体憎寒壮热,此盖经血阻滞、热势壅盛所致,实证也。初见证时,为积乳,为吹乳⑤,为妒乳⑥,服桃红四物汤即内消。其肿而色变者,势将成脓也,瓜蒌散加大黄以泻之。热有所泄,毒犹可消。其红而且紫,大渴烦躁者,脓势已成也,瓜蒌散加金银花、蒲公英以清之。热稍减，则毒亦稍轻。迨其溃而脓出，则热去毒消而痛止，不必服药矣。乳岩之证，乳房中有结核，大如棋子，不痒不痛，渐长渐大，数年之久，忽从内溃，洞窍深陷，有如山岩，此盖阴亏肝燥，多怒善郁所致，虚证也。即溃之后，治之颇难。用参芪乌梅四物汤，以大补气血，亦能生脓长肌而愈。若治之于早，专用乌梅四物汤，合十剂为一料，煎熬成膏，每晚冲服。如果气足血旺，自然不怒不郁而结核潜消矣。

乳之为证虽多，以虚实二端绳[7]之，殆亦了如指掌，朗若列眉[8]。虚实者，病之格律也，岂独乳证然哉！

◎**当归补血汤**

当归身一两(炒)，黄芪五钱(生)。

葱白十茎，拍碎后入，一沸即止，一日之中，连服三剂。

◎**生化汤**

当归身一两(炒)，川芎三钱，桃仁十粒(去皮尖，炒)，炙草五分，木香一钱，黑姜炭五分，白芷三钱(炒)，穿山甲三钱(炒，研)。

水煎服，俯卧发汗。

◎**加减补中益气汤**

党参五钱，炙芪五钱，炙草一钱，归身五钱(炒)，升麻一钱(蜜炙)，乌梅五个。

◎**佛手散**

当归身一两(生)，川芎三钱。

水煎服，一日之中连服三剂。

◎**瓜蒌散**(瓜蒌系俗名，本草作栝楼)

乳香一钱，没药一钱，甘草一钱，当归身一两(生)。

瓜蒌一个，煎一沸取汁煎药，服后蒙被发汗。实热盛者，加酒浸大黄三钱，新产慎用。

◎**止渴散**

金银花五钱，蒲公英五钱。

或单服,或与前方合煎,单服加花粉五钱。

◎ **参芪乌梅四物汤**

党参五钱,炙芪五钱,归身五钱(炒),熟地五钱,白芍三钱(醋炒),乌梅五个。

水煎服,有热用生地。

◎ **乌梅四物汤**

当归身一两(炒),醋白芍三钱,熟地五钱,生地五钱,乌梅三个。

合十剂为一料,煎汁成膏,每夕服一匙,白糖为引,开水冲。

◎ **桃红四物汤**

桃仁一钱(炒,研),红花一钱,全当归一两(生用),川芎一钱,生地五钱,乳香二钱,生白芍二钱,怀牛膝三钱。

【注释】

①初次乳子:指初产妇第一次哺乳。

②连次乳子:指经产妇多次连续哺乳。

③亡血:失血,流血过多。

④乳岩:乳房生包块如岩石,故名。

⑤吹乳:即乳痈。

⑥妒乳:产后无儿吮乳,或产妇体壮乳多,小儿未能饮尽,以致乳汁积蓄,与气血相搏,而致乳房胀硬掣痛。

⑦绳:衡量。

⑧朗若列眉:朗,明亮;列眉,两眉对列,比喻真切无疑,非常明白讲。

············ ▶ **块 证** ◀ ············

块证,实证也,不可攻之实证也。方书有五积①、六聚②、七癥③、八瘕④之说。五积则援五脏以实之,六聚则援六腑以实之,七癥、八瘕无可征实,则缺之。其实之者,臆说也;其缺之者,不能自圆其说也。然七八之数,诚属无稽,癥瘕之名,正自不误。癥者,征也,坚牢不移,属血疾。瘕者,假也,聚散无定,属气疾。癥之成也,率由行经之时,新产之后,或伤生冷,或受风寒,血凝聚而不行,故结而为癥。瘕之成也,亦由行经之时,新产之后,或因恚怒,或因忧思,气抑郁而不伸,故蓄而为瘕。俗谓其证为块,则径⑤以块证名之可矣。

腹中既有此块,则饮食之气味,水谷之精华,皆供于块,块既得所凭依,渐次滋长,则能作祟而肆虐,为撑胀,为潮热,为骨蒸,为咳嗽,为喘促。至于喘促,则不可为矣。

夫瘕为气疾,气既痞满,似当破气。乃施以破气之药,如厚朴、乌药之类,则撑胀愈甚。癥为血疾,血既壅滞,似当破血。乃施以破血之药,如三棱、莪术之类,则蒸热愈甚。盖气血本不可破,似实实虚之证,其气血更不可破也。唯《石室秘录》中之栗粉丸,屡用之而屡效。然历时必数月之久,服药必数斤之多,且必块证初起,而无撑胀蒸热之患乃可服。若正气已亏,诸证迭见,则此丸亦无能为役⑥矣。顷⑦一贫妇,块证濒危,其证胸胁胀痛,咽喉壅郁,头晕目眩,唇紫齿黑,察系阴虚火盛,予以丹地四物汤,加怀牛膝以引火下降,加黑荆芥以引血归经,一服而诸证悉轻,四服而宿块全下,浃旬⑧而健壮如常。一如鼻端斫垩⑨,尽而鼻不伤,漆园吏⑩诚妙手也。

夫块之停滞,如舟之浅搁,破块者毁舟以救济也,何如雨降潮生而舟自行乎!且气疾、血疾与食疾异;食疾呆物,且系外来之物,非攻不去。癥瘕属气、属血,虽蠢而尚有生气,且系内生之物,气血盛则能运化。癥之与瘕,虽有气血之异,然气必附丽于血,血足则气静,故专以补血为要。如血虚之甚,则牛膝、川芎尚非所堪,宜专以乌梅四物汤主之。

◎栗粉丸

地栗似荸荠而小,生浅水中。造地栗粉与造藕粉相似。

地栗粉八两,白术五两,茯苓三两,神曲二两,鳖甲一斤(醋炙),莱菔子五钱(炒),党参五两,甘草一两,白芍三两,法夏一两,白芥子一两(炒),厚朴五钱,

医门八法

肉桂三钱,制附片一钱。

共为细末,炼蜜为丸,如芥子大,每夕服五钱,服后煮枣数枚以压之。

◎丹地四物汤

当归身七钱(生),生白芍三钱,川芎三钱,生地五钱,丹皮二钱,地骨皮二钱,怀牛膝三钱,黑荆穗三钱。

◎乌梅四物汤

当归身七钱(炒),醋白芍三钱,大生地三钱,大熟地三钱,大乌梅三个(圆图)。

【注释】

①五积:五脏所生的包块。心积名"伏梁",肝积名"肥气",脾积名"痞气",肺积名"息贲",肾积名"奔豚"。

②六聚:六腑所生的积液或积气。

③癥:有形体,可以触及,为固定不移之包块或积液。

④瘕:聚散无常,推之则动,按之则走,多见于脐下。

⑤径:直接。

⑥无能为役:不能使用。役,用。

⑦顷:不久前。

⑧浃旬:浃,周匝。一旬十日,故一旬为"浃日",十旬为"浃旬"。

⑨斫垩(è):垩,白色土。《庄子·徐无鬼》中说:"郢人垩漫其鼻端,若蝇翼,使匠石斫之。匠石运斤成风,听而斫之,尽垩而鼻不伤。"匠人用斧头削去鼻头上的白灰而不伤鼻,比喻技术高超。

⑩漆园史:指庄子。《史记·老子韩非列传》中说他尝为蒙地的漆园史。

小儿风气

证有可以风名,而不可以风治者,小儿风气是也。其证有三:曰急惊风,曰慢惊风,曰慢脾风。类皆二目天钓,角弓反张,手足抽搐,牙关紧闭。其猝然而得者为急惊风,其由渐而成者为慢惊风,其因吐泻而成者为慢脾风。其证虽以风名,然不可以风治。如散风之品,驱风之剂,防风、荆芥、羌活、独活、细辛、干葛、柴胡、紫苏、薄荷之类;钩藤饮、撮风散、羌活散、至宝丹之方,皆助其飞扬发越之威,而速其燥烈枯槁之势者也。薛立斋谓:"此证为肝经血虚,火动生风。"张景岳谓:"小儿真阴未足,故肝邪易动,肝邪动则木能生火,火能生风。"其说诚是。而其所用之方,乃为泻青丸、抑肝煎,未免与真阴不足之证相反。至^①用六味丸以滋肾水,四君子汤以补脾土。论在肝而治不在肝,迁就躲闪,俱系题外文章,药与证仍相左^②也。窃谓目属肝,肝血虚故天钓;筋属肝,肝血虚则抽搐;肝热灼肺,故痰涎壅盛;肝气横逆,故胸胁胀满。其证全在于肝,用药亦宜专注于肝。乌梅四物汤为肝证之主剂,亦即风证之主剂也。急惊风者,虚而兼热,宜生四物汤,痰盛加陈皮,便秘送一捻金。慢惊风者,证系纯虚,宜熟四物汤。慢脾风者,虚而兼寒,宜熟四物汤加姜炭。气虚将脱者,加参、芪、升麻,即加减补中益气汤也。

　　己卯仲夏,一婴儿因痘后剃发感寒成嗽,久嗽成风,痰壅气闭者数次。延^③一女医善针法,按穴下针,喉闭针之即通,眼斜针之即正,口噤针之即乳^④。旋作旋针,旋针旋愈,通宵连针数十次。其针不痛,针空^⑤亦不发,真神技也。兼服其珍珠琥珀散,泻下痰涎甚多,兼旬而愈。仲秋又作,仍延女医治之而愈。孟冬^⑥又作,适^⑦女医远出,急不可待。察其证,肢体瘦损,面色萎黄,咳嗽不息,痰涎壅盛,彻夜不乳不眠,泻痢不止,手足凉过膝肘,烦躁啼哭不停。不得已,以乌梅四物汤灌之,一时许即食乳安眠,再灌之痰嗽皆轻。更以加减补中益气汤灌之,泻痢顿止。通服乌梅四物汤四剂,加减补中益气汤一剂,诸证全愈,月余气体复元矣。

　　小儿患此证者甚多,术士知此证者甚少,散风固误,健脾补肾亦误。又其甚者,于慢惊、慢脾极虚之证,投以黄柏、黄连极寒之药则尤误。好生者悯^⑧之,刊布各种善书,多载慢风治法,宜寒剂而用热药,反其道以行之,庶几不得于

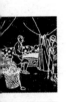

医门八法

154

彼，必得于此矣。岂知大下而重补其阳，骤升而阴遂陷，固亦同归于误乎！学究凡治阴虚之证，悉用乌梅四物汤。风气正阴虚证也，证有急慢之分，方有生熟之别，或合一捻金而兼泻，或合益气汤而大补，临证酌之可耳。

◎生四物汤加陈皮

当归身五钱(生)，醋白芍三钱，大生地五钱，乌梅三个(圆图)，陈皮一钱。

水煎三沸即止，勿令稠浓。

◎一捻金

生大黄、黑丑(炒)、白丑(炒)、党参、槟榔各一钱。

研细取头末，每服一字。

◎熟四物汤加姜炭

当归身五钱(炒)，醋白芍三钱，大熟地五钱，乌梅三个(圆图)，黑姜炭一钱(捣)。

水煎三沸，即止。

◎加减补中益气汤

党参五钱，炙芪三钱，归身五钱(炒)，熟地五钱，大乌梅三个(圆图)，升麻一钱(蜜炙)，醋白芍三钱。

生姜三片为引。

◎珍珠琥珀散

珍珠、琥珀、牛黄各五分。

共为细末，每服一字，土蜂窠煎汤为引。

【注释】

①至：至于。

②相左：不相一致。

③延：请。

④乳：动词，吮乳，食乳。

⑤空：孔。

⑥孟冬：冬季第一个月。

⑦适：刚巧。

⑧悯(mǐn)：同情，哀怜。

小儿阴虚

小儿病症甚多，其大要有二：曰实，曰虚。实证亦有二：曰表实，曰里实。虚证亦有二：曰阳虚，曰阴虚。时医知实而不知虚，古名医知虚而不知阴虚，此小儿阴虚之论之所由作也①。

何为知实而不知虚？试观小儿泻痢、小儿呕吐，其由停积乳食而成者，在里之实证也，所谓内伤饮食者是也。攻之下之，积去即愈。小儿发热、小儿咳嗽，其由感冒风寒而成者，在表之实证也。所谓外感风寒者是也，表之散之，邪去即愈，此时医之所长也。若夫泻痢日久，呕吐日久，发热日久，咳嗽日久，则成虚证矣。时医治此，仍复攻之下之，表之散之。见其因虚作胀也，则用陈皮、青皮以破之；见其因虚作热也，则用川连、胡连以寒之；迨至脾败风生，则用除风之药以终之。吾故曰时医知实而不知虚也。

何谓知虚而不知阴虚？试观小儿科中所刊诸方：曰肥儿散、肥儿丸，曰四君子、六君子，皆阳分药也，凡遇小儿虚证，率以其方施之。岂知小儿所虚者阴，诸方所补者阳，阳愈胜则阴愈惫②乎？服之不应，则加以桂心，加以附片。桂附尤纯阳大热之药也，欲回阳气于无何有之乡，实摧阴气于无何有之乡矣③！吾故曰：古名医知虚而不知阴虚也。

何谓小儿所虚者阴？试观诸风病证，皆有其所以然。小儿之所以久泻者，脾土困惫也；脾土之所以困惫者，肝木克制也；肝木之所以克脾者，阴虚肝燥也。肝失其常则克脾，脾失其职则作泻，此因阴虚而泻也。迨至大下亡阴，则又因泻而阴虚矣。吾故曰：小儿之所以虚者阴也。泻如是，痢亦如是，呕吐亦如是。至于发热,或潮热,或夜热,皆阴虚也;咳嗽亦阴虚也。阴虚于下,则气逆于上,痰随气升,咳嗽之所由作也。他如阴虚作热则蒸变④,阴虚肝燥则夜啼。又如小儿疳证,类皆肌肉消瘦、皮毛憔悴。方书有五疳名目,谓:面黄食土为脾疳,面青眼涩为肝疳,面红烦渴为心疳,面白鼻涕为肺疳,面黑足冷为肾疳,立论甚详,可惜见理未透,制方甚伙,可惜取效全无耳! 夫疳证乃乳食停积,久而作热,消耗煎灼,以致津液枯槁,亦阴虚之证也。合而言之:泻痢、呕吐、发热、咳嗽、蒸变、夜啼以及疳证,皆病之标,阴虚乃证之本。得其本,万事理之。治以上诸证,服之而一效百效,一愈百愈者,无如乌梅四物汤矣。

问:小儿独无阳虚证乎?

曰:阳虚暴亡,泻痢久而气脱者是也。预防其脱,唯加减补中益气汤最效。

问:乳食初伤,何以治之?

曰:一捻金甚效。

问:风寒初感,何以治之?

曰:五更时儿与母皆覆被蒙面,微暖微汗即愈,不必服药。

◎乌梅四物汤

归身三钱(炒),生地二钱,熟地二钱,白芍三钱(醋炒),乌梅三个。

水煎服,有寒加黑姜炭。

◎加减补中益气汤

党参三钱,炙芪三钱,炙草一钱,归身三钱(炒),熟地三钱,白芍三钱(醋炒),乌梅三个,炙升麻一钱。

生姜三片为引。

◎一捻金

党参,大黄,黑丑(炒),白丑(炒),槟榔

各等分,研取头末,每服一字,红糖为引。

【注释】

①"此小儿阴虚"句:这是我写"小儿阴虚"论这篇文章的缘由。

②惫(bèi):极度疲乏。

③"欲回阳气"句:本来没有阳虚,而用辛温扶阳之药,这只能是摧残阴气于无故。

④阴虚作热则蒸变:指婴儿在生长过程中,因阴虚内热而引起身热、汗出、心烦、夜啼、脉乱等症。

痘

痘,热证也,有实,有虚。实者,毒气盛也;虚者,元气弱也。稽之方书,痘证发热三日,见点三日,起胀三日,灌浆三日,收靥①三日,约略计之旬有五日②,结痂落痂而痊。其发热也,神清气爽;其见点也,红润光莹;其起胀也,类圆坚实;其灌浆也,脓稠皮厚;其收靥也,不疾不徐;其结痂也,苍老高起,是为顺证。反是则为险证,甚则为逆证。逆证不可治,顺证不必治。所宜治者,特险证耳。如发热时烦渴惊啼,寒战咬牙,毒气盛也;见点时一涌而出,热势不退,毒气盛也;起胀时稠密赤紫,毒气盛也;平扁灰者,元气弱也;灌浆时顶陷皮薄,元气弱也;收靥时浆清色嫩,元气弱也;结痂之后干燥不落,毒气盛有余热也。毒气盛者,用升麻葛根汤以解表,用归宗汤以攻里,用凉血攻毒饮以除在里之实热,用清热解毒汤以除在表之浮热,用苏解散以散风寒之郁热,用凉血解毒汤以清痘后之余热。元气弱者,用保元化毒汤以补气活血,用补中益气汤以救其塌陷,用回浆饮以助其收结,此皆成方。成方原不止此,痘证亦不止此。随证立方,方书中要不外此。

学究于此,窃有说焉。夫药力之行,必须对时。痘证之变,每在顷刻,且变证发见于外,毒气早已糜烂于中。随证立方,盖处常不及之势矣。夫变证恒在灌浆之后,而预防其变当在发热之时。变证甚多,岂能预料,要可以两言概之

医门八法

曰：毒气盛、元气弱而已。若一经发热，即有以培元气之不足，制毒气之有余。岂不能令见点起胀、灌浆收靥、结痂落痂、俱无变证乎？兹特酌定一方，名曰归身生地汤，以归身、生地为主，而表散之药助之。归身、生地可以生血，血足则元气盛；可以清热，热清则毒气衰。元气盛而毒气衰，又何至险证逆证之迭出哉[③]！

问：发热而兼泄泻，不虑归身之滑肠乎？

曰：痘证发热泄泻，乃内热之极，与瘟疫之协热下利，正属相同。用归身以滋阴，水足则火息，转不泻矣。

问：发热而兼憎寒，不虑生地之过凉乎？

曰：痘热证也，手足凉及膝肘，乃热深厥深，与瘟疫之真热假寒正属相同。得生地以清火，热退则厥回，转不寒矣。

问：升麻葛根汤，正系痘证发热之方，且有万氏加减，何必另立方剂？

曰：升麻葛根汤，乃升麻、葛根、赤芍、甘草也，当扶危定倾[④]之时，用轻描淡写之剂，以之塞责避谤[⑤]则可，以之拯溺救焚[⑥]则难耳。万氏治痘，以此方为主，随证加药，口干加花粉、麦冬；自利加黄芩；呕吐加半夏、生姜；腹痛加木香、青皮、枳壳、山楂；腰痛加独活、细辛；头痛加羌活、藁本、蔓荆子；咽痛加桔梗、连翘；惊搐加木通、生地。何以烦渴？何以呕吐？何以疼痛？何以惊搐？概置不问。舍本治标，治如不治。至谓小便少加木通、车前、瞿麦，痘证正患阴亏，火盛尚可利水乎？又谓泄泻加人参、白术、诃子、茯苓，收靥泄泻，自系里虚，可以用补。发热泄泻，正系热盛，尚可补乎？知当然而不知所以然，见利忘害，则治不如不治矣！何贵有此汤？何贵有此加减哉？

问：升麻葛根汤，犹虑力量轻微乎？其未闻张会卿[⑦]之论乎？

曰：张会卿谓此汤性味清凉，纯于疏泻，必阴阳多实多热者，乃宜用之。小儿气血体质，大都虚弱和平，预用清凉，未免伤其胃气。全用疏散，未免伤其表气。此公居心甚慈，惜见理太昧[⑧]耳。气质虚弱，痘毒亦虚弱乎？气质和平，痘毒亦和平乎？以完善之小儿忽而发热出痘，遍身成疮成脓，甚至焦黑溃烂，固有大不和平者在也。谓清凉恐伤胃气，独不虑毒热之伤胃气乎？痘证之呕吐不食，非胃气之伤于毒热乎？谓解散恐伤表气，独不虑毒热之伤里气乎？痘证之呕吐便血，非里气之伤于毒热乎？阴阳无实无热，痘毒无不实无不热。痘证乃人生第一极重之证，必须极重之剂以治之。归身生地汤清凉表散，数倍升、葛，此会卿之所咋舌。而学究用之，犹恐药不知病者也。

问：用归身生地汤犹恐药不敌病奈何？

曰：大黄济之，痘证系属胎毒，感天地之疠气而发，沿门阖户，互相传染，与瘟疫无异，治瘟疫之法，先解表后攻里，必使邪热外泄，里证始消。痘证亦然。瘟疫下不厌早，痘证下更宜早。首剂用归身生地汤，犹治瘟之用加味达原饮也。次剂加以大黄，犹治瘟之用三消饮也。表之散之，攻之下之，使其热有所泄，则毒有所出。发热三日之内，通盘之大局已定。如果服药得宜，则见点起胀灌浆时，自无热盛毒盛之患，而收靥结痂落痂，亦可行所无事矣。

问：起胀而平扁灰白，灌浆而顶陷皮薄，收靥而浆清色嫩，皆因元气之虚。发热时而用攻下，岂不虑起胀后之成为虚证乎？

曰：起胀后之虚证甚多，治虚证之方亦不少。可惜名医接踵，知其虚而不知其所以虚也。此虚非因攻下而虚，亦非因元气本虚而虚，皆因发热之时，熏蒸燔灼，以致阴血枯槁，直至起胀灌浆，而其证始见耳。若发热之初，预为攻之下之，毒气多去一分，则元气少耗一分。几见有发热见点时热势不甚，起胀灌浆时成为虚证者哉？

问：本系顺证，何须服此？

曰：即系顺证，服此亦甚有益。且险证、逆证，皆顺证之变证也。既成逆证，则不可治，未成逆证，即谓之不必治乎？厝火积薪，火未及然，预为之撤其火，徙其薪而贮之水，迨至既然，亦易于扑灭，不至不可向迩①矣。归身生地汤，用归身生地以滋阴，贮之水也；用葛根柴胡以解表，徙其薪也；加酒浸大黄以攻里，撤其火也。凡天花流行之年，小儿偶见风寒，证见发热，而手足独凉，兼之惊悸、喝欠，喷嚏眼泪，即系出痘之兆，宜令先服归身生地汤一剂。如其热仍不

医门八法

退,宜令再服加味归身生地汤一剂,小儿灌药甚难,此汤宜武火急煎,取其清汁,分盏盛贮,陆续温服。务令药皆入腹,不可有名无实。

问:病主求方,多在起胀灌浆之后,险证、逆证迭出之时奈何?

曰:病主既临渴掘井,医家自不得不亡羊补牢,步步尾追,难免着着落后。然能随证立方,各得其宜,犹胜于补其所当攻,攻其所当补者之倒行逆施也。兹特按证之次序,时之先后,排列诸方,并注明各证是实是虚,各方是攻是补,庶免临证时混于所施,以此补偏救弊,亦可以弥缝其缺,而匡救其灾矣。倘有问方于发热之初者,宜以归身生地汤亟予之,且以加味归身生地汤再予之。

◎归身生地汤第一

痘证发热第一日,宜服此。此方非仅为痘证发热而设,直合痘证之初终,兼综而条贯之。盖痘证之起胀灌浆,是险是逆,皆基于发热之初。特发热时,证之险逆尚未全露,且此时内而脏腑,外而肌肤,均尚完善,痘证若火始然,尚未延烧。此方重用归身、生地以养血,佐之柴葛以解表,服之必微汗,内热外热皆减。

归身五钱(生),生地五钱,知母二钱(生),黄芩一钱,柴胡二钱,羌活二钱,葛根二钱,浮萍钱半。

◎加味归身生地汤第二

痘证发热之第二日,宜服此。此方重在攻里。痘证次日,毒热尚聚于内,未及散漫,乘其聚而攻之下之。所谓毒热多去一分,则阴血少耗一分,正此时也。服此汤必溏泻数次,日后自无热盛、毒盛之患矣。

归身五钱(生),生地五钱,知母一钱(生),黄芩三钱(生),柴胡二钱,羌活二钱,葛根一钱,浮萍钱半,川大黄二钱(酒浸、生用)。

◎归宗汤第三

痘疹发热之时,热势壮盛,爪甲色紫,四肢厥冷,大小便闭,谵语烦躁,大渴引饮,唇口焦裂,舌生芒刺,吐血衄血,皆系毒盛、热盛所致,宜服此。发热业经三日,应出不出,由于毒火内伏,仍宜服此。发热未及三日,一齐涌出,由于毒火迅烈,亦宜服此,或加犀角、黄连。痘证见点时根脚紧束,由于毒盛气滞而内伏,仍宜服此。或稠密攒簇,粘连不分,由于臬毒为害,亦宜服此。痘证灌浆时,地界红紫,痘形焦黑,由于毒火炽盛,气血锢滞,仍宜服此,或加犀角、黄连、山甲、地丁。

大黄二钱(生),生地三钱,赤芍二钱,东楂三钱,青皮一钱,木通一钱,荆芥二钱,牛子三钱(炒)

引加灯心,水煎服。

◎清热解毒汤第四

痘证见点时热仍不退,宜服此。若痘色赤紫明亮,由于毒盛、热盛,亦宜服此。

荆芥二钱(炒,研),木通一钱,牛子二钱(炒,研),生地三钱,青皮一钱,山楂二钱,丹皮二钱,红花一钱,蝉蜕一钱(去足),前胡二钱,磁石二钱,紫花地丁二钱。

引加灯心,水煎服。

◎凉血攻毒饮第五

痘证见点之后,热仍不退,且见诸实者,宜服此。若痘色黑暗干枯,由于毒锢血凝,亦宜服此。

大黄一钱(酒浸,生),荆芥二钱(炒,研),木通一钱,牛子三钱,赤芍二钱,生地三钱,青皮一钱,蝉蜕一钱,红花一钱,紫草一钱,葛根二钱,丹皮二钱。

引加灯心,水煎服。

◎苏解散第六

痘证见点时,或因风寒外郁应出不出,或因风寒外感已出复回,宜服此。起胀时风寒闭塞,应起不起,亦宜服此。

川芎一钱,前胡二钱,牛子三钱(炒,研),南楂二钱,木通一钱,甘草一钱,羌活二钱,苏叶三钱,升麻一钱(炙),葛根二钱,桔梗二钱,荆芥三钱(炒,研),防风二钱。

引加芫荽,水煎服。

医门八法

◎保元化毒汤第七

痘证起胀时,其形平扁,其色灰白,倦怠气乏,察系元气虚弱,宜服此。

党参三钱,炙芪三钱,甘草一钱,归身五钱(炒),南楂一钱,山甲一钱(炒),白芷一钱,木香一钱,僵蚕一钱(炒,研),川芎一钱。

引加煨姜,水煎服。

◎补中益气汤第八

痘证灌浆时,根虽红润,顶却微塌,面白、肢冷、虚烦、便溏宜服此。

黄芪五钱,白术一钱(炒),党参五钱,升麻一钱(炙),柴胡五分,陈皮五分,甘草一钱,归身五钱(炒)。

引用煨姜、大枣,水煎服。

◎回浆饮第九

痘证收靥时,皮薄浆嫩,身凉手凉,察系元气虚弱,宜服此。

党参五钱,炙芪三钱,茯苓五分,白术五分(炒),白芍三钱,甘草一钱,何首乌五钱。

引用煨姜,水煎服。

◎凉血解毒汤第十

痘证结痂之后,干燥不落,察系有余毒余热,宜服此。

归身五钱,生地五钱,紫草二钱,丹皮二钱,红花一钱,连翘二钱(去心),白芷二钱,甘草二钱,桔梗一钱。

引加灯心,水煎服。

【注释】

①收靥(yè):靥,面颊的微窝。指痘之凹陷长平,浆液吸收。

②旬有五日:十日为一旬。旬有五日,即一旬加五日,十五日。

③"元气盛而毒气衰"句:元气旺盛而毒气日衰,哪会有险证逆证接连出现呢?

④扶危定倾:挽救危险局面。

卷四

⑤塞责避谤：塞责，对自己应负责的事情敷衍了事。避谤，逃避指责。

⑥拯溺救焚：拯救溺水的人；救焚：救火。

⑦张会卿：即张介宾。

⑧昧：不明白。

⑨不可向迩(ěr)：不可接近。

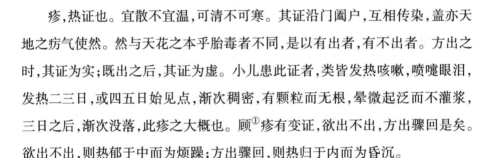

疹

疹，热证也。宜散不宜温，可清不可寒。其证沿门阖户，互相传染，盖亦天地之疠气使然。然与天花之本乎胎毒者不同，是以有出者，有不出者。方出之时，其证为实；既出之后，其证为虚。小儿患此证者，类皆发热咳嗽，喷嚏眼泪，发热二三日，或四五日始见点，渐次稠密，有颗粒而无根，晕微起泛而不灌浆，三日之后，渐次没落，此疹之大概也。顾①疹有变证，欲出不出，方出骤回是矣。欲出不出，则热郁于中而为烦躁；方出骤回，则热归于内而为昏沉。

疹有兼证：泻痢、喘促、谵妄、呕、渴、喉痛、腹痛之类是矣。热移于胃则为泻，热移大肠则为痢，热扰心窍则谵妄，热灼肺经则喘促。方书随证立方，如升麻葛根汤、三黄石膏汤，皆常用之剂也。

窃谓升麻之性，最能提升，热证用之，总属不宜；黄连之性最为寒凝，散剂用之，尤属不宜；至于麻黄、石膏，一燥一寒，更宜屏除者也。夫表散之品，升麻不如柴胡；清凉之品，黄连不如生地。学究特制归身生地汤，宜于痘亦宜于疹。盖归身滋阴生血，补而不滞；生地滋阴清热，凉而不寒；加以柴、葛、羌活，托里而兼解表。疹证欲出不出，方出骤回，皆宜用之。即泻痢、喘促、谵妄等证，用之亦甚相宜也。若热势上冲，咽喉肿痛，须于此方中加酒浸大黄三钱下之。热郁于胃，大渴引饮，呕吐不食，必有胸腹胀痛，坚硬拒按诸证，亦须于此方中加酒浸大黄三钱下之。疹证虽不宜泻，然热势太甚，亦不得不微利②之也。此疹证方出之时，察系实证之治法也。

疹出之后，更有余热之证，身热不退，泻痢不止，咳嗽不止等类是矣。已卯春夏之交，小儿病疹者甚多，疹后等皆咳嗽，其嗽必一连数十声，势甚沉重，用方书治嗽之方治之，迄无一效③。盖此证全系阴虚，凡二陈汤、杏苏散，化痰散风之剂，皆不相宜也。其身热不退，泻痢不止者，亦系阴虚。用柴胡以清热而热愈甚，虚证不可散也；用参术以止泻而泻愈甚，阴虚之证不可以补阳也。唯用乌梅四物汤以滋阴，不清热而热自清，不止泻而泻自止，不治嗽而嗽自愈矣。此疹后余热，察系虚证之治法也。夫疹证本甚轻微，乡俗于疹方出时，用苇芽、芫荽煎汤饮之，表散透发，可免欲出不出之患，谨避风寒，亦不至方出骤回。疹后倘有余热，饮食渐进，津液渐生，阴血既足，其热亦能自退。若必须服药，则归身生地汤宜于疹初诸实证。乌梅四物汤宜于疹后诸虚证，酌而用之可矣。

◎归身生地汤

归身五钱(生)，生地五钱，知母一钱，黄芩一钱，柴胡二钱，羌活二钱，葛根二钱，浮萍钱半。

◎乌梅四物汤

归身五钱，生地五钱，乌梅三个，醋白芍五钱。

【注释】

①顾：但。

②利：泻下。

③迄(qì)无一效：迄，始终。始终无有一点效果。

刘鸿恩及其《医门八法》

毛德西

—※—

刘鸿恩，字位卿，号春舫，河南尉氏县人，生于1821年，卒于1887年。清道光乙巳年（1845）弱冠举进士，官至陕西布政使，同治三年（1864）近50岁辞官返里，专攻岐黄之术，"病则谋之于医，医不效则谋之于书"（见自序）。殚精竭虑，汇书考正，凡二十余年，孜孜不倦，终于光绪六年（1880）著成《医门八法》四卷。卷一论八法与瘟疫，卷二与卷三论杂病，卷四论妇人与小儿之疾。合计七十六篇，共十余万字。书成之后，曾石印二千册，公诸同好。是书论证精当，方药简练，在尉氏、通许、杞县等地流传至广。"争抄者几于纸贵洛阳"（见序）。凡遇疑难杂证，"按方（指该书方）施治，莫不药到病除"（见序），后因兵燹灾荒，印本流失几尽。近幸尉氏县卫生局搜得手抄本数种，几经对照补漏，重印成帙。通读全书，刘氏对内科杂病的辨证施治颇多独见。疑难疾患善从肝治，尤擅长敛肝补肝之法，运用乌梅得心应手。更使人钦佩的是刘氏进士及第，却不以古文著书，文字浅显，通俗易晓。这也是本书流传于民间的重要原因，今略采其要，系陈于后，以飨同道。

一、八法举要，虚实为先

"八法者何？阴、阳、表、里、虚、实、寒、热也。"（见自序）可见刘氏所说的八法即是八纲。

《素问》指出："阳盛则热，阴盛则寒"（《阴阳应象大论》）；"阳虚则外寒，阴虚则内热"（《调经论》）。明代张景岳根据这四句话提出阴阳六变辨，六变者，表里虚实寒热也。清代程国彭在《医学心悟》中说："病有总要，寒、热、虚、实、表、里、阴、阳，八字而已。"刘氏在《医门八法》中更明确指出："此八者，病之格律也。病证虽多，不能出此范围。"（见自序）但八者之中，最能反映疾病实质的是虚与实。他说："八者虽并列，尤以虚实为重。"（见自序）他认为寒热为虚实之所生，表里是虚实之所处，只有虚实才是病机的真谛。因此，他进而强调："虚实者，病之格律也。"（见卷四·乳证）

《素问·通评虚实论》云："邪气盛则实，精气夺则虚。"刘氏论实，多责于六淫，尤重疫邪，他如食滞、痰积等亦属其因。论虚，重视气血，而气血之间，尤重血虚，每述一病，总以虚实为先，然后查寒热，明表里，归阴阳。至于如何辨别八法，他主张"望闻问切，更须兼施"（见卷一·浮沉迟数），反对那种"据脉定证"，以偏概全的做法。他的体验是"五脏皆无实证，唯六腑之胃乃实证之所聚也，至于小肠、大肠、膀胱，不过间有实证耳"（见卷一·虚实）。其病性有实寒、虚寒、假寒，有实热、虚热、假热。不但证有阴阳，脉有阴阳，药亦当分阴阳。他在辨证时多与脏腑功能相参，因此具有定性定位准确，易于立法遣方，便于临证掌握的特点。

二、五脏之病，以肝为贼

清代医学家非常重视肝在辨证论治中的地位，林佩琴有"诸病多自肝来"（《类证治裁·肝气肝火肝风论治》）之说，王旭高治肝三十法为后世医家所喜用。李冠仙在《知医必辨》中指出："人之五脏，唯肝易动而难静，其他脏有病，不过自病，亦或延及别脏，乃病久而生克失常所致。唯肝一病即延及他脏。"刘氏则一言点出："诸病多生于肝"，"肝为五脏之贼"（见卷三·肝气痛）。他在书中多次强调，人之一身，无非气血，血者气之体，气者血之用。血足则气旺，气旺则无病。血之盈亏与五脏有关，但与肝最密切。肝藏血，血足则气静，血亏则气燥，气燥则肝气动。肝气一动，各经之气随之而动。外而肢体，内而脏腑，全无静谧之区。他说："肝血不能养心则多思，肝血不能自养则多怒，肝气上冲则为胀满，肝火灼肺则为咳嗽，肝血不能滋润则为蒸热，肝血不能养筋则为痿疾，肝血不能华色则为面黄肌瘦，肝气不能宣通则为项生瘰疬。然而诸证皆标也，血热肝燥乃本也。"（见卷四·经闭）并认为肝气动最易克伐的是脾，脾伤则不能消食消水，方发为胀满，为泻痢，为癃闭，为噎膈等。他不但把妇科众多疾病归于肝虚，小儿虚证责于阴虚肝燥，即是外科疮疡亦究于肝，他说："血虚则肝燥，肝燥则肝气妄动，肝气动则多恚怒，恚怒而不能发泄则挟遏郁窒而疮证成矣。"（见卷三·疮证）他在明辨气血生理及病理变化的基础上指出："凡系虚证，皆血亏之所致也。各经血亏其病止在本经，肝经血亏其害及于各经。"（见卷四·带下）这较李冠仙在《知医必辨》中所说的那段话更为确切。

三、敛肝补肝，乌梅为上

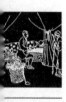

刘氏云："肝无实证，肝之克脾，非肝之有余，乃肝之不足，宜补不宜平，宜敛不宜散。"（见卷二·痰饮）正是基于这种肝无实证的认识，所以他主张治肝应以敛、补为主，两者之中，尤以敛肝为要。他认为"肝敛则脾舒，融水谷以化气血"（见卷一·虚实），对动辄投以柴胡、青皮、香附、郁金之类的治法，颇多异议。敛肝之法，他依《素问·脏气法时论》"酸收"之说，并受张仲景肝病"补用酸"的启发，特选酸味之品为重任。而酸味药中，他最喜用乌梅。他喜用乌梅是远承《本草纲目》乌梅能"敛肺涩肠治久嗽"的经验，近受《笔花医镜》列乌梅为补肝猛将的影响。他体验到乌梅"最能补肝，且能敛肝，用于阴分药中功效最大"（见卷一·寒热），全书62个杂病中，有52个病选用乌梅，或单味应用，或与滋阴养血药同用，或与补气助阳药并过，或与清热解毒药同施。山楂可与乌梅之酸相匹敌，刘氏为何舍而不用呢？他根据服山楂致彻夜不眠的亲身体验，认为"山楂耗血，不同于乌梅生血"（见卷三·瘫痪）。他把乌梅比为"排难解纷之佳士"（见卷二·痰次），甚至于称为"肝木脾土之救星"（见卷一·虚实）。可见他对乌梅酷爱至深，无怪乎他自号为"知梅学究"（见卷一·虚实）。他特别喜用以下两方：

1. 独梅汤：即乌梅一味煎汤，白糖冲服。他说："五味入腹，各归所喜。脾喜甘,肝喜酸,乌梅酸而敛,白糖甘而清,服之则肝脾各复其常。"(见卷二·吐血)凡肝阴不足、肝气躁动所致的痢疾、泄泻、吐血、咳嗽、发热、噎隔、霍乱、肿蛊等,悉可选用,具有"不止泻而泻自止""不止血而血自止""不止嗽而嗽自愈""不清热而热自消"以及消食、消水的功效。若乌梅与人参相伍,取名参梅汤,有阴阳相济之功,用于元气将脱的虚喘、厥逆以及大病或大劳之后的虚羸之候,有固脱、复元、救急之效。还有仿芍药甘草汤而拟的乌梅甘草汤,也是敛肝和中的妙品。他还将乌梅与巴豆合用,白面为丸,治疗食积;与柿蒂、六君子汤合用,治疗呃逆等。

2.乌梅四物汤:除独梅汤外,刘氏最喜用的是乌梅四物汤。他说:"血少则肝燥,肝燥则热生,法宜滋阴以养血,唯四物汤去川芎为宜。"(见卷一·寒热)这是由于川芎动血故去之。他在运用时,每加乌梅增强补肝敛肝的功效,故名之曰"乌梅四物汤"。他治疗痢疾、怔忡、汗证、吐血、胁痛、身痛、遗精、脚气、乱经、子肿、子痫、乳证、小儿风气以及小儿阴虚诸证,均选用乌梅四物汤为主剂。即是癥瘕积聚亦不例外。刘氏对子肿子气等病的治疗颇能反映乌梅四物汤的功效。他说:"证虽百而病则一,病一则方不得不一,亦以乌梅四物汤予之。肝敛则脾能消水,而子肿、子气、子满愈矣;肝气静则子烦、子悬、子痫愈矣;肝血足则不作热、不灼肺,而子嗽、子淋悉愈矣。"(见卷四·子肿 子气 子满 子烦 子悬 子痫 子嗽 子淋)可见乌梅四物汤具有敛肝阴、顺肝气、补肝血的功效。他在临证应用时,常随证增损,如补阴不忘补气或扶阳的有参芪乌梅四物汤,附子理中合乌梅四物汤,六君子汤合乌梅四物汤,乌梅八珍汤;兼清血热的有丹地乌梅四物汤;兼温经的有桂附乌梅四物汤;兼活血的有牛膝乌梅四物汤。另外,还有加减补中益气汤、加减十全大补汤、加味当归补血汤,都是增入乌梅的方剂。他还用乌梅四物汤加花粉治疗消渴,加枣仁、柏子仁、麦冬治疗怔忡,加木瓜治疗脚气,与四神丸合用治疗五更泻等。

刘氏还喜用张景岳的方剂,但在具体应用时,决不依样画葫芦,而是"伸之缩之"(卷二·不寐),以应多变之证。如张氏的大补元煎,原为"治男妇气血大坏,精神失守危剧等证"(《景岳全书·新方八阵·补阵》),经刘氏化裁,一变而为治疗喘促、呃逆、怔忡、憎寒壮热、腰痛、身痛等的方剂。又如两仪膏的变化,增入黄芪、当归、乌梅,治疗厥逆、吐血、头痛;再增入附子,治疗阳虚汗症;再增入木瓜,治疗瘫痪。余如张景岳的左右归丸(饮)、一、二、三阴煎,大、小营煎,以及抽薪饮,金水六君煎等,都为刘氏所习用。他用前人方剂,一般不更其名,"盖仍其乳名,则便于呼唤也"(见凡例),乳名即原方名。这不但便于临证使用,而且可以溯本求源,以探原委。

四、治疗瘟疫,效法又可

《医门八法》中有论瘟疫治法六篇,多崇吴又可之说。认为疫虽属热邪,但它必有所附之物。"食与水与痰与血,邪热之巢穴也"(见卷一·瘟疫当下诸证)。对于这种疫邪,刘氏宗又可"贵乎早逐"(《瘟疫论评注》)与"急证急攻"(同前)的治法,主张下法为主。他说疫邪"证虽百而热则一,热虽百而下则一"(见卷一·瘟疫当下诸证)。他不同意世俗流传的"伤寒下不厌迟,温疾下不厌早"的说法,认为"何者为早,何者为迟,漫无界限,即系毫无把握"(见卷一·瘟疫失下诸证)。主张下法"以病之表里为断,至察验舌苔尤为足据耳"(见卷一·瘟疫失下诸证)。他列举可下的里证凡29见,并指出舌有黄苔即为里证依据。他认为,疫邪传里,附丽于食与水者较多。而吴氏三消饮不但可以清解疫邪,且可以消食、消水,对于疫邪挟痰挟血的,若三消饮不应,可服蒌贝养荣汤合小承气汤。他对大黄治疫尤多心传。认为疫邪传里,必借大黄方能清下,他说:"传里热势沸腾,非大黄之寒不能泻其热,非大黄之悍不能攻其实。"(见卷一·瘟疫)即使是妊娠疫证,亦当用大黄攻下。他认为:"胎受热蒸而反易坠。一见里证速下其热,其胎反安然无事。"(见卷一·瘟疫难下诸证)否则,应下失下,坐待疫邪蔓延,必子母俱亡。对于阴阳俱虚,感受疫邪的人,攻补兼施在所必行。人参败毒散、人参白虎汤、黄龙汤、竹叶石膏汤等均可选用,尤以黄龙汤最为适宜。他对瘟疫愈后的遗患甚为重视,首先是预防三复,即劳复、食复、自复,若因劳而复,可服安神养血汤;因食而复,轻则损谷自愈,

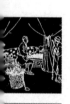

医门八法

重则消导可痊；自复者，伏邪未尽自复，可据所见之证而治之，在这方面，刘氏多选吴氏的养荣汤治疗，如柴胡养荣汤、人参养荣汤、承气养荣汤、清燥养荣汤、参附养荣汤。

五、敢于疑古，瑕不掩瑜

刘氏在书中多处批驳前人的有关认识，特别是他对仲景学说大胆质疑的态度，更是直言不讳。他对《伤寒论》24条"太阳病，初服桂枝汤，反烦不解者，先刺风池、风府，却与桂枝汤则愈"提出异议，认为"热证而予热药"（见卷一·方书之误）是大误。他认为桂麻类方不适应于狭义伤寒的寒证，若是外感风寒的热证，应与瘟疫热证等量齐观。他在推崇戴麟郊的《广温疫论》的同时，批评戴氏有三失："不敢正言张仲景之失一也；不敢直斥桂枝麻黄汤之误二也；借《伤寒论》作陪衬，一似瘟疫忌用热药，风寒宜用热药者三也。"（见卷二·外感风寒）进而感叹道："既有真见，不妨直陈，心存顾忌，则语必含糊。"这正是学术争鸣的正确态度。但刘氏在批驳前人时，也有不当之处。如治疗经闭，他认为"应将方书所用归脾汤、逍遥散、六味丸、八味丸、琥珀散、玉烛散、小柴胡汤、九制香附丸、吴茱萸汤，一概屏除，专以乌梅四物汤敛之"（见卷四·经闭）。这种执一方疗百证的观点，实际上是对辨证论治的否定。对于仲景学说，他也有偏激之词，认为"伤寒二字，应一笔抹煞，而以感冒二字代之"（见卷一·瘟疫说难解嘲），甚至于说"方书之误，自张仲景始"（见卷一·方书之误），他在论述瘟疫的治法时，多次对《伤寒论》进行不恰当的甚至于错误的批驳，其目的在于推崇《温疫论》的实用价值。这不但说明刘氏对仲景学说认识肤浅，而且也是他对待前人经验有实用主义态度的表露。

纵观全书，刘氏在学术上的认识缺憾，比起他在内科杂病方面的独到经验，还是瑕不掩瑜的。所以说《医门八法》仍不失为一本较好的临床实用的参考书。

（此文载于《河南中医》1986年4期，有改动）

刘鸿恩及其《医门八法》

《飞鸟集》赏析

〔印度〕泰戈尔 著

白开元 解析

河南文艺出版社
·郑州·

序言

罗宾德拉纳特·泰戈尔（1861—1941）是享誉世界的大诗人。 1913 年他把自己的一部分孟加拉语诗歌译成英文，取名《吉檀迦利》，他因这部诗集荣获诺贝尔文学奖。

此后，他的诗集《新月集》《飞鸟集》《园丁集》《情人的礼物》《渡口集》《采果集》《游思集》也相继出版，风靡西方世界。

《飞鸟集》的构架、题材和艺术特色

在泰戈尔这八个诗集中，《飞鸟集》别具特色，深受中国读者喜爱。

《飞鸟集》是本结构特殊的诗集。 它的 325 首短诗中，第一首译自日语。 第 6、12、24、30、35、53、58、66、71、80、88、107、119、128、129、130、138、139、151、153、156、163、166、172、173、176、191、234、236、240、243、267 等 32 首译自孟加拉语诗集《尘埃集》。 第 18、83、84、90、99、132、171、184、194、230 等 10 首译自孟加拉语诗集《随想集》。 第 232 首译自孟加拉语诗集《火花集》。 除了以上这 44 首，其余 281 首，都是用英文写的。

所以，《飞鸟集》基本上可以说是一部原创诗集。

本书附上《飞鸟集》43 首孟加拉语原作的译文。 把这 43 首原作的译文同英译比较，可以发现，原作全部押韵，译成英语，全成为散文诗了。 着眼于内容变化的程度，这 43 首大致可分为三类：一、译文与原作内容基本一样，共 24 首；二、译文与原作内容部分一样，共 17 首；三、译文与原作完全不同，共 2 首。

泰戈尔翻译这 43 首诗，充分考虑西方读者的阅读习惯，作了必要的技术处理。

《飞鸟集》是一部短诗集，内容丰富，题材广泛，主要有以下几类：

一、格言、箴言、警句。 比如第 57 首：我们最谦卑的时候，离伟大最近。

二、短小的寓言诗。 比如第 69 首："我愉快地给了我全部的水。"瀑布唱道，"尽管对于干渴的人，其中一小部分就足够了。"

三、赠诗。 比如第 122 首：亲爱的朋友，多次在这暮色渐深的海滩上静听涛声时，我感受到了你伟大思想的沉默。

四、诗化政治倾向。 比如第 49 首：谢谢你，我不是权力的一个车轮，而是被权力的车轮碾压的活人中的一员。

五、抒写朦胧的情思。 比如第 198 首：如同美梦从我已逝的青春，衣衫窸窣地走来，蟋蟀的唧唧，夜雨的淅淅沥沥，透过幽暗传到我耳朵里。

六、用古老的梵学阐述生死观。 比如第 252 首：灿亮的生命之岛四周，日夜翻涌着死亡之海的无尽的歌曲。

托物言志，寓情于景，是《飞鸟集》最显著的艺术特点。 诗人以寥寥数语，营构奇丽意境。 采用拟人化手法，把自己的观点、看法、识见凝聚于情景和动植物的对话中，意蕴淳厚，耐人寻味。

《飞鸟集》在我国的译介及影响

我国最早翻译《飞鸟集》的是郑振铎先生。 1922 年，他选译了《飞鸟集》中的 256 首。 1956 年《飞鸟集》译本再版，他作了修改，补译了 69 首，共 325 首。

《飞鸟集》对我国一代代诗人和读者产生过并将继续产生巨大影响。 著名作家冰心曾说："看了郑振铎译的泰戈尔的《飞鸟集》，觉得那小诗非常自由，就学那种自由的写法。 后来写得多了，我自己把它们整理成集，选了头两字'繁星'作为集名。"新诗先驱郭沫若宣称他文学生涯的第一阶段为"泰戈尔式"。 赴印度参加亚洲诗会的青年诗人陆萍在她的文章《印度行》中说："泰戈尔那些充满哲理和情感的诗行，多少年来，令我如痴如醉如狂。"著名作家余秋雨曾引用《飞鸟集》第 320 首，"我登上顶峰，发现名誉的贫瘠荒凉的高处，没有我的栖身之所。 我的向导啊，日光消失之前，引导我进入宁静的山谷，让我人生的收获在那儿成熟为金色的智慧"，表达他成名后的苦恼和对不被打搅的渴望。 北京大学附中举行的一次诗歌讨论会上，刚走上诗歌创作道路的何鲤同学说，他读了泰戈尔的《飞鸟集》，才萌生了写诗的欲望。

此后，前上海译文出版社社长吴岩先生等人翻译的《飞鸟集》，陆续问世。

2011 年前后，为纪念泰戈尔诞辰 150 周年，我应中国广播电视出版社的邀请，翻译了泰戈尔的 8 个英文集子。 按照出版社的要求，我为除《飞鸟集》之外的 7 个集子，作了逐首简析。

由于不知道《飞鸟集》的 281 首英语短诗是泰戈尔在何种背景、就何事、或为何人写的，我未为这些短诗写简析。

纵观翻译史，译者一般用其当前年代所学习掌握的流行语言进行翻译。 语言是发展变化的，它必然反映在不同年代的同一原作的不同译本上。 每个时代的读者，通常习惯于阅读用所在年代流行语言翻译的译本。《飞鸟集》的几个中译本，也是这种情况。

此外，译者从不同视角审视原作，尽力读懂吃透原作，把诗意移植到中文。 所以，有时，同一原作的译文有差异，是正常现象。 比如《飞鸟集》第 219 首：

Men are cruel, but Man is kind.

郑振铎先生的译文：

独夫们是凶暴的，但人民是善良的。①

我的译文：

人群是残酷的，但"人"是善良的。

不同的译文为读者提供了对照原作，理解诗义，作出判断的机会。 可以期待的是，随着挖掘到有关原作的更多资料，译文在释义上必然越来越接近原作。

---

① 《泰戈尔散文诗全集》，杭州：浙江文艺出版社，1990 年，第 190 页。

《飞鸟集》的几个译本中，把"GOD"译为"上帝"，是无可厚非的。因为，查英汉字典，"GOD"的意思就是"上帝"。查看孟加拉语原作，可以发现，确实是泰戈尔把原作中印度教的创造大神的"梵天"（brahma）译为"GOD"。然而，印度教和西方人信奉的基督教，是两个截然不同的宗教体系。"梵天"和"GOD"，有着完全不同的宗教含义。不得不说，把"梵天"译为"GOD"，已游离了诗人自己的宗教信仰。

显然，泰戈尔把只为印度人熟知的"梵天"译成了西方读者耳熟能详的"上帝"，是为让译文符合西方读者的审美习惯，在感情上缩小与西方读者之间的距离，让他们倍感亲切，乐意接受。

但《飞鸟集》中译本的发行对象是中国读者。中译本若是把"GOD"译为"上帝"，不了解诗人宗教信仰的中国读者，很可能误认为诗人信仰上帝。此外，将上帝视为路向，把基督教教义当作手段，只恐叩不开原作之门，更遑论品鉴融和印度教观念的内在蕴藉了。思之再三，我认为，把"GOD"译为"天帝"或"天神"，更符合印度的宗教理念，有助于顺利地解读文本。

值得一提的是，《飞鸟集》几种译本的译者，按照"信达雅"的翻译标准，都为译文接近原作作了不懈努力。

《〈飞鸟集〉赏析》的撰写缘由及特色

冯唐先生在 2015 年出版的《飞鸟集》译本，在我国翻译界引起轩然大波。

冯唐先生故意篡改原作，如第 3 首：

The world puts off its mask of vastness to its lover.

It becomes small as one song, as one kiss of the eternal.

冯唐的译文：

大千世界在情人面前解开裤裆

绵长如舌吻

纤细如诗行。

在英汉字典中查 mask，根本找不到"裤裆"这个意思。

冯唐先生突破翻译底线随心所欲的做法，在文学界、翻译界受到严厉批评，2015 年 12 月 28 日，浙江文艺出版社不得不将此书下架召回。

然而，中国社会科学院社会学研究所研究员李银河女士声称"冯唐的译本是《飞鸟集》迄今为止最好的中文译本"。可"最好的中文译本"为何下架？读者心中不免产生这样的疑问。

为消除读者的困惑，我萌生了逐首简析《飞鸟集》的念头。

促使我想逐首简析《飞鸟集》的另一个原因，是《飞鸟集》的题材极为丰富，有关宗教哲学的短诗，是极难读懂的。比如第 90 首：

In darkness the One appears as uniform; in the light the One appears as manifold.

郑振铎先生的译文：

在黑暗中"一"视若一体，在光亮中，"一"视若众多。①

我的译文：

在黑暗中，"一"以"统一"的面目出现；在光明中，"一"以繁多的面目出现。

如果不是专业人士，一般读者怕是读不懂几种译本中类似上述这首诗的译作的。所以，有必要为读者作简单解释。

然而，我因掌握的资料不全面，信心不足，几度提笔又几度放下。

---

① 《泰戈尔散文诗全集》，杭州：浙江文艺出版社，1990 年，第 172 页。

之后，我读了泰戈尔有关文学的几篇文章。关于诗歌的再创作，泰戈尔在《诗歌的意义》中说：

> 诗歌的一个优点，是诗人的创造力一激发读者的创造力，他们就按照各自的性格，有的创造美，有的创造原则，有的创造理论。这好像用火点爆竹——诗就是火，读者的心灵是各种爆竹。一点火，有的像冲天爆竹一样升空，有的像鞭炮响声不绝，有的像炸弹发出巨响。诗人的用意，可能在读者心中形成完全新的形象。①

受泰戈尔这种允许读者再创作的观点的鼓励，我阅读了1916年《飞鸟集》发表之前有关诗人的政治观、人生观、宗教哲学观、艺术观的许多著作和文章，上网寻找相关资料，在对泰戈尔的人生轨迹、他对印度重大历史事件的坚定立场、独特的宗教哲学思想、在继承印度古老传统基础上逐步形成的新颖文艺理论，以及在国内外进行广泛文化交流的经历和取得的丰硕成果，有了比较真切感受之后，我把为《飞鸟集》325 首诗写简析的念头变为行动，完成了《飞鸟集》赏析本的撰写。当然，每首诗的简析是我的一孔之见，未必全部精确，只期望在我国泰戈尔诗歌研究领域起到抛砖引玉的作用。

《飞鸟集》汇集了诗人的哲理思索，可谓一本人生阅历的简易百科全书。希望本书有助于我国读者读懂《飞鸟集》的全部诗作，把我国的泰戈尔诗歌研究向前推进一大步。

白开元

2023 年 2 月 23 日于北京

---

① 《泰戈尔作品全集》(第二卷)，印度加尔各答：国际大学出版社 1984 年，第 610 页。

1

Stray birds of summer come to my window to sing and fly away.

And yellow leaves of autumn, which have no songs, flutter and fall there with a sigh.

夏天的飞鸟，来到我窗前唱歌，一会儿又飞走了。

秋天的黄叶没有可唱的歌儿，叹息着飘落在窗前。

［简析］

据印度驻东京的女记者、作家帕拉维·艾亚尔①于 2018 年 12 月 8 日在《印度教徒报》上发表的《发现泰戈尔在日本的足迹》一文介绍，1916 年仲夏，泰戈尔下榻于日本港口城市横滨的三溪园（Sankeien gardens）的松林亭（Shofukaku）。 有一天，他推开窗户，看见镌刻在海边峭壁上的一首日本诗。《飞鸟集》的首篇，就是译成英文的这首日本诗。

泰戈尔选用这首诗中的"飞鸟"二字，作为诗集的名字，大概是觉得"飞鸟"二字能够体现该诗集的特点。 写进该诗集中的短诗，均未先确定主题。 诗中记录的意外接触的某个事件或某个人，像一只来到窗口啼叫片刻又离去的鸟儿那样，瞬间弹响诗人的心弦。

《飞鸟集》大部分篇什短小，用秋天飘落窗前、转眼间杳无踪影的一片黄色树叶，比喻诗人某时某刻的飘忽情思，是极为形象而妥切的。

---

① 帕拉维·艾亚尔在德里大学圣斯蒂芬学院获得哲学学士学位，之后在伦敦经济学院获得全球媒体与传播硕士学位。2006 年，担任印度教徒报中国分社社长。2007 年，她因出色报道获得普雷姆·巴蒂亚纪念奖。2008 年 7 月，她出版了第一本关于她在中国经历的书《烟与镜》。

| 2

O troupe of little vagrants of the world, leave your footprints in my words.

哦，世界的一小队流浪者，请把你们的足印留在我的诗行里。

[简析]

每个人本质上都是"流浪者"，行走的时间或长或短，不过是来凡世走一遭而已。泰戈尔作品篇帙浩繁，孟加拉语诗集有 53 部之多，但诗歌表现的对象，毕竟只可能是亿万人中的一小部分，不过是"一小队流浪者"而已。阅读他的诗集，可以发现，描绘的各行各业的这"一小队流浪者"的足印，是相当清晰的。

| 3

The world puts off its mask of vastness to its lover.

It becomes small as one song, as one kiss of the eternal.

世界面对它所爱的人，摘下它其大无比的面具。

随后它变得小如一首情歌，小似一个永恒之吻。

[简析]

世界"其大无比的面具"，就是人类与世界之间的隔阂。这样的隔阂是人为的。所以，与其说世界将其摘下，毋宁说人类主动消除两者之间的隔阂，也就是人类理性地对待世界，善待自然。这也就是泰戈尔倡导的"世界和谐"。实现了"和谐"，对人类而言，世界就是悦耳的"一首情歌"，一个永久甜蜜的吻了。

｜ 4

It is the tears of the earth that keep her smiles in bloom.

大地的泪水，使她的微笑花儿般的鲜活。

［简析］

这首诗的意旨在于阐述苦与乐的内在关系。 如同诗中人格化的大地一流泪，它脸上的微笑便像绽放的花朵一样"鲜活"、动人，人世间有痛苦也有欢乐，有"泪水"也有"微笑"。 其实每个人也是如此。 一个人经历了磨难，流过伤心的眼泪，之后走出困境，获得成功之时，就能深切领悟并珍惜来之不易的幸福了。

｜ 5

The mighty desert is burning for the love of a blade of grass who shakes her head and laughs and flies away.

强悍的沙漠火热地追求一棵小草的爱情，可她摇了摇头，莞尔一笑飞走了。

［简析］

俗话说，强扭的瓜不甜，意思是爱情不可强行夺取。 这首诗中，"强悍的沙漠"和"小草"分别是富裕的强悍男子和贫困的弱女子的象征。 在印度冷酷的妆奁制度盛行的年代，小草的"摇头"和笑着"飞走"，展示弱女子在高压下也绝不牺牲纯真爱情的坚强意志，也暗示新时代女性对平等爱情的向往。

6

If you shed tears when you miss the sun, you also miss the stars.

你要是一直落泪，看不见夕阳，也会看不见繁星的。

[简析]

英译原作系孟加拉语诗集《尘埃集》中的《枉然落泪》：

> 夜里为夕阳西坠哭得声哽气绝，
>
> 太阳不会归来，明星枉然失色！

这首诗强调的是应全面认识事物发展规律，不要被暂时现象所蒙蔽。 夕阳西坠，暂时从人们的视野消失，但绝不意味着逝灭，次日黎明，红日东升，世界又将阳光普照。即便在夜里，世界也并非一片黑暗，仍有星光照耀，行路也不至于迷失方向。 因不能全面认识事物而过度伤心，泪眼朦胧，就会连能帮助行路的星光也看不到了。 原作中哭泣这一动词的主语是第三人称，指任何人，数量上比英译中的主语"你"更多。 但读译文的体会是，仿佛诗人在对面前的读者阐明一个道理，显得更加亲切。

7

The sands in your way beg for your song and your movement, dancing water. Will you carry the burden of their lameness?

哦，跳舞的河流，你旅途中的泥沙，祈求你的歌声和行进。 你愿意带着一瘸一拐的泥沙流淌吗？

［简析］

这首诗中"跳舞的河流"是社会各领域成就卓著的先进人物的象征，"一瘸一拐的泥沙"是受条件限制的后进者的象征。"泥沙"祈求河流的"歌声和行进"，显示他们奋起追赶的决心。诗人希望"河流"带着"泥沙""流淌"，表达了对先进者带着后进者一起前进，实现社会共同目标的殷切期望。

｜ 8

Her wistful face haunts my dreams like the rain at night.

她布满思恋的秀脸，好像夜雨，萦绕在我的梦境里。

［简析］

这首诗中这位女性，容貌清秀，大概早年与诗人相识相知，关系密切，为诗人的才华所吸引，暗生情愫，分别后时常想念诗人，但因种种原因，未能成为诗人的伴侣，已经远去。诗人对她也有好感，所以，她时常出现在诗人的梦中。然而，随着时间的推移，她的面容像"夜雨"，渐渐模糊不清了。

｜ 9

Once we dreamt that we were strangers.

We wake up to find that we were dear to each other.

我们在梦里曾以为我们互不相识。

苏醒了才知道我们是彼此相爱的。

［简析］

每个人诞生于家庭，也诞生于人类社会。 每个人不只是家庭成员，也是社会成员。在社会中，人不可能单独生存。 社会有不同的分工，但社会中的人是互相依赖的，爱的纽带维系着所有的人。 不明白这个道理，就会坠入迷梦中，会觉得人与人"互不相识"。 而认识到这一点，从梦中苏醒，就能看到自己在爱别人，别人也在爱自己，人与人其实是"彼此相爱的"。

| 10

Sorrow is hushed into peace in my heart like the evening among the silent trees.

犹如幽寂树林里的黄昏，愁思在我心田慢慢平静下来。

［简析］

无论是文学创作，还是创办学校，进行农村改革，抑或是个人家庭生活，泰戈尔遇到一个又一个困难，有时甚至觉得人生之路上的坎坷，似乎迈不过去了。 为此，忧愁似浓重暮色，壅塞心头。 所幸的是，他得到志同道合者的热情鼓励和鼎力相助，他心中的"愁思"渐渐平复，他想方设法克艰化难，在文苑不断推出名篇佳作，在社会生活中也取得骄人成就。

| 11

Some unseen fingers, like idle breeze, are playing upon my heart the music of the ripples.

如同一阵慵懒的清风，无形的手指，拨动我的心琴，弹出潺潺流水似的乐曲。

［简析］

这首诗中"无形的手指"，轻如清风，若隐若现，大概是诗人记忆中某个女性的纤指。"无形的手指"，在诗人的心琴上弹出的一桩桩往事，充盈缠绵爱意，像"潺潺流水"一样，清脆、悠扬，让诗人听了如痴似醉，可见这位知心女性的倩影常年盘桓在诗人心中。

| 12

"What language is thine, O sea?"

"The language of eternal question."

"What language is thy answer, O sky?"

"The language of eternal silence."

"哦，大海，你在说什么？"

"无穷的疑问。"

"哦，天空，你回答了什么？"

"永久的沉默。"

［简析］

英译原作系孟加拉语诗集《尘埃集》中的《无从答复》：

> "你老在絮叨什么，呵，大海，"
>
> 大海回答："不停地提问题。"
>
> "众山之魁，你为何默不作声？"
>
> 喜马拉雅山说："这是我无语的永恒。"

原作中大海和喜马拉雅山的对话，英译中变成了大海与天空的对话。这样翻译，使原作突破一国界限，涵盖整个世界，写作对象也就由印度的变成了世界各国的。 诗人通过营造"永世似在提问题的大海"，以及原作中"永世沉默的喜马拉雅山"和译文中"永世沉默的天空"这三个意象，赞美永不停歇的探索精神和满腹经纶却从不自我炫耀的谦逊态度。

13

Listen，my heart，to the whispers of the world with which it makes love to you.

哦，我的心，静听"世界"的微语，那是对你倾诉的爱。

［简析］

这首诗中泰戈尔的哲学观点得到诗化。 按照诗人的信仰，创造大神梵天，无时不在，无处不在，与万物合一，与万物相通。 所以，入夜，诗人静下心来，可听见梵天创造的"世界"的絮语。 他认为，人有爱心，就能与万物沟通，与万物交流，可对万物倾诉爱意，也能听到万物凝成的"世界"在对自己倾诉真爱。

14

The mystery of creation is like the darkness of night，it is great. Delusions of knowledge are like the fog of the morning.

创造的奥秘，如同夜里的黑暗，是伟大的。 但知识的玄奥，有如晨雾。

［简析］

按照印度古代宗教哲学理论，万物是梵天创造的，但究竟是如何创造的，自古以来是解不透的"奥秘"，恰似"夜里的黑暗"，言说不清。 不过，这"奥秘"是创造的根由，是内因，是无从比拟的"伟大"。 但是，凡人积累的知识的玄奥，是可以破解弄明白的，这过程就如同太阳升起，晨雾就随之消散一样。

| 15

Do not seat your love upon a precipice because it is high.

不要让你的爱坐在悬崖上，因为它太高了。

［简析］

　　这首诗是竖立在人世之路上的一块警示牌，诗中的"悬崖"，是荣华富贵、高位厚爵的象征。 诗人提醒"你"——读者，尤其是涉世不深、情窦初开的男女青年，万不可把"爱"当作工具，丧失人格或贞操，去争名逐利，追求享受。 那样做等于让爱"坐在悬崖上"，极其危险。 一旦被满嘴甜言蜜语但内心龌龊的高官富豪利用，下场悲惨，必定从"悬崖"上坠落下来，粉身碎骨。

| 16

I sit at my window this morning where the world like a passer-by stops for a moment, nods to me and goes.

今天早晨我坐在窗口，"世界"像一个行人，驻足片刻，向我点点头离去了。

［简析］

　　人生苦短，人的一生，不过是与快速行走的"世界"相逢片刻而已。 人来到凡世、离开凡世，时间实在是太短暂了。 诗人"早晨坐在窗口"，豁然明白这个道理之时，想必感到时不待人，应争分夺秒，快马加鞭，力争超额完成写作计划。 他这样平静地讲述切身感受，其实也是在提醒读者，每个人在世上的时间，是极短的。 所以，珍惜每天的时光，为实现人生目标奋斗吧。

| 17

These little thoughts are the rustle of leaves; they have their whisper of joy in my mind.

哦，绿叶的飒飒声，是它纤细的思绪；在我的心里，愉快地低语着。

［简析］

泰戈尔在写给拉蒙特罗松德尔·得里德比①的一封信中说："幽远的一天，沧海中沐浴甫毕的年轻的地球上，我成了一棵树，萌生叶片。"这段话，体现诗人信奉的物质不灭、物质转化的进化论。按照他的观点，他是由一棵树演变而来的。所以，绿叶和诗人之间，有交流的渠道和共同语言。绿叶通过飒飒声，像友人似的对诗人倾吐只有他能听懂的心声。

| 18

What you are you do not see, what you see is your shadow.

你看不见你的真貌，你看见的只是你的影子。

［简析］

英译原作系孟加拉语诗集《随想集》第 185 首：

镜子里我看见的是我的影子，

我为绝妙的幻影沾沾自喜。

---

① 拉蒙特罗松德尔·得里德比(1864—1919)，孟加拉语言学家、作家。

原作和英译中的"影子",是刻意放大的自我,是煞费苦心美化的自我,一句话,是虚假的自我。 为虚假的自我"沾沾自喜",必然陷入盲目性,以为自己鹤立鸡群,超凡脱俗。 诗中隐含的善意批评是:无论是原作中的"我",还是英译中改成的"你",对自己的才干应有清醒认识。 一言以蔽之,应看到自己的"真貌",既不自轻自贱,也不狂妄自大、目空一切,这样才能在自己的岗位上兢兢业业,做出成绩。

| 19

My wishes are fools, they shout across thy songs, my Master.

Let me but listen.

我的欲望是愚蠢的,它们在你的歌声中叫嚷,我的主啊,让我静静地听吧。

[简析]

泰戈尔信奉印度教。 印度教的典籍是古典《奥义书》,奉创造大神"梵天"为唯一真神。 这首诗中"我的主"和其他诗中的"天帝",均为创造大神"梵天"。 诗人通过对自己的欲望搅扰"梵天"的歌声表示歉意,表达要做一个摒弃私心的纯粹之人的决心。

| 20

I cannot choose the best.

The best chooses me.

我不能选择最佳。

是最佳选择了我。

[简析]

古往今来,有些人成为闻名世界的大文豪,既有外因,也有内因,缺一不可。 就泰戈尔而言，也是如此。 他出身于书香门第，几位兄长是蜚声孟加拉文苑的诗人和戏剧家。 他受兄长的影响和艺术氛围的熏陶，从小酷爱文学，广泛涉猎国内外名著，同时勤奋创作。 泰戈尔家族编辑出版了文学刊物《婆罗蒂》。 他写的各种类型的作品，均有机会发表。 数十年在文苑的辛勤耕耘，使他一步步登上文学顶峰。 诗人是有自知之明的，深知他获得的诺贝尔文学奖，并非靠一己之力，而是由多方面因素促成的。"最佳选择了我"，体现他对个人才华的理性认知。

21

They throw their shadows before them who carry their lantern on their back.

把灯笼挂在背上的人，把他们的身影投到他们的身前。

［简析］

实现人生目标，需有正确方法。 方法不正确，目标就不能实现。 晚上使用灯笼的目的，是照亮道路。 可现实生活中，偏偏有些人不采用正确方法，把照路的灯笼"挂在背上"，把自己的身影投到身前，非但不能照亮道路，反而以自己的身影使路更模糊不清，导致自己迷路。 诗人以这种荒诞的例子，提醒当时的民众领袖，采用正确方针，才能带领民众在实现争取民族独立的道路上阔步向前。

22

That I exist is a perpetual surprise which is life.

我的存在，是生命的一个永恒奇迹。

［简析］

个体存在是唯一的、不二的，皆有其特殊性，亦有获得非同寻常的成就的可能性。

只要认知个体存在价值，珍惜生命，珍惜时光，增长才华，就必有建树。 泰戈尔在这方面是大家的榜样。 他一生潜心文学创作，以篇帙浩繁的作品向世人证明，他的生命是"一个永恒奇迹"。

| 23

"We, the rustling leaves, have a voice that answers the storms, but who are you so silent?"

"I am a mere flower."

"我们是簌簌晃动的树叶，以声响回答风暴，可你是谁呀，一直沉默着？"

"我不过是一朵花。"

［简析］

泰戈尔在《渡口集》中的抒情诗《分手》中宣布，在反对分裂孟加拉的运动中，他与群众并肩前进走了很长一段路，后因与民众领袖的政见分歧，退出群众运动，回到圣蒂尼克坦，管理学校，从事文学创作。 但群众运动的"风暴"仍在持续，象征激进青年的"树叶"，以"晃动""声响"，依然积极回应"风暴"。 他们似乎觉得诗人还会像先前那样发挥巨大作用，仍想请他出山。 但泰戈尔明显感到跟不上激进派的"快速步伐"，甘愿当沉默无语的"一朵花"了。 这首诗以拟人手法，通过"树叶"和"花"的对话，含蓄地反映这段史实。

| 24

Rest belongs to the work as the eyelids to the eyes.

休息对于工作，如同闭合的眼睑对于眼珠。

［简析］

英译原作系孟加拉语诗集《尘埃集》中的《休息》：

工作和休息连在一起

恰似眼珠和眼皮。

原作与英译，大致相同。 此诗的题旨，就是人们常说的，会休息才会工作。 眼珠和眼皮，相连相依，密不可分。 若无眼皮的保护，闭合起来让眼珠消除疲劳，眼珠就不能灵动地观察，对此，无人不知。 以这习见的两个物象——眼珠和眼皮比喻工作和休息，形象地表现了两者的相互依存关系，通俗明了，易为读者理解接受，认识到休息的重要性。

25

Man is a born child, his power is the power of growth.

人天生是个孩子，他的力量不断增长。

［简析］

学习和能力的因果关系，是这首诗的主题。 泰戈尔认为，求知是人的天性之一，每个人都经历过从无知到有知，从少知到多知的过程。 人生有限，知识无穷，学习永无止境。 但只要保持小孩那种什么都想模仿的旺盛求知欲，天天学习掌握新知识，才能和力量必然随之"不断增长"，奠定为社会做出贡献的坚实基础。

│ 26

God expects answers for the flowers he sends us, not for the sun and the earth.

天帝期望我们回报他的，是他送给我们的鲜花，而不是太阳和大地。

［简析］

泰戈尔把 God 译为上帝，是为了便于西方读者理解诗意。 但他信奉的是印度教，译为 God 的原作单词，是"梵天"或"天帝"。 按照诗人的玄想，人的一切是"天帝"赐予的。 天帝希望人回报的仅是一朵"鲜花"，而不是"太阳和大地"，其隐义是，包括伟人，人的能力有限，人的贡献也很小，小似一朵花，与"太阳和大地"相比，实在太微小了。 所以，每个人应有自知之明。

│ 27

The light that plays, like a naked child, among the green leaves happily knows not that man can lie.

阳光犹如赤裸的孩子，快活地在绿叶中做游戏，不知道人会欺骗他。

［简析］

诗人在这首诗中提醒人们要理性认识社会。 社会是复杂的，人世间有真善美，也有假恶丑，有善人好人，也有恶人坏人。 诗中的"阳光"，是单纯善良的人的象征，如果常年在平静安逸的环境中生活，浑然不知社会中隐秘的黑暗和罪恶，缺乏警惕，不仅可能上当受骗，还可能遇到杀身之祸。

| 28

O，beauty，find thyself in love，not in the flattery of thy mirror.

啊，美，在爱中寻找你自己吧，切莫在你镜子的谄媚中找你呀。

［简析］

"美"与"爱"的内在关系，是这首诗的主旨。 泰戈尔一向认为，真爱中才有"美"。 在对别人的真爱中和别人对自己的真爱中，才能领略到"美"的真谛。 不在"镜子的谄媚中"找"美"，这是在提醒人们要警惕虚假的阿谀奉承，以免钻进坏人设置的圈套，以致上当受骗。

| 29

My heart beats her waves at the shore of the world and writes upon it her signature in tears with the words，"I love thee."

在"世界"的海边，我的心拍击着她的波浪，以泪水在上面写她的心迹："我爱你。"

［简析］

通过在这首诗中营构的空灵宏远意境，泰戈尔坦陈心志：他爱这个世界。 以心拍击世界之浪，透露出尽力为世人服务的志向。 然而，有时他被误解，受到诟病，甚至受到无端攻击。 尽管如此，他不改初心，以痛苦的泪水，甚至以委屈的泪水，在他的作品中书写对世人的爱，以此表明对理想的持守。

｜ 30

"Moon, for what do you wait?"

"To salute the sun for whom I must make way."

"晨月呀，你在等着做什么事呢？"

"对我必须为其让路的旭日致敬。"

[简析]

英译原作系孟加拉语诗集《尘埃集》中的《稽首》：

> 旭日东升，晨月的风采消退，
>
> 然而晨月语气平静地说：
>
> "我在坠落的海滩等待，
>
> 向喷薄的太阳稽首礼拜。"

　　社会中任何一项事业，无不是前人披棘斩荆，开辟道路，后人沿着前人开辟的道路前进，才不断取得新的成就。原作和英译中的"晨月"和"旭日"，就是前人和后人的象征。红日东升，"晨月"在海滩坠落，这周而复始的自然现象，是各种事业承上启下的生动比喻。原作中人格化了的"晨月"的自言自语和译文中刻意安排的人与"晨月"的对话中，蕴含着诗人对在各项事业中甘为人梯的美德的赞扬。

｜ 31

The trees come up to my window like the yearning voice of the dumb earth.

几棵树长到我的窗口，仿佛是沉默的大地发出的渴望的声音。

[简析]

泰戈尔坚信，他与树木同根同源，来自大地。他在散文《生命——心灵》中写了与窗前路边一棵榕树的对话。他对榕树说："是的，千真万确，我是你的游伴。亿万年来，在泥土的游戏室里，我和你一样一口一口吮吸阳光，分享大地甘美的乳汁。"他忽然听见榕树说："你说得对。"由此可见，大地既是"树"的母亲，也是他的母亲。诗人与树心灵相通，所以，他从树叶的飒飒声中，能听到"沉默的大地"的心声。他这种不无合理成分的进化论，在这首诗中得到诗性表述。

32

His own mornings are new surprises to God.

天帝的眼里，他自己的早晨也是新奇的。

[简析]

这首诗中的"天帝"是印度神话中的创造大神。按照诗人信奉的宗教观点，万物万象，皆为天帝所创造，甚至"早晨"也是他的创造物。他进行创造，总用新材料，因而创造物形态各异，每日的"早晨"也各不相同。所以，他看到，他每天创造的"早晨"新颖奇妙，赏心悦目。

33

Life finds its wealth by the claims of the world, and its worth by the claims of love.

因为"世界"的要求，生命发现自己的财富。

因为爱的要求，生命又发现自己的价值。

［简析］

这首诗诠释上层建筑与经济基础的迥异。 "世界的要求"是物质的，人类创造丰裕的财富，满足各种物质要求，得以生存，得以繁衍。 不过，"财富"满足的是低层次的需求。 而"爱的要求"是精神的，形而上的，是高层次的需求。 较之物质需求，人类更需要精神需求，更需要"爱"，因为"爱"具有生命不可缺少的更高"价值"。

| 34

The dry river-bed finds no thanks for its past.

干涸的河床不希求别人感谢它过去的作为。

［简析］

这首诗中往昔丰满的一条河，为了两岸的农业生产和农民的生活，毫不吝啬地奉献饮用水和灌溉用水。 后来，人类滥采乱伐树木等原因，造成水土流失，甚至河水断流、"河床干涸"的严重恶果。 然而，这条河既不记恨缺少科学知识的民众，也不图人们感谢它昔日的无私奉献。 这条干涸的河是全心全意为民服务，最后贫困潦倒，但无怨无悔，终生不图报答的无私奉献者的象征。

| 35

The bird wishes it were a cloud.

The cloud wishes it were a bird.

飞鸟希望变成一片云彩。

云彩希望变成一只飞鸟。

［简析］

英译根据孟加拉语诗集《尘埃集》中的《愿望》改写，原作是：

"杧果，你的理想，请告诉我。"

"具有甘蔗质朴的甜蜜。"杧果说。

"甘蔗，你心里有什么期冀？"

甘蔗说："充盈杧果芳香的液汁。"

杧果是印度的水果之王，甘蔗则是为大众提供普通甜汁的经济作物。 这首诗中的杧果和甘蔗，分别是印度上层人士和下层平民的象征。 水果之王的理想，是获得"质朴的甜蜜"，寓意是与平民打成一片，同甘共苦。 甘蔗向往杧果的"芳香液汁"，隐义是对提升自身地位的期盼。 杧果和甘蔗推心置腹的真诚对话中，传达出建立各阶层民众互相尊重、和睦同处的美好理想。 杧果、甘蔗是印度的热带水果，以杧果、甘蔗比喻人，印度读者读着感到很亲切，但位于寒带不产杧果、甘蔗的西方国家的读者却会有生疏之感。所以，泰戈尔翻译此诗，把"杧果""甘蔗"改为西方读者更为熟悉的"飞鸟""云彩"，原作的印度属性转变为世界属性，外国读者阅读就不觉得是译作了。"飞鸟"和"云彩"均擅飞翔，但各有特长，"云彩"在高空漫游，"飞鸟"可以栖息于任何地方的树林中。对两者希望成为对方的描述中，深蕴对名人高士虚怀若谷，汲取他人长处，从而更加博学多才的热情称赞。 原作和英译中的抒情主人公虽然不同，但从虚心好学、完美自身这一点上，两者仍有相似之处。

36

The waterfall sings, "I find my song, when I find my freedom."

瀑布唱道："我找到自由，也就找到了我的歌。"

［简析］

这首诗的"瀑布"是执着追求自由的比喻。 泰戈尔在现实主义剧作《自由之瀑》中对这种"瀑布"作了生动描写。 国王罗诺基德下令修建堵住瀑布的"钢铁大坝",是殖民统治的象征。 太子奥维吉德凿塌大坝,瀑布倾泄而出,兴奋放歌,这欢快的意境中,显现出印度人民在不远的将来获得独立的动人情景。

| 37

I cannot tell why this heart languishes in silence.

It is for small needs it never asks, or knows or remembers.

我说不清楚这颗心为什么不快地沉默着。

它从不知道,从不要求,也从不铭记极小的需要。

［简析］

这首诗中流露出泰戈尔被人误解的郁闷心情。 诗人除了进行文学创作,还把大部分精力和有限财力用于创办管理学校,因此常常入不敷出,甚至债台高筑。 他虽从不为个人提出极小的要求,却仍受到包括个别家族成员在内的一些人的抱怨,甚至无端指责。但他无法辩解,无法让别人明白他办校的深远意义,不快的"沉默"中,显露他当时的寥落心境。

| 38

Woman, when you move about in your household service your limbs sing like a hill stream among its pebbles.

女人,你忙忙碌碌做家务事时,你的手足在唱歌,犹如山泉潺潺地流过岩石。

［简析］

在泰戈尔的笔下，古往今来，女性是纯洁而高尚的。 他在《西行日记》中写道："女人带着身心内外情愫点染过的乐趣，成为活生生的艺术女神，出生在男人的世界。"诗中的这位"女人"，可能是 1902 年 8 月因病早逝的妻子穆丽纳里妮，可能是泰戈尔家族的其他女性成员，也可能是在诗人家中生活过一段时间的女人。 她做家务，手足好像在"唱歌"，也像泉水"潺潺地流过岩石"，她干活儿时的欢快神情、动作的麻利，跃然纸上。这种真切细致的描绘中饱含诗人对勤快女性的尊重和赞美。

| 39

The sun goes to cross the Western sea, leaving its last salutation to the East.

夕阳走过西海时，向东方表示最后的敬意。

［简析］

这首诗中的"夕阳"具有多重指向性，它可能是一个人的象征，也可能是一个政党的隐喻。"东方"是太阳冉冉升起之地，其寓义可能是一个人的起步之处，也可能是一个政党的发祥地。 太阳行空一日，黄昏时分，落入西海之际，对"东方"表示的"敬意"中，暗含成功人士对提携者的知恩图报，或对努力实现政治目标的政党不忘其支持者的褒赞。

| 40

Do not blame your food because you have no appetite.

不要因为你没有食欲而责备你的饭菜。

［简析］

这首诗中的"你"没有"食欲"，可能是因为身体不适。 可是不去看病，不去找出没有食欲的真正原因，而是一迭声地埋怨饭菜不对胃口。 诗人对他的规劝，其实是委婉地批评某些遭到挫折的人，看不到自身缺点或才能欠缺，不肯找一找主观原因，却一味抱怨客观原因。

| 41

The trees, like the longings of the earth, stand a-tiptoe to peep at the heaven.

树木像大地的热望，踮着脚尖窥望天国。

［简析］

这首诗中人格化的"树木"，"踮着脚尖"，仰望象征美好未来的天国。 这是个具有多重含义的意象。"树木"或许是执着追求美好世界的诗人本人，也可能是诗人寄予厚望的一个渴望成为著名作家的青年学子，还可能是一个胸怀民族复兴宏志的群众领袖的隐喻。

| 42

You smiled and talked to me of nothing and I felt that for this I had been waiting long.

你微笑着不和我说话，而我觉得，为了这一幕，我已等了漫长的岁月。

［简析］

这首诗中坐在泰戈尔面前的"你"，大概是诗人新交的晚辈，是女性，也可能是男性。 此前，或许两人已有书信往来，就各种问题交流过看法，有广泛共识。 然而，初次晤面，在诗人泰戈尔面前，"你"仍然有些拘谨，面带"微笑"，沉默着，一时不知说什么好。 而这一幕，是诗人早就预料到的。

| 43

The fish in the water is silent，the animal on the earth is noisy，the bird in the air is singing，
But Man has in him the silence of the sea，the noise of the earth and the music of the air.

水中的鱼儿默不作声，陆地上的兽类嘶鸣嗥叫，空中的飞鸟唱着歌儿。
人类中有海的沉默，有地上的喧嚣，也有空中的歌声。

［简析］
　　人类的沉默、喧嚣和歌声是抽象的、无形的，无从目睹，描述需费大量笔墨。 但在这首诗中，借助有形的海水中的鱼儿、地上的兽类和空中的飞鸟，这三个意象的可观的姿态和可听的嗥叫、啼鸣，得以生动呈现，显示出诗人"借助有形表现无形"的娴熟诗歌技法。

| 44

The world rushes on over the strings of the lingering heart making the music of sadness.

世界跑过犹豫之心的琴弦，奏响悲郁的乐曲。

［简析］
　　这首诗中的"犹豫之心"，应是对自己能否跟上社会前进的步伐持怀疑态度的某些人的象征。 然而，人格化的世界，不会因他们彷徨和失望而驻足不前，而会踩着他们的心弦，像演奏一样，踩出让他们悲伤的"乐曲"，径自前行。 诗中世界奋进这一幕，似在提醒这些人，应找出落后的原因，及时调整心态，与时俱进。

| 45

He has made his weapons his gods.

When his weapons win he is defeated himself.

他把他的武器当作他的神。

他的武器打赢时，他自己惨遭失败。

［简析］

在泰戈尔所处的时代，他——英国殖民当局，夸大武器的威力，以为武器是神，所向披靡，战无不胜。凭借神一般凶悍的武器，镇压群众运动，或许暂时可以获得"胜利"，但在民众心中种下仇恨的种子，必将招来持续不断的强烈反抗，最后使他"惨遭失败"。诗人的预言已成为历史事实。

| 46

God finds himself by creating.

天帝在创造中发现了他自己。

［简析］

英译中的 God 是印度教的创造大神梵天。诗中浓缩着诗人的宗教信念。按照他信奉的古典《奥义书》的理论，梵天创造大千世界，创造万物，且与万物融为一体，所以，他无时不在，无处不在。能以其无与匹敌的法眼，在其创造的万物万事万景中窥见自己的身影。

| 47

Shadow, with her veil drawn, follows Light in secret meekness, with her silent steps of love.

阴影戴着面纱，满心秘密的温柔，迈着无声的爱的脚步，跟在"光"的后面。

[简析]

这首诗中力图以可见的"阴影"与"光"，描述抽象的爱情。"阴影"与"光"寸步不离，这是常见的自然现象。 当"阴影"被赋予孟加拉女性特征、情感和举止时，便成为痴心的女性恋人的形象，而"光"则成了她心中的白马王子。"爱"使"阴影"与"光"片刻不分离，暗喻一对忠贞恋人每日相伴相随，缠绵缱绻。

| 48

The stars are not afraid to appear like fireflies.

星星不怕像萤火虫那样显现。

[简析]

天上的明星，每夜闪射亮光，万众瞩目。 而萤火虫忽隐忽现，只给人以微光，几乎无人关注。 显然，这首诗中的明星和"萤火虫"，分别是名人和普通人的象征。 明星不怕像萤火虫那样显现的言外之意，是做大事的名人也可以做普通人做的小事。 这是对名人能上能下，需要时甘当配角的热情赞扬。

｜ 49

I thank thee that I am none of the wheels of power but I am one with the living creatures that are crushed by it.

谢谢你，我不是权力的一个车轮，而是被权力的车轮碾压的活人中的一员。

［简析］

泰戈尔在这首诗中斩钉截铁地对某个希望他为英国殖民政府效力的人表明政治立场：他决不会被外国统治者收买，去当殖民统治的"车轮"，碾压印度民众，做亲者痛、仇者快的事情。 相反，即便受到迫害，"被权力的车轮碾压"，粉身碎骨，也要坚定地与被压迫的亿万民众站在一起。 诗人在阿姆利则惨案发生后，拍案而起，宣布放弃爵士称号，和广大印度人民一起，强烈谴责英国殖民当局血腥屠杀印度民众的滔天罪行。 他大义凛然的举动为这首诗作了最好的注解。

｜ 50

The mind, sharp but not broad, sticks at every point but does not move.

这心灵是敏感的，但不宽广，它固守在每个节点上，但不活跃。

［简析］

泰戈尔在这首诗中似在告诫心灵敏感的文坛新秀，不应囿于单一体裁的文学实践，不应满足于已取得的成绩，那样做就像固守一个节点，死守窠臼，重复一种样式的创作，是不可能有所建树的。 相反，应不断超越自我，拓展视野，尝试新体裁创作，奋力在新领域取得更大成就。

| 51

Your idol is shattered in the dust to prove that God's dust is greater than your idol.

你偶像的碎片散落在尘土中，这足以证明天帝的尘土比你的偶像更伟大。

[简析]

这首诗中的"你"指日本。"你偶像"指日本当时奋力赶超的西方国家。"偶像的碎片散落在尘土中"，暗示以前日本眼中极为强大的西方国家，陷入第一次世界大战泥淖中，已走上穷途末路。"偶像的碎片散落"这个意象中，也隐隐传出诗人对怀着争霸世界野心的日本终将步西方的后尘最终惨败的预言。而"天帝的尘土"是未被战争毒化之地的比喻。泰戈尔认为，进行肮脏战争的西方国家日趋衰败。相形之下，未参与战争的国家比西方国家更伟大。

| 52

Man does not reveal himself in his history, he struggles up through it.

人不在他的履历中展示自己，而在奋斗中崭露头角。

[简析]

这首诗中讲了两种人。一种人总在"履历中展示自己"，为过去取得的些许业绩沾沾自喜，在别人面前趾高气扬。对此，诗人当然是不赞同的。诗人赞许的，是把有所作为的昔日，当作新起点，确立有望实现的新目标，脚踏实地地奋斗。这样的人，必然能在任职领域"崭露头角"，不断进取，成为民众仰慕的楷模。

| 53

While the glass lamp rebukes the earthen for calling it cousin, the moon rises, and the glass lamp, with a bland smile, calls her, "My dear, dear sister."

玻璃灯斥责泥灯，因为泥灯称它为表哥。 月亮升起时，玻璃灯却笑嘻嘻地叫她："亲爱的，我亲爱的姐姐。"

［简析］
英译原作系《尘埃集》中的《至亲》：

> 煤油灯的火苗对泥灯说：
> "叫我哥哥，扭断你的颈脖。"
> 说话间皓月升上了青空——
> 煤油灯央道："下来呀，大哥！"

现实社会中，有一些人在老百姓面前，动辄吹胡子瞪眼，训斥辱骂，而在上司或高官面前低声下气，献媚逢迎。 原作中的煤油灯和英译中的玻璃灯，就是他们的象征。 原作中的煤油灯极为凶狠，竟要扭断与之称兄道弟的泥灯，置它于死地。 英译中玻璃灯态度略为温和，仅斥责泥灯叫自己"表哥"，不愿承认两者属同一家族。 英译称月亮为"亲爱的姐姐"，更符合西方读者的审美习惯。 煤油灯和玻璃灯在泥灯和月亮面前的自我表白中，那些欺凌平民、攀附显贵的小人的丑恶嘴脸暴露无遗。

| 54

Like the meeting of the seagulls and the waves we meet and come near. The seagulls fly off, the waves roll away and we depart.

就像海鸥和海涛相遇，我们相逢了，走近了。 海鸥飞离，海涛滚滚而去，我们也分离了。

［简析］

泰戈尔应邀在印度各地访问、演讲，并 12 次出国访问，为国际大学寻求赞助，足迹遍布 35 个国家。 他把与东道主或朋友的相逢和离别喻为海鸥飞近和飞离海涛。 由两个意象——海鸥和海涛组成的移动画面中，映现他的匆忙身影，体味到他与友人相遇的喜悦和一次次告别友人的不舍之情。

55

My day is done, and I am like a boat drawn on the beach, listening to the dance-music of the tide in the evening.

我的白天消逝了，于是我像一只拖上沙滩的木船，倾听着晚潮的舞乐。

［简析］

这首诗是泰戈尔一个个繁忙日子的写照。 白天，除了写作，他还要接待等候已久的许多来访者，处理学校的各种杂事，忙得喘不上一口气，像一只航行的"木船"，一刻不停地搏击风浪，驶向既定目标。 到了晚上，则像"拖上沙滩的木船"，"拖上"两个字，让人联想到他需由仆人服侍的极度疲惫模样。 从倾听"晚潮的舞乐"的悠闲姿态中，可领会到他疲劳消除，身心已舒适放松了。

56

Life is given to us, we earn it by giving it.

生命是赐给我们的，我们献出生命才能得到生命。

[简析]

　　这首诗诠释生命的意义。 人的生命是父母赐予的，这是肉体的生命。 但人是社会成员，具有社会属性。 在社会中，乐意为他人服务，奉献自己的才能，必要时甚至为社会献出宝贵生命，虽死犹生，那时，才是永为民众铭记的"不朽生命"。

｜ 57

We come nearest to the great when we are great in humility.

我们最谦卑的时候，离伟大最近。

[简析]

　　这首格言诗诠释"谦逊"与"伟大"的内在关系。 谦虚的人头脑清醒，从不骄傲，既看到成绩也看到自己的不足，能自觉地弥补不足，取得新成就，登攀事业的新高峰。这首小诗与中国成语"满招损、谦受益"有异曲同工之妙。

｜ 58

The sparrow is sorry for the peacock at the burden of its tail.

麻雀为孔雀彩翎的重负而担忧。

[简析]

英译原作系《尘埃集》中的《负担》：

　　　缝叶鸟说："一遇见你，孔雀，

同情的泪水就涌满我的眼睛。"

孔雀问:"唔,缝叶鸟先生,

你为什么为我如此伤心?"

缝叶鸟答道:"你身子太小,

彩翎太长,看上去极不协调,

彩翎是你行动的一种妨碍。

你看我朝夕飞翔,轻盈自在。"

孔雀说:"不必徒然地辛酸,

需知荣誉的背后难免有负担。"

中国有句成语:杞人忧天。 原作中"好心"的缝叶鸟就是这样一个杞人。 由于缺少必要的审美知识,他不仅看不到孔雀的彩翎给人类带来美的享受,还认为它过长,形成身体的"不协调",妨碍飞翔。 他因无知而自鸣得意,觉得相比之下自己身子"轻盈",整天在空中飞来飞去,何等快活! 他的可笑言论中,蕴含对学识短浅者的坦诚批评。 不过,孔雀的自白"荣誉的背后有负担",倒是反映了客观事实,其中杂糅诗人的切身体会。 原作中西方读者不太熟悉的"缝叶鸟",在英译中改为无人不晓的"麻雀",更易为西方读者接受。 原作是押韵的八行诗,译成英文,浓缩成了极其精辟的一句,诗趣隽永,颇耐品咀。

59

Never be afraid of the moments, thus sings the voice of the everlasting.

我从不害怕瞬息——永恒之声这样唱道。

[简析]

这首诗托物言志。"永恒"不怕"瞬息",是因为"永恒"知晓,一个"瞬息"极其短暂,可自己正是由密密匝匝的无穷"瞬息"组成的。 它的省悟,给人的启示是,在人生旅途中，只要珍惜每天的每个瞬息，刻苦学习，攀登一座座知识的高峰，对社会做出的贡献将永载史册。

| 60

The hurricane seeks the shortest road by the no-road，and suddenly ends its search in the Nowhere.

飓风在无路之处寻找最短的路，又忽然在不知名的地方停止寻找。

［简析］

泰戈尔施展想象，生动描写飓风的行事方式，似在告诫世人，从事自然科学和社会科学的研究，必须要遵守客观规则，一步步严谨探索。 诗中的"飓风"，是不尊重规律、想走捷径的急功近利者的象征，他们必然陷入迷津，懊丧地停止前进的脚步。

| 61

Take my wine in my own cup，friend.
It loses its wreath of foam when poured into that of others.

用我的杯子饮我的酒吧，朋友。
斟进别人的杯里，这酒就失去涨溢的泡沫。

［简析］

这位朋友，应是与泰戈尔切磋文学创作技法的文友。"酒"和"杯子"，是文学作品和艺术风格的比喻。 用他人之杯，去品尝泰戈尔酿造的美酒，是指以他人的艺术风格，去鉴赏泰戈尔的作品，必然品尝不到泰戈尔作品的真味，更看不到"涨溢的泡沫"——衍生新作的可能性了。 以不同的杯盏去品尝不同的佳酿的表述中，凸现了诗人允许不同艺术风格存在的主张。

| 62

The Perfect decks itself in beauty for the love of the Imperfect.

为表示对"不完美"的爱,"完美"装扮得很美丽。

[简析]

"不完美"与"完美"是一对矛盾。 按照泰戈尔的艺术观,做任何事情,开始总是不完美的。 把"不完美"与"完美"喻为一对情人,别出心裁地阐明了"不完美"与"完美"关系之密切。 "完美"装扮得很美丽,去吸引"不完美",其实是委婉地抒写人们把事物的"不完美"转化为"完美"的急切心情。

| 63

God says to man, "I heal you therefore I hurt, love you therefore punish."

天帝对人说:"我医治你,所以才伤害你;我爱你,所以才惩罚你。"

[简析]

在这首诗中,天帝对人说的一番话,揭示一条真理:不破不立。 也就是说,先砸碎旧世界,"医治"旧世界,才能创造新世界。 此外,人类犯的各种错误导致天灾人祸、战争兵燹,只有经受妻离子散的痛苦,受到严厉"惩罚"后,才能认识错误,纠正错误,方能洞悟"爱"的宝贵,从此倍加珍惜。

│ 64

Thank the flame for its light, but do not forget the lampholder standing in the shade with constancy of patience.

感谢火焰给予光明，但不要忘了坚忍地蹲在黑暗中的灯座。

［简析］

泰戈尔在创办学校和开展农村重建的过程中，真切地认识到，一项事业的成功，是许多人通力合作的结果。诗中的"火焰"和黑暗中的"灯座"，分别是各项事业的领军人物和幕后支持者的象征。不忘记"蹲在黑暗中的灯座"这句话，道出了诗人对周围默默支持他事业的许多普通人的感激之情。

│ 65

Tiny grass, your steps are small, but you possess the earth under your tread.

小草啊，你的步子虽小，但你拥有你步履下的土地。

［简析］

俗话说，三百六十行，行行出状元。这首诗中的"小草"是从事普通行业的亿万人的象征。他们不像风云人物那样做出杰出贡献，闻名遐迩，但他们在社会中拥有一小块土地，每天勤勤恳恳为他人服务，也是不可缺少的。对"小草"的称颂，既是对从事普通工作的人的鼓励，也表达了诗人对广大平民的尊重。

| 66

The infant flower opens its bud and cries, "Dear world, please do not fade."

花蕾张开花瓣，叫道："亲爱的世界，请不要枯萎！"

[简析]

英译原作系孟加拉语诗集《尘埃集》中的《担忧》：

> 嫩苞睁开眼睛，环顾大地——
> 大地葱绿、清新、秀丽，充满温馨、旋律。
> 它恳切央求："哦，亲爱的，
> 只要我活着，你跟我生活在一起。"

原作中的"嫩苞"睁开眼看到的葱绿大地上，鲜花怒放，回荡着令人陶醉的优美歌声。英译中"花蕾"请求世界"不要枯萎"。它们是谁的象征呢？大概是亿万善良的印度民众。它们殷殷祈求这样的美景永存，表达了印度人民对消除残酷殖民统治下的深重苦难，摆脱贫穷，追求美好幸福生活的憧憬。英译中把原作的"大地"改为"世界"，从而让各国读者读此诗时更加感受到诗中抒发的他们对世界的热爱。

| 67

God grows weary of great kingdoms, but never of little flowers.

天帝对大帝国产生厌恶，但从不厌烦小花。

［简析］

1914 年，为重新瓜分世界和争夺世界霸权，德意志帝国、奥匈帝国、奥斯曼帝国等组成的同盟国阵营，与大英帝国、俄罗斯帝国等组成的协约国阵营之间，爆发了第一次世界大战。 这首诗中通过对天帝态度的描写，对众多给人类带来深重灾难的"大帝国"表示"厌恶"，对成千上万丧生的"小花"似的普通士兵表示深切同情。

| 68

Wrong cannot afford defeat but Right can.

错误经受不起失败，但正确经受得起。

［简析］

这首诗中宣示的是，人的一生，只要方向选对了，道路走对了，即使碰到困难，受到挫折，暂时"失败"，但只要总结教训，坚持下去，最后一定能实现人生目标。 但方向错了，走上邪路，一旦"失败"，栽了跟头，恐怕就很难爬起来了。 现实生活中，这样的例子数不胜数。

| 69

"I give my whole water in joy，" sings the waterfall，"though little of it is enough for the thirsty."

"我愉快地给了我全部的水，"瀑布唱道，"尽管对于干渴的人，其中一小部分就足够了。"

［简析］

"诗言志"。 在这首诗中，通过瀑布的歌声表明志趣，展示立身行事。 如同瀑布行善，及时为"干渴的人"供水，解人之渴，诗人在田庄期间，接济佃农；把率领国际大学艺术团在加尔各答的演出收入，捐给帕古拉县的赈灾基金组织，救助灾民。 不仅如此，他还像瀑布愉快地赠送"全部的水"那样，倾其所有，甚至用变卖妻子的首饰得到的钱经管国际大学，表现出完全彻底的无私精神。 事实表明，诗人确实具有瀑布那样的崇高品德。

| 70

Where is the fountain that throws up these flowers in a ceaseless outbreak of ecstasy?

爆发一阵阵狂喜，把那些鲜花抛向空中的缘由在哪儿呢？

［简析］

泰戈尔所处的年代，有些阅历浅薄、头脑简单的年轻人，受社会潮流的影响，只要参加为某些政客举行的集会，心中便涌现"一阵阵狂喜"，把欢迎的鲜花"抛向空中"。 这首诗中的诘问，是要这些年轻人静下心来，认真思考，他们是否真正了解那些政客的意图，那些政客是否值得他们去追随。

| 71

The woodcutter's axe begged for its handle from the tree.

The tree gave it.

樵夫的斧头向大树要斧柄。

大树立刻给了它。

[简析]

英译原作系孟加拉语诗集《尘埃集》中的《国家政策》：

> 斧头说："娑罗树，
> 你应慷慨对我布施！
> 我至今没有木柄，
> 快给我一根柯枝！"
> 一旦柯枝制成精巧的木柄，
> 乞施者再无乞施的忧思，
> 树根上接二连三地猛砍，
> 可怜的娑罗树倒地咽气。

　　原作译成英文，有较大改动。 原作中"斧头"跟"娑罗树"要一根树枝做木柄。"娑罗树"慷慨地给了它。"斧头"有了木柄，转身就把"娑罗树"砍倒砍死。"斧头"是忘恩负义、以怨报德的卑鄙小人的象征。 英译中删除原作的后半部分，通过对"樵夫的斧头"需要木柄，"大树"二话不说立刻赠送的描写，赞扬两个朋友一方有难另一方立刻伸出援手的真诚友谊。 这种友谊必然受到西方读者赞赏。 原作中西方读者不熟悉的"娑罗树"译成英语，改为西方无处不在的"大树"，这样处理，更易为西方读者读懂。

72

In my solitude of heart I feel the sigh of this widowed evening veiled with mist and rain.

孀居的黄昏蒙着雨雾的面纱，我在我寂寞的心里感觉到了她的叹息。

[简析]

人的一生，有顺境也有逆境，有成功也有挫败，有快乐也有痛苦。 泰戈尔也是如此。 他致力于教育和农村改革实验，召募员工和资金筹措，屡次受挫。 这首诗托物言情，表现他受挫后的迷茫情状。 心境凄凉之时，在他眼里，黄昏像孤寂无助的寡妇，"蒙着雨雾的面纱"不能开口对人诉说凄苦。 诗人的处境与之相似，黄昏的"叹息"，其实也是他因无法宣泄苦楚而在心中发出的长叹。

| 73

Chastity is a wealth that comes from abundance of love.

贞操是富丽的爱情中产生的财富。

［简析］

这首诗中浓缩了泰戈尔的爱情观。 诗人认为，自古以来，亿万人的爱情多姿多彩，极为"富丽"。 但"贞操"是爱情最珍贵的"财富"。 夫妻相敬如宾，和睦生活，终生相守，彼此忠贞不渝，才能拥有这份"财富"。 他曾说"爱情意味着两个人的世界，在爱情中一加一还是一"。 泰戈尔41岁丧妻，之后独处数十年，并世稀见。 他以"专一的爱"终生偿还妻子的情债，为这首诗作了最精当的注释。

| 74

The mist, like love, plays upon the heart of the hills and brings out surprises of beauty.

雾好似爱情，在群山的心中游戏，创造各种美的奇迹。

［简析］

这首诗给即将谈情说爱的年轻人的启迪是，爱情扑朔迷离，像一片迷雾，不知里面究竟有什么。 然而，爱情也如同群山中飘浮的雾，形态色彩时刻变化，给人以美的享受，一对男女，经历穿过浓雾一样的熟悉彼此的过程，赢得对方的心，喜结连理，之后在各方面彼此理解，彼此支持，就会成就彼此的事业，创造出人生"美的奇迹"。

│ 75

We read the world wrong and say that it deceives us.

我们把世界读错了，反倒说世界欺骗了我们。

［简析］

这首诗的旨归，是如何认识主观世界和客观世界。　读错世界的意思，是不去艰苦地探索世界，看不清楚客观现实，不明白世界上为何有黑暗面，感到自己难以适应现实社会，郁郁寡欢。　其实，世界也有光明面。　人生路上，每个人总会遇到不尽人意的事情。如果遇到困难，遭到挫折，就大发牢骚，抱怨世界欺骗了自己，这不能改变现状，无助于解决问题，只会使自己萎靡不振。　相反，只要读懂世界，认清现实，从容地面对困难，就能成功地跨越一个个障碍。

│ 76

The poet wind is out over the sea and the forest to seek his own voice.

诗风掠过海洋和森林，去寻找自己的声音。

［简析］

这首诗是泰戈尔诗歌风格见解的形象呈现。　古往今来，各国诗人像清风"掠过海洋和森林"那样，在不同的路径进行探索，撷词摘藻，选择恰当格律，寻觅中意形式，以奇谲的想象创作题材繁多的作品，渐渐形成自己的独特风格，或简洁洗练，或沉郁凝重，或委婉绚丽，或气势恢宏，于是诗苑呈现百花争艳的喜人景象。

| 77

Every child comes with the message that God is not yet discouraged of man.

每个出生的孩子带来这条信息：神明对人类还没有失望。

［简析］

降临人世的孩子一个个天真无邪，给世界带来无尽的"纯真"。 在诗人看来，用这样的"纯真"，可以涤洗人类中的"邪恶"。 这首诗中说神明对人类还没有"失望"，其实这也无声地讲述了诗人对未来的信心：前途光明，一代代新人能够改造旧世界，创造新世界。

| 78

The grass seeks her crowd in the earth.

The tree seeks his solitude of the sky.

绿草在大地上寻找她的伙伴。

树木在远空寻找他的寂寞。

［简析］

这首诗中，"绿草"和"树木"，应是普通领域从事平凡工作的普通人和在高深或全新领域探索者的象征。 大地上的"绿草"茂密，象征着普通人数不胜数，关系密切，需要帮助，找个"伙伴"非常容易。 但像泰戈尔这样的大诗人，在不同阶段进行不同诗体的创作探索，曲高和寡，难觅知音，仿佛是矗立高空的"树木"，终日只有"寂寞"陪伴。

┃ 79

Man barricades against himself.

人建造了自己的樊篱。

[简析]

这首诗中勾勒了一种常见的社会现象。"樊篱"就是所谓的"围城",所谓的"束缚",例如爱情、婚姻、职位,不一而足。它是人自找的,自建的。可这只是事情的一个方面,如果能为他人着想,心甘情愿地付出,在这样的"樊篱"中,也享有自由,也有快乐,也能开辟新天地,建功立业。

┃ 80

Your voice, my friend, wanders in my heart, like the muffled sound of the sea among these listening pines.

我的朋友,你的话音在我心间萦回,如同大海的低吟浅唱,缭绕在聆听着的松林之间。

[简析]

这首诗中的这位"朋友",应是与泰戈尔交往多年的莫逆之交。每次诗人与这位才子倾心交流之后,他的话音,如同松林之间缭绕的"大海的低吟浅唱",在诗人心中久久"萦回",足见这位友人有关文学创作的高见,使诗人受到启发,茅塞顿开,获得了写出新作的灵感。

| 81

What is this unseen flame of darkness whose sparks are the stars?

"黑暗"的看不见的火焰，它的火花是繁星，它究竟是什么样子呢？

[简析]

这首诗中的"黑暗"，是不被重视甚至受到歧视的广大下层群众的象征。 诗人在农村经管祖传田庄的十年间，与农民有较多接触，渐渐认识到下层群众中间蕴藏着"繁星"般推动社会前进的巨大动力。 在"它究竟是什么样子呢"的发问中，诗人坦然表示因种种局限未能与他们打成一片，对未能发挥他们无穷潜力表示愧疚。

| 82

Let life be beautiful like summer flowers and death like autumn leaves.

让生命像夏天的鲜花一样绚丽，让死亡像秋天的树叶一样静美。

[简析]

这首诗中浓缩泰戈尔对生死的睿智识见。 诗人认为，人活着，就要像夏天绽放的鲜花，灿烂、绚丽，给人以美的享受那样，付出全部精力，为社会做出最杰出的贡献，活得有意义、有价值。 这样，在人生的终点，心中便无一丝遗憾，就能像秋叶飘然落地，归返自然那样，淡定平静地离开人世。

| 83

He who wants to do good knocks at the gate ; he who loves finds the gate open.

想要行善的人，举手叩门；而有爱心的人，看见门敞开着哩。

[简析]

英译原作系孟加拉语诗集《随想集》第 178 首：

> 乐善好施者，只站在门口，
>
> 心里有博爱，走进千家万户。

布施是印度宗教信仰者的宗教义务之一。 宗教节日期间，富裕的印度教徒把一些财物施舍给穷人。 过宰牲节，家境殷实的穆斯林把一部分牛羊肉分发给贫困的左邻右舍。这种站在门口的善行，只能起到缓解贫富矛盾的作用。 泰戈尔一生主张普及教育，创办合作社，探索惠及万民的消除贫困之路，怀着"爱心"，把小康生活送进贫民的屋里。"站在门口"和"走进千家万户"形成鲜明对比，凸显了布施与诗人倡导的教育救国的本质区别。

| 84

In death the many becomes one ; in life the one becomes many.

Religion will be one when God is dead.

死亡中，众多归一；生命中，这"一"化为众多。

一旦神祇绝灭，宗教合为一种。

[简析]

英译原作系孟加拉语诗集《随想集》第173首：

> 生命的特质繁多，死的意思相同。
>
> 神祇假如绝灭，宗教只剩一种。

这首诗聚焦生命现象：世界上生命的种类极其繁多，一种生命各个时期的形式也有所不同。然而，一旦呼吸停止，死亡便是万千生命的相同结局，生命的载体无不成为一撮黄土。这给读者的启示是，既然死亡是包括人类在内的所有生物的必然归宿，也就不必对死亡心怀无谓的恐惧。人类历史上，不同的神祇是信奉不同的宗教的人创造出来的。未来某一天，神祇一旦泯灭，大概就是世界大同了，那时人即神，唯一的信仰，就是人相信自己了。

| 85

The artist is the lover of Nature, therefore he is her slave and her master.

艺术家是自然的情人，所以他既是自然的奴隶也是自然的主人。

[简析]

艺术家的创作实践是这首诗的题旨。泰戈尔认为，艺术家首先应热爱自然，成为"自然的情人"，才会有生命体验和表现自然的满腔热情。与此同时，当自然的"奴隶"，即对自然怀有敬畏之心，严谨地观察自然、认知自然。在此基础上，像"自然的主人"那样，苦心孤诣，写出契合自然、真实的佳作。

| 86

"How far are you from me，O，Fruit？"

"I am hidden in your heart，O，Flower."

"哦，果实，你离我多远呀？"

"哦，鲜花，我藏在你心里哩。"

［简析］

英译原作系孟加拉语诗集《尘埃集》中的《花与果实》：

> 花儿焦急地问:"喂,我的果实,
> 告诉我你可曾成熟,快告诉我!"
> 果实回答:"先生,你嚷嚷什么,
> 我始终在你的心窝。"

这首诗中的"果实"，是对人们期望的某项事业的成果的比喻。 就像受制于自然规律，植物的种子发芽、叶片萌生、果实成熟，有一个过程，人们从事一项事业，不可过于焦急地期望获得成功，而要持之以恒地努力，最后一定能取得期望的成果。 英译中，省略了叙述，只保留对话，较原作更为精练，但因对话中有"果实""鲜花"两个字眼，听懂这两者的对话是不难的。

| 87

This longing is for the one who is felt in the dark，but not seen in the day.

这渴望，是为在黑暗中可以感觉到，但在白天看不见的一物而产生的。

［简析］

这首诗中简练地描摹了当时的社会现实。 在英国殖民统治下的印度，广大群众身处漫漫"黑暗中"。 他们"渴望"的，是沦为殖民地后的一百多年来，苦苦追求的祖国的独立，但在"白天"举目四望，在严酷现实中，"一物"——独立，杳无踪影。 这悲凉的画面中，可感受到当时群众运动处于低潮，以及社会上弥漫的失望情绪。

| 88

"You are the big drop of dew under the lotus leaf, I am the smaller one on its upper side."
said the dewdrop to the lake.

露珠对湖说："你是荷叶下面的一颗大露珠，我是荷叶上面较小的一颗露珠。"

［简析］

英译原作系孟加拉语诗集《尘埃集》中的《渺小的高傲》：

> 水草昂起头说："池塘，请记录，
> 我又赐给你一滴清露。"

原作中的"水草"高估个人能量，误认为池塘里的水，是从草叶上坠落的一滴滴露水积蓄而成。 为此，它得意扬扬，从它迫不及待向"池塘"的通报声中，暴露出它不知天高地厚的狭隘眼界。 英译中，把抒情主人公由"水草"改为"露珠"。"露珠"同样妄自尊大，认为"湖"是一颗大露珠，它是一颗小露珠，二者相差无几，这也暴露了它小觑他人、高看自己的偏狭本性。 诗人通过"水草"和"露珠"的可笑狂言，告诉读者：知识是无限的，好像大湖，而每个人掌握的知识其实是非常有限的，如同草叶上的一滴露珠而已，所以，人应有自知之明，一辈子谦虚谨慎。

| 89

The scabbard is content to be dull when it protects the keenness of the sword.

剑鞘保护剑的锋利时，满足于自己的钝。

［简析］

这首诗中的"剑"与"鞘"，是不同职业的比喻。"剑"比喻重要职业，"鞘"比喻普通职业。"鞘"保护"剑"，"剑"离不开"鞘"。"剑"的锋利，全靠"鞘"的保护，双方互为依靠。这说明职业有高下之分，但没有贵贱之分，社会中各种职业，彼此关联，彼此依赖，缺少任何一种职业，社会就不能正常运转。从人格化的"鞘""满足于自己的钝"中，无声地歌颂了亿万民众在平凡岗位上忠于职守的精神。

| 90

In darkness the One appears as uniform; in the light the One appears as manifold.

在黑暗中，"一"以"统一"的面目出现，在光明中，"一"以繁多的面目出现。

［简析］

英译原作系孟加拉语诗集《随想集》第 174 首：

　　"黑暗"的眼里，"一"等于万物。
　　"光"观察"一"，从不同的角度。

这首诗中的"一"，不是阿拉伯数字"1"，而是印度古籍《奥义书》中的梵天。根据《奥义书》的说法，梵天创造了世界，万物万象是梵天的创造物。泰戈尔在《古印度的"一"》中说："这个'一'是万物之神，是众生之主。"当夜幕降临，世界万物沉浸在黑暗中时，万物仿佛融于黑暗，成为一个"统一"体。 而当阳光普照大地时，消融于"一"中的万物，以"繁多的面目出现"了。 这个印度古代哲学观点，在光影交替中得到了诗化。

| 91

The great earth makes herself hospitable with the help of the grass.

大地有了绿草的帮助，才变得好客。

［简析］

这首诗托物抒怀，阐明人世间互相帮助的重要性。 俗话说，一个篱笆三个桩，一个好汉三个帮。 这首诗中的"大地"之所以"好客"，是因为它得到了绿草的真诚相助，大地得以焕然一新，清新怡人，为此，热情款待"绿草"。"好客"的寓义是投桃报李，你帮助了别人，别人必定给予回报。

| 92

The birth and death of the leaves are the rapid whirls of the eddy whose wider circles move slowly among stars.

树叶的生生死死，是一种快速旋转的循环，更大的循环，在繁星之间缓缓转动。

［简析］

这首诗解析习见的自然现象，耐人寻味。 年年岁岁，树叶在春天萌发，在秋天枯黄，在冬天枯死，这种周而复始的"循环"，在近距离观察的目光下，是快速的。 星星的移动其实更快，但人仰望浩渺天宇，因距离太远，却觉得极为缓慢，甚至觉得纹丝不动。 显然，人的视觉效果，因距离的远近而迥然不同。

┃ 93

Power said to the world, "You are mine. "

The world kept it prisoner on her throne.

Love said to the world, "I am thine. "

The world gave it the freedom of her house.

强权对世界说："你是我的。"

世界就使强权沦为她王座上的囚徒。

爱情对世界说："我是你的。"

世界就给她出入宫殿的自由。

[简析]

帝国主义国家对外侵略扩张，恃强凌弱，野蛮地侵占别国领土。 泰戈尔预言"强权"必将失败，沦为世界的"囚徒"，显示出他的政治前瞻性，这已为世界历史进程所证实。 与此同时，诗人说"爱"能自由地出入世界之宫，到达世界的每个角落，以此表达他以爱缔造和谐温馨世界的信念。

┃ 94

The mist is like the earth's desire.

It hides the sun for whom she cries.

浓雾犹如大地的愿望。

她遮掩了朝阳，又焦急地呼唤他。

[简析]

这首诗阐述"大地""浓雾""太阳"的互依互存。 万物生长靠太阳，但阳光过于炽烈，大地龟裂，就需要"浓雾"来遮挡烈日。 然而，遮挡过久，植物便不能正常生长，于是，大地又要"呼唤"太阳了。 为了风调雨顺、五谷丰登，在这种对适时而适度阳光的呼唤中，似乎可听到的弦外之音是：诗人认为，进行社会变革，应采取恰当的而不是过激的行动。

| 95

Be still, my heart, these great trees are prayers.

安静吧，我的心，这些大树都在祈祷呀。

[简析]

这首诗记录了某个时期泰戈尔在遇到挫折，一筹莫展时的烦躁心情。 然而，他劝自己快静下心来，想必是因为他看到"大树"般的一群朋友向他伸出了援手，鼓励他重整旗鼓，排除万难，勇攀文学高峰，并衷心为他"祈祷"。 事实上，他的确是在志同道合者的鼎力相助下，不断取得新成就的。

| 96

The noise of the moment scoffs at the music of the Eternal.

片刻的喧哗，嘲笑永恒的音乐。

[简析]

各国文苑中，文人相轻的事例屡见不鲜。 孟加拉文苑中也不乏其例。 泰戈尔成名前后，有些作家，或出于忌妒，或由于偏见，对他的抒情诗《金色船》和名剧《齐德拉》等作品，或进行攻击，或挖苦讽刺，在文坛大肆鼓噪。然而，"片刻的喧哗"转瞬消失，历史证明，那些作品像"永恒的音乐"，世代流传。

｜ 97

I think of other ages that floated upon the stream of life and love and death and are forgotten, and I feel the freedom of passing away.

我想到许多时代在生死和爱情的川流上漂浮，被遗忘，便感觉到了辞世的自由。

［简析］

在这首诗中，泰戈尔就人生、生死和人的作用，阐述智性见解。回望悠悠往昔，他洞察个人与时代相比，是极为渺小的。比个人宏大得多的时代，尚且在生死、爱情的长河上"漂浮，被遗忘"，一个人对于世界而言，就更微不足道了。所以，个人"辞世"，脱离社会拘囿，确实是一种解脱，一种"自由"。

｜ 98

The sadness of my soul is her bride's veil.

It waits to be lifted in the night.

我灵魂的悲苦，是她的红盖头。

它等待着被扯进夜色。

［简析］

这首诗中，泰戈尔对人生况味作了别样诠释，他把"灵魂"经受的"痛苦"比喻为"新娘的面纱"，面纱是表面之物，遮盖着她象征"快乐"的花容月貌。"痛苦"与"快乐"是矛盾的两个方面，经受了"痛苦"，才能真正体会到"快乐"。 但必不可少的条件是，要等到夜间成婚的吉祥时刻，面纱揭掉落进"夜色"的那一刻，其寓义是要有勇气迈过无从避免的世俗坎坷。

| 99

Death's stamp gives value to the coin of life; making it possible to buy with life what is truly precious.

死的印记给生命的钱币以价值，使之能以生命购置真正的珍宝。

[简析]
英译原作系孟加拉语诗集《随想集》第 183 首：

> 死的印记给生命以价值，
> 所以用生命换取的异常宝贵。

泰戈尔笔下的生死，不是一般人理解的人的出生和寿终，而是微观世界中的生死。这样的生死，互不对立，彼此是前提和延续。 死带来的是生，"给生命以价值"，可以"购置珍宝"。 每次生命历程的终结，为世界留下的财富"异常宝贵"。 英译中，把"生命"改为"生命的钱币"，让"生命"有了具象，以便西方读者体悟。

| 100

The cloud stood humbly in a corner of the sky.
The morning crowned it with splendour.

云彩谦虚地站在天空的一隅。

黎明为它戴上灿烂的朝霞。

[简析]

这首诗以清丽的语言营构两个意象：谦虚地站在天空的"云彩"和为云彩戴上灿烂朝霞的"黎明"，组成温馨的和谐意境。"云彩"和"黎明"，分别是正人君子和惺惺相惜的知己的象征。前者温文尔雅，虚怀若谷，后者慧眼识珠，宣传知己的品德不遗余力，使之像"朝霞"一般，名扬世界。

| 101

The dust receives insult and in return offers her flowers.

尘土蒙受侮辱，却以鲜花回报。

[简析]

这首诗的主题是以德报怨。泰戈尔多次被人误解，甚至受到个别忌妒的作家的攻击、奚落，但他胸襟豁达，宰相肚里能撑船。他像诗中受侮辱的"尘土""以鲜花回报"那样，当攻击过他的作家需要帮助之时，他不计前嫌，尽力相助。这首诗可以说是泰戈尔豁达大度的真实写照。

| 102

Do not linger to gather flowers to keep them, but walk on, for flowers will keep themselves blooming all your way.

不要停下脚步，采集、保存鲜花，往前走吧，因为一路上花朵会自行绽放。

［简析］

　这首诗中的"鲜花"，是成就和业绩的比喻。　在自然和社会科学的各个领域，探索永无止境。　所以，诗人呼吁人们在探索之路上，"不要停下脚步"，满足于已取得的成就，而要再接再厉，奋力获得一朵朵渐次绽放的鲜花般的一个个新成就。

| 103

Roots are the branches down in the earth.

Branches are roots in the air.

根须是地下的枝条。

枝条是空中的根须。

［简析］

　泰戈尔以深邃目光观察植物，以洗练语言阐明"根须"与"枝条"的共性。　植物依靠"根须"和"枝条"，汲取空气、养料和水分，得以生长。　两者所处的位置不同，汲取空气、养料和水分的比例，也有所不同，但都具备对方的功能，均可替代对方。　这种讲述给人的启迪是：通常一个人在特定岗位上做一种工作，但应相信自己有多种潜能，只要不墨守成规，敢想敢做，在新领域也一定能有所建树。

| 104

The music of the far-away summer flutters around the autumn seeking its former nest.

远去的夏天的音乐，翱翔在秋天，寻觅它的旧巢。

［简析］

这首诗的题旨是艺术创作的推陈出新。作曲家夏天完成的音乐作品，已经成熟，已经完美，演奏受人欢迎，像鸟儿一样在"秋天"回响。然而作曲家深知自己的作品并非无根之木，无源之水。它产生于民族传统的"旧巢"。它的"寻觅"表明，作曲家并未数典忘祖，而是在进一步发扬光大民族优秀传统。

| 105

Do not insult your friend by lending him merits from your own pocket.

不要从你的口袋里掏出功勋借给你的朋友，这是对他的污辱。

［简析］

这首诗意在抨击貌似帮人实则害人的错误行径——为了帮助能力差却急于获得名利地位的"朋友"，就出让自己的"功勋"，让"朋友"以假"功勋"达到个人目的。这种看似出于好心的行为，其实是帮倒忙，是对朋友人品的"污辱"，会让他一辈子内疚。这种尖锐的批评在弄虚作假、卖官鬻爵的丑恶现象仍然存在的今天，具有振聋发聩的现实意义。

| 106

The touch of the nameless days clings to my heart like mosses round the old tree.

无名日子的感触，铭刻在我的心头，就像黏附在老树身上的苔藓。

［简析］

艺术家从"无名"到"有名"的时间，长短不一，但无不经历焚膏继晷、冥思苦想的探索，泰戈尔也不例外。 在发表作品之前，他写的未发表的习作，可编成两卷之多。 磨炼诗笔的艰辛，铭刻在他心中，就像黏附在老树身上，难以剥离的"苔藓"，足见他练笔时间之长和付出的心血之多。 显然，这是所有作家成名之前绕不过的艰辛时段。

| 107

The echo mocks her origin to prove she is the original.

回声讥嘲她的声源，以证明她就是声源。

［简析］
英译原作系孟加拉语诗集《尘埃集》中的《忘恩负义》：

> 袅袅的回声讥嘲声源，
> 是怕欠声源的债被发现。

"回声"产生于"声源"，"声源"是"回声"的根由。 原作中的"回声"讥嘲"声源"，是为掩盖它源自"声源"的真相，不想还欠"声源"的债，是忘恩负义者的化身。 而英译中"回声""子系中山狼，得志便猖狂"，表现极为恶劣，非但没有感恩之心，反而对"声源"冷嘲热讽，以实现取代"声源"的野心，它是恩将仇报者的象征。

| 108

God is ashamed when the prosperous boasts of his special favour.

当荣华富贵夸耀它得到了天帝的特殊恩惠时，天帝羞愧了。

［简析］

这首诗展示社会的一幅真实画面。 社会财富是亿万民众创造的，但某些百万富翁，竭力掩盖他们剥削工人、农民的真相，大言不惭地宣称他们发财致富，是因为鸿运降身，"得到了天帝的特殊恩惠"。"天帝的羞愧"中，含蓄地表达了对他们不择手段地敛财和掩盖事实真相的厌恶。

| 109

I cast my own shadow upon my path，because I have a lamp that has not been lighted.

我把我的身影投落在我的路上，因为我的一盏灯还没有点亮。

［简析］

在新文学体裁或诗体的探索之路上，既往创作经验的束缚，像"身影"落在泰戈尔前进的路上，妨碍艺术实践的深入，因此，诗人的想象中，比喻新成果的灯，隐约可见，却至今未"点亮"。 这可以说是诗人的艺术创作即将达到更高层次前的切身体会。

| 110

Man goes into the noisy crowd to drown his own clamour of silence.

"人"走进喧闹的人群中，以便淹没他自己沉默了的叫喊声。

［简析］

这首诗讲述成名者的苦恼。 他们曾胸怀大志，为此呐喊、奋斗。 然而，功成名就之后，"人"成为舆论焦点、众矢之的。 于是，他一改昔日敢说敢为的风格，收敛锋芒，停止呐喊，谨言慎行，在"喧闹的人群中"隐身，以求平安无事。 平淡的叙说中，融合着诗人成名后遭到物议的苦涩。

│ 111

That which ends in exhaustion is death, but the perfect ending is in the endless.

在衰竭中终结的是死亡，但"完美"终结在无限之中。

［简析］

这首诗的题旨，是鼓励人们建功立业，在人世留下些微痕迹。 没有一个人的躯体能够永远强健，人的肢体由健壮渐渐变得衰弱，最后，死亡是必然的。 然而，在各个领域，有些人孜孜矻矻，艰苦奋斗，为人类造福，他们的杰出功勋和完美事业，会留在后人的缅怀之中，留在"无限"的岁月之中。

│ 112

The sun has his simple robe of light. The clouds are decked with gorgeousness.

太阳身穿朴素的光明之袍。 彩云则浓妆艳抹。

［简析］

这首诗中人格化的"太阳"是伟人的象征，它身穿朴素之袍，暗喻伟人常年过着简朴生活。 朴素之袍闪射光亮，给人类以无穷"光明"，寓义是清贫的伟人为人类做出不朽贡献。 "彩云"是富豪权贵的穷奢极欲生活的象征。 "朴素"与"浓妆艳抹"的鲜明对比中，突显并颂赞"不戚戚于贫贱，不汲汲于富贵"的高洁情怀。

│ 113

The hills are like shouts of children who raise their arms，trying to catch stars.

山岭宛如举起双臂想抓住星星的孩子们的喧嚷。

[简析]

这首诗大概作于泰戈尔陪二女儿蕾努卡在喜马拉雅山疗养胜地阿尔莫拉休养期间。除了照看患肺病的蕾努卡，他集中精力创作诗集《儿童》。透过窗户望着远处的崇山峻岭，他想象中的儿童艺术形象，不知不觉与"山岭"叠合。"山岭"像天真活泼的孩子，欢叫雀跃，举起双臂想抓住星星。以通感手法，把可听到的"孩子们的喧嚷"，赋予可目睹的"山岭"，使"山岭"这个意象生动活泼，整个画面洋溢着生机，其间掺糅着他创作儿童诗的愉快心情。

│ 114

The road is lonely in its crowd for it is not loved.

道路没人爱，虽然路上人群拥挤，却是孤独的。

[简析]

这首诗中的"道路"，应是当时群众领袖发动的某项运动的比喻。许多人参与其中，不是出于热爱，而是为出风头、谋私利，所以，对各党派的精诚合作不感兴趣。结果，"路上人群拥挤"，表面上轰轰烈烈，却不采取切实有效的行动。这首诗中象征运动的道路，感到"孤独"，预示着这种运动很快就将销声匿迹。

| 115

The power that boasts of its mischiefs is laughed at by the yellow leaves that fall, and clouds that pass by.

夸耀自己拙劣行径的权贵，受到飘落的黄叶和流云的嘲笑。

［简析］

印度社会等级界限分明，上层的某些权贵，妄自尊大，视下层平民为蝼蚁，肆意欺凌，为非作歹，还夸耀自己这种"拙劣行径"，扬扬得意，不知廉耻。 这首诗中通过"飘落的黄叶"和"流云"对他们的"嘲笑"，歌颂在权贵面前不卑不亢，视权贵为粪土，"威武不能屈"的铮铮风骨。

| 116

The earth hums to me to-day in the sun, like a woman at her spinng, some ballad of the ancient time in a forgotten tongue.

犹如一个织布的女人，阳光下的大地，今天用被忘却了的语言，对我哼唱一些古代的歌谣。

［简析］

泰戈尔受父亲的委托，曾在希拉伊达哈乡村经管祖产达十年之久。 在各地巡视期间，放眼阳光普照的秀丽的恒河平原，诗人浮想联翩，仿佛看到她像农村"织布的女人"。 听到她哼唱他从未听到过的优美的民歌，诗人不禁心旷神怡。 这首诗中构建的空灵意境中，充盈诗人对祖国母亲的炽热感情。

| 117

The grass-blade is worthy of the great world where it grows.

草叶无愧于它在其中生长的伟大世界。

［简析］

这首诗中的"草叶"，是各行各业无数普通劳动者的象征。 他们有一分光，发一分热，在各自的平凡岗位上，辛勤劳动，默默奉献，满足人类的各种需求。 为此，世界得以和谐，得以安宁，得以"伟大"。 诗中说他们无愧于这个世界，其中暗寓诗人对他们劳动价值的肯定和对他们人格的尊重。

| 118

Dream is a wife who must talk.

Sleep is a husband who silently suffers.

梦是一个爱唠叨的妻子。

睡眠是一个默默忍受的丈夫。

［简析］

"梦"与"睡眠"相依相偎，片刻不分离，把它们喻为一对夫妻，十分贴切。 "梦"与"睡眠"，又各具特质。"梦"常常搅扰人，使人睡得不踏实，有点儿像烦人的"爱唠叨的妻子"，用语生动、俏皮。"睡眠"则无声无息，颇像忍气吞声的丈夫。 以有形的妻子和丈夫，把无形的"梦"和"睡眠"表现得极为真切，从而淋漓尽致地诠释了泰戈尔在《文学意义》中说的"不能用话讲述的，就用画面来讲"的艺术主张。

| 119

The night kisses the fading day whispering to his ear, "I am death, your mother. I am to give you fresh birth."

夜吻着渐渐黯淡的白昼，在它耳边轻声说："我是死，是你的母亲。我要给你新的诞生。"

[简析]

英译原作系孟加拉语诗集《尘埃集》中的《永新》：

> 夜吻着日暮的脸缓缓地说：
> "我是死——你的母亲，不要怕我，
> 我给予每个消逝的日子
> 一次再生的机会。"

[简析]

白昼消逝，黑夜来临。对于白昼而言，黑夜来临，仿佛就是它的死期降临。然而，白昼并未真的死去。黑夜仿佛是母亲，在孕育新的白昼。随着次日红日东升，白昼"再生"了。对于黑夜而言，白昼仿佛也是它的死亡。用平时常见的周而复始的昼夜交替，阐述微观世界抽象的永不停息的生死关系，可谓别出机杼，可让读者对生死获得真切感受。英译除了不押韵，内容与原作大致相同。当然，原作中人格化的"夜吻着日暮的脸"，轻声细语，形象更加逼真。

│ 120

I feel thy beauty, dark night, like that of the loved woman when she has put out the lamp.

黑夜，我感觉到你美了，你的美如同一个可爱的女人，当她把灯熄灭之际。

［简析］

　　这首诗是忆旧之作。 繁忙的一天结束，诗人默默地坐在椅子上休息，闭目养神。 渐浓的夜色抚摩着他，消除了他全身的倦乏，骤然间，昔日类似的场景在他心中浮现——与诗人密切相处的一个"可爱的女人"擎灯款款走到他身边，诗人刚要与她倾心交谈，她却出人意料地把灯吹灭，消失在浓重的夜色中。 那女人离去的一幕，是如此的刻骨铭心。以致于此后，他一独自沉浸于夜色，都感到黑夜是"美"的了。

│ 121

I carry in my world that flourishes the worlds that have failed.

我把一些世界丢弃的瑰宝带进我的世界。

［简析］

　　泰戈尔一生重视传承保护民族文化遗产，特别是抢救濒临失传的民间歌谣、手工艺品和绘画技法。 他创办的斯里尼克坦农村重建实验中心，下设专门收集这些"世界丢弃的瑰宝"的部门。 他将这些被忽视的民间艺术带进自己的艺术世界，取其精华，去其糟粕，用于艺术创作，使之重新焕发活力，世代流传。

| 122

Dear friend, I feel the silence of your great thoughts of many a deepening eventide on this beach when I listen to these waves.

亲爱的朋友，多次在这暮色渐深的海滩上静听涛声时，我感受到了你伟大思想的沉默。

[简析]

泰戈尔应邀访问五大洲 35 个国家，广泛开展国际文化交流，与爱因斯坦、罗素、叶芝等世界名人就文学、哲学、音乐深入交谈，坦陈自己的观点，也从对方的表述中，感受到对方的"伟大思想"。

他们中的一个文化巨擘，有着大海般的胸怀，但又虚怀若谷，谦虚谨慎，从不夸夸其谈，从不大肆宣扬自己，因而其洞见，对许多人来说，是"沉默"着的，但他无疑给泰戈尔留下深刻印象，以至诗人每每伫立在"海滩上"，回忆见面时的情景，仿佛在涛声中又听到他的亲切话语。

| 123

The bird thinks it is an act of kindness to give the fish a lift in the air.

鸟儿心想：把鱼儿举到空中，是善意的行为。

[简析]

这首诗揶揄社会中习见的一种现象：某些人想办好事，但由于方法不当，把事情办砸了。他们像"鸟儿"，把"鱼儿"举到高空，想让它和自己一样飞翔。最后举不动了，只好扔掉，自己白受累，鱼儿也摔死。泰戈尔编织的这则寓言故事，似在告诫人们，做任何事情，要审慎考虑，采用行之有效的方法，否则好心办坏事，可能带来严重后果。

| 124

"In the moon thou sendest thy love letters to me，" said the night to the sun.

"I leave my answers in tears upon the grass."

"在月亮里，你送给我你的情书，" 夜对太阳说，"我在落在草叶上的泪水中，已作了回答。"

[简析]

在这首诗中勾勒的宏渺宇宙的背景前，把"夜"和"太阳"比喻为一对恋人，两者的爱延绵千年万世。 两者谈情说爱的方式，十分奇特。 太阳照射月亮，反射的月光，是"太阳"写给"夜"的情书。 夜间草叶上凝成的露水，是"夜"读着这封抒发爱恋的情书，感动不已，流下的晶莹泪滴。 诗人借用周而复始的自然现象，歌颂坚贞不渝的爱情，想象奇崛，富于美感。

| 125

The Great is a born child；when he dies he gives his great childhood to the world.

伟人生来是个孩子，他逝世时，把他伟大的童年留给了世界。

[简析]

泰戈尔的心目中，孩子的心灵永远是纯洁的。 这是他以朴素通俗的语言创作的《天文学家》《母爱》《急切》《老师》等儿童诗的重要主题。 在他看来，伟人之所以伟大，是因为他们的初心，与童心一样纯洁。 因而，他们一生大公无私，一心一意为民众谋福祉。 这样的初心，是他们留给世界最宝贵的遗产。

| 126

Not hammerstrokes，but dance of the water sings the pebbles into perfection.

不是锤子的击打，而是流水的歌舞，使鹅卵石渐趋完美。

［简析］

这首诗中，"鹅卵石"是文艺作品的比喻。 显然，泰戈尔认为，如同载歌载舞的"流水"日复一日，轻轻地冲刷河底粗糙的"鹅卵石"，轻轻地磨掉凹凸不平，使之圆润光滑，最后值得把玩那样，文艺创作，应反复修改稿子，精雕细琢，不成精品誓不休。 实际上，泰戈尔的许多传世之作，就是这样打磨出来的。

| 127

Bees sip honey from flowers and hum their thanks when they leave.

The gaudy butterfly is sure that the flowers owe thanks to him.

蜜蜂从花中采蜜，离去时嗡嗡地感谢。

浮夸的蝴蝶自以为鲜花会对它致谢。

［简析］

这首诗中采用拟人手法，营构两个意境：一是蜜蜂采蜜，临别之际，对供蜜的鲜花嗡嗡致谢；二是高傲的蝴蝶把飞临花丛当作赐恩之举，临别之际，要鲜花对它表示感谢。透过这对比鲜明的两个意境，诗人对知恩图报者表示敬意，而对做一件好事就图报恩的人进行善意批评。

| 128

To be outspoken is easy when you do not wait to speak the complete truth.

当你不愿耐心等待说出至纯的真理时，说话是容易的。

［简析］

英译原作系孟加拉语诗集《尘埃集》中的《说话直爽》：

> 春天光临森林，百花怒放，
> 布谷鸟白天黑夜不停地歌唱。
> 乌鸦说："你找不到其他事儿，
> 只会张口唱歌对春天献媚。"
> 布谷鸟停止歌吟，四顾发问：
> "你是何人？来自何方，先生？"
> 乌鸦说："乌鸦我向来快人快语。"
> 布谷鸟说："你高尚，向你致意。
> 希望你说话永远这样爽直，
> 可我的话音必须真实甜美。"

　　"百花怒放"的春天，带来姹紫嫣红，蓬勃生机，呈示"美"的形象。布谷鸟昼夜歌唱春天，是对"美"的赞美。因此，布谷鸟是热情倡导"美"，全力创造"美"的艺术家的象征。乌鸦不谙春天的"美"，对布谷鸟说三道四，甚至说布谷鸟这样赞美春天，是吹捧，是谀媚。心胸祖荡的布谷鸟的回应是大度的。希望乌鸦永远保持"心里想什么嘴上就讲什么"的直率性格。布谷鸟的回应中，间接袒示了诗人对某些人因无知而对其艺术作品进行过激抨击的豁达态度。而布谷鸟以真实甜美的嗓音歌唱春天的坚定誓言，则诠释了艺术家把创造"美"永远当作使命的题旨。英译与原作完全不同。英译中说，就家长里短、琐碎小事闲聊，不费心思，"是容易的"，似有训导意味。 但进行艺术创造和科学研究，探索"至纯的真理"，获得期待的成果，必须有"耐心"，需要经年累月的艰苦努力。 英译以平时信口开河的闲聊反衬出艺术探索和科学探索的艰辛。

| 129

Asks the Possible to the Impossible，"Where is your dwelling place？"

"In the dreams of the impotent，"comes the answer.

"可能"问"不可能"："你住在哪儿？"

传来的回答是："在庸人的酣梦中。"

[简析]

英译原作系孟加拉语诗集《尘埃集》中的《惊人之美》：

> "美好"问道："哎，至美，
>
> 你住在天上哪座辉煌的宫宇？"
>
> "至美"滴泪道："唉，我呀，
>
> 住在无能的骄傲者的忌妒里。"

人类历史是不断发展进步，把"美好"推向"更好"的历史。 然而，在这样的进程中，有些人既无能又傲慢，总是设置重重障碍，导致人们向往的"至美"夭折在他们的"忌妒"里。 如同"美好"向"辉煌的宫宇"中的"至美"嬗变，是极为不易的过程，推行社会改革，破旧立新，实现英译中似乎"不可能"的变革，不言而喻也是艰难的。因为墨守成规的"庸人"认定那是遥不可及的梦想。 无论是原作中的"美好"和"至美"，还是英译中改成的"可能"和"不可能"的对话中，多多少少融和了社会实践中诗人的一些切身感受。

│ 130

If you shut your door to all errors truth will be shut out.

如果你把所有的错误关在门外，真理也会被关在门外。

[简析]

英译原作系孟加拉语诗集《尘埃集》中的《同一条路》：

> 关门将错误挡在外面，
> 真理叹道："叫我怎样进入圣殿！"

常言道，失败是成功之母。 在认识世界改造世界的过程中，没有人能不经历失败而获得成功，也没有人能不犯错误就能获得真理。 无论是自然科学还是社会科学的探索中，经常是经历了成千上万次错误，才能认识事物的本质，摸清客观规律。 这首诗告诫人们，犯了错误，固执地不承认错误，不去探寻犯错的原因，就不能接近真理。 原作中，真理不能"进入圣殿"和英译中真理"关在门外"，意思相近，都是指不去分析造成错误的缘由，就难以获得成功。 但原作中采用拟人手法，让"真理"讲道理。 英译中，则是诗人对读者讲"错误"与"真理"的因果关系，更亲切更直观。

│ 131

I hear some rustle of things behind my sadness of heart-I cannot see them.

我听见一些东西在我心中忧愁的后面簌簌作响——我看不见它们。

［简析］

这首诗书写了泰戈尔的烦闷心情。 也许是家庭内外的意外事件，像一阵阵狂风，不停地打破诗人平静的心境，使他心中充满"忧愁"。 而那导致意外发生的复杂原因"一些东西"，如此吊诡，像声音，可闻而不可见，使诗人又无法弄清事情真相，因而内心只得忍受胡猜乱想的痛苦的煎熬。

132

Leisure in its activity is work.

The stillness of the sea stirs in waves.

憩息活跃起来就是工作。

海的宁静轻漾起来就是波涛。

［简析］

英译原作系孟加拉语诗集《随想集》第 182 首：

休息活跃于工作，

碧波里轻漾着海的静默。

英译与原作大致相同，表现休息与工作的关系。 作为矛盾的两个方面，工作间隙，应重视"休息"，让其在足够的空间"活跃"起来，积蓄充沛精力，之后就能"波涛"般朝气蓬勃地工作。 用"海的宁静""海的静默"这两个静态，与汹涌的"海浪"这个动态的鲜明意象，分别形容休息和工作，别出心裁地展示了休息和工作的两种迥异状态，能在读者心里留下对两者关系的深刻印象。

｜ 133

The leaf becomes flower when it loves.

The flower becomes fruit when it worships.

绿叶恋爱便变成鲜花。

鲜花祈祷便变成果实。

［简析］

这首诗中，把叶片的光合作用将无机物转化为有机物这种自然现象，描写为人的恋爱过程，想象奇特。 如同光合作用离不开阳光，在阳光般热情的媒人的撮合下，一对有情人的爱情之花怡然绽放，鲜花的祈祷"变成果实"，是暗喻一对恋人喜结良缘，生儿育女，有了爱的结晶。

｜ 134

The roots below the earth claim no rewards for making the branches fruitful.

泥土下的树根使树枝硕果累累，从不要求报酬。

［简析］

果树由小长大，由矮长高，枝叶茂盛，最后"硕果累累"，全靠"泥土下的树根"，它长年累月，默默把土壤中的营养输送给枝叶。 但"树根"贡献巨大，却从不宣扬，因而鲜为人知。 诗人通过对广阔大地下无处不在的"树根"从不索取报酬的描述，倾情赞美默默无闻的亿万普通劳动者的奉献精神。

| 135

This rainy evening the wind is restless.

I look at the swaying branches and ponder over the greatness of all things.

这下雨的黄昏，风不息地吹拂。

我望着摇曳的树枝，默想着万物的伟大。

［简析］

这首诗展示了一幅幽静场景。 一天黄昏时分，微风吹拂，细雨霏霏，泰戈尔站在圣蒂尼克坦寓所书房窗前，凝望窗外"摇曳的树枝"。 他的神思飞越广袤原野，飞向浩茫宇宙，心中的感悟油然而生：世界无边无际，万物何其伟大！ 相形之下，人太渺小了。对自我的理性认知，使他清醒认识到，他个人在世界起的作用，是极为有限的。

| 136

Storm of midnight, like a giant child awakened in the untimely dark, has begun to play and shout.

午夜的风暴，好似在不合时宜的黑暗中苏醒的巨型孩子，开始游戏、叫喊。

［简析］

这首诗抒写了泰戈尔夜半时分被骤起的"风暴"惊醒的感受。 在已届天命之年的慈爱的诗人心目中，孩子顽皮淘气，大叫大喊，这是天性使然，虽妨碍他休息，也是可以原谅的。 在他眼里，"风暴"就像孩子，所以，虽来得"不合时宜"，把他吵醒，他也能安之若素，静下心来，重又入睡了。

│ 137

Thou raisest thy waves vainly to follow thy lover. O, sea, thou lonely bride of the storm.

哦，大海，你是暴风雨中孤独的新娘，你掀起狂涛巨浪，徒劳地追赶你的爱人。

[简析]

泰戈尔怀着与外国友人进行文化交流、介绍印度文化历史和为国际大学募集资金等目的，多次乘轮船出国访问。作为一位世界名人，他每次出访均为世界瞩目。然而，他对达到确定的目的，是没有把握的。他在大西洋和太平洋上多次遇到暴风雨，饱受颠簸之苦。在海上写的这首诗中，"大海"，似乎是暮年泰戈尔的自喻。他——"大海"是孤独的"新娘"，其中透露出他的人生理想不为众人理解时的惆怅心情。诗中的"爱人"，是其人生目标的比喻。徒劳地追赶"爱人"，分明让人感到他对实现目标信心不足。

│ 138

"I am ashamed of my emptiness, " said the Word to the Work.

"I know how poor I am when I see you, " said the Work to the Word.

文字对工作说："我为我的空虚感到惭愧。"

工作对文字说："当我看见你时，我知道了我是多么贫乏。"

[简析]

英译原作系孟加拉语诗集《尘埃集》中的《彼此》：

　　"文字"说："每回见到你，'工作'，

　　我为我的抽象而惭怍。"

　　"工作"坦诚地说:"深刻的'文字',

　　我觉得在你面前我很贱微。"

　　文化人大都每天用文字进行工作。 "文字"和"工作"可谓相互依赖,密不可分。工作必须使用文字,文字体现工作的成果。 可贵的是,两者均看到自己的短板。 "文字"为"抽象而惭怍"。 "工作"觉得自己"贱微""贫乏"。 咀嚼极为谦虚的两者对话中的深意,可体悟到诗人期许的,是各司其职和守岗尽责的职业精神,以及善于看到他人长处的处世态度。

139

Time is the wealth of change, but the clock in its parody makes it mere change and no wealth.

　　时间是"变化"的财富,可时钟在它的模仿之作中,使时间成为单纯的变化,而没有财富。

　　［简析］

英译原作系孟加拉语诗集《尘埃集》中的《创造》:

　　时间说:"我创造了大千世界。"

　　钟马上说:"我是你的创造者。"

　　常言道,时间就是金钱,这当然是指人殚精竭虑,辛勤工作,使世界面貌日新月异。从这个角度而言,这样花费时间,带来"变化",带来"财富"。 而做一天和尚撞一天钟,掰着手指头过日子,浑浑噩噩,日日像英译中"钟"的时针那样转圈,"今天重复昨天",虽显示时间,却未创造财富。 如果再像原作中只记录时间的"钟"那样,大言不惭地说自己是时间的"创造者",那就是不知天高地厚,夸大个人作用了。 原作和英译都提醒人们要珍惜时光，尽力为社会创造财富。

| 140

Truth in her dress finds facts too tight.

In fiction she moves with ease.

真理穿上衣服，发觉事实太紧了。

在遐想中，她行动异常轻快。

[简析]

这首诗中的"事实"，是指泰戈尔所处时代的社会现状。 社会的某些强权人物，常常逼"真理"穿上社会现实之衣，声称其掌控的社会是合理的，不容改变。 但"真理"就是"真理"，她被迫穿上紧小的事实之衣，感到不舒服，也不会被社会现实所局囿，而能保持其特性，果断扯掉束缚她的社会之衣，无拘无束，在遐想中，奔向与之契合的美好社会。

| 141

When I travelled to here and to there，I was tired of thee，O，Road，but now when thou leadest me to everywhere I am wedded to thee in love.

当我从这儿到那儿不停地旅游时，道路啊，我对你厌倦了。 但现在你把我带往所有地方时，我爱你，与你成亲了。

[简析]

泰戈尔是世界公民，只在本国几个邦"旅游"、访问，他感到不满足，甚至心中感到"厌倦"。 他所爱的"道路"，是通往世界之路。 他说要与"道路"成亲，终生相伴，其含义是沿着这条路前行，跨过一道道坎坷，周游世界各国，与各国知名人士进行广泛的文化交流，促进东西方文明交融，实现他憧憬的世界大同。

│ 142

Let me think that there is one among those stars that guides my life through the dark unknown.

让我施展想象：繁星中的一颗星，引导我的生命通过不可知的黑暗。

［简析］

无论文学创作，还是开启的一项项新事业，泰戈尔多次遇到几乎无法逾越的坎坷，孤单无助，四顾茫然，仿佛陷入"不可知的黑暗"。

他期望天上的一颗星，为他指明方向。所幸的是，他确实几度获得北斗星般的挚友的鼎力相助，柳暗花明又一春，在人生路上向前又迈出一大步。这首诗反映了他人生的一个片段。

│ 143

Woman，with the grace of your fingers you touched my things and order came out like music.

女人，你触及的我的物品，沐于你手指的恩泽，整洁就像音乐一样出现了。

［简析］

这首诗的字里行间，回响着泰戈尔对女性的赞美。他在《孟加拉风光》中写道："女人娴熟地做家务表现出的美，仿佛融合在她们的肢体、话语和动作之中；她们的本性和所做的事情，仿佛是鲜花和芳菲，密不可分。"诗人的这种看法来自对女性的长期观察。

这首诗中写的就是这样一位女性。她为诗人拾掇房间，他的物品上留下她"手指的恩泽"，可见她擦抹是多么仔细，多么认真。看着她干活儿，动作那么麻利、优美，诗人仿佛听到了一首劳作的赞歌。

| 144

One sad voice has its nest among the ruins of the years.

It sings to me in the night："I loved you."

一个哀怨的声音在流逝的岁月里筑巢。

深夜里它对我唱道："我爱你。"

［简析］

这首诗中回萦着的哀怨声音，似乎发自一位曾暗恋过诗人的女子的嗓子。诗人采用通感手法，说她的甜美嗓音，在已逝的岁月里执着地"筑巢"，以便在巢里像往日那样，陪伴诗人，对他倾吐心迹"我爱你"。从诗人精心营构的情意绵绵的意境中，可见诗人对这位女性的难以割舍的一段情感。

| 145

The flaming fire warns me off by its own glow.

Save me from the dying embers hidden under ashes.

燃烧的火焰告诫我远离它的炽光。

把我从藏在灰下奄奄一息的余烬中救出来吧！

［简析］

这首诗中的"燃烧的火焰"和"炽光"，似乎是 20 世纪初期印度孟加拉邦的群众运动及其超乎诗人预想的过激行为的象征。 泰戈尔因与个别领导人意见相左退出运动，回到远离加尔各答的圣蒂尼克坦，投身于教育事业。 但以各种名义发起的运动，仍时不时地波及他的学校。 他呼吁把他从"余烬中""救出来"，实际上是期望运动的组织者今后别再以各种借口，到他的学校里活动，妨碍他在安宁的环境中寻找教育救国之路。

| 146

I have my stars in the sky,

but oh for my little lamp unlit in my house.

我拥有的星星在天上，

可是，唉，我屋里的小灯还没有点亮。

[简析]

这首诗中，天上的"星星"和屋里的"小灯"，应是泰戈尔的文学艺术事业和诗人为减贫济穷而创办的合作社的象征。 诗人拥有"星星"，意味着他在文艺领域成就卓著，名扬天下。 但实施减贫济穷计划困难重重，许久没有起色。 "唉"的叹息声中，流露出他的无奈和懊丧心情。

| 147

The dust of the dead words clings to thee.

Wash thy soul with silence.

死去的文字的尘土沾在你身上。

用沉默洗净你的灵魂吧。

[简析]

这首诗中的"你"，似指孟加拉文坛的复古派。 他们热衷于使用的"死去的文字"，指生僻的不流行的文字，用它书写晦涩作品。 但他们以此宣扬自己博学多才，自鸣得意。 用沾在身上的尘土般的这种文字，必然写不出与时俱进、受平民欢迎的鲜活作品。为此，诗人建议他们静心反思，"洗净灵魂"，从内心深处剔除陈旧观念，跟上时代的步伐。

148

Gaps are left in life through which comes the sad music of death.

透过生命里残留的一些空隙，传来了死亡的哀乐。

[简析]

泰戈尔在《写给赫蒙达芭拉①的信》中说："你问我怕不怕死。 一般来说，我是不怕的。 生和死，是个体的两个方面——如同观念中的沉睡和苏醒。"在诗人看来，生死循环是正常现象。 按照他的生死观，弥留之际，人的生命已是千疮百孔，透过生命的"一些空隙"，听到"死亡的哀乐"，便知道已距死期不远，无法躲避，这时，应坦然做好离世准备。

149

The world has opened its heart of light in the morning.

Come out, my heart, with thy love to meet it.

───────────────

①　赫蒙达芭拉(1894—1976)，出身于书香门第的孟加拉女作家。

清晨，世界敞开了它的光明之心。
出来吧，我的心，带着你的爱去会见它。

[简析]

泰戈尔的人生跌宕起伏，屡次跌入困境又走出困境。 坎坷的人生路上，他深刻认识到，在现实生活中，只要给他人以爱，他人也会以爱回报。 世界有丑恶，但总体上是美好的，世界有一颗"光明之心"。 所以，他鼓励自己，心里怀着人生川资——真诚的爱，就能邂逅世界的"光明之心"。 情调积极乐观的这首诗，彰显他以爱创造美好世界的理想。

| 150

My thoughts shimmer with these shimmering leaves and my heart sings with the touch of this sunlight; my life is glad to be floating with all things into the blue of space, into the dark of time.

我的思想和闪光的绿叶一起闪烁，我的心在阳光的触摸下欢歌；
我的生命快乐地与万物飘进天空的蔚蓝，飘进时间的幽暗。

[简析]

这是一首想象力驰骋天地的欢快之作。 诗人的"思想"富于活力，和绿叶一起"闪烁"。 他纯朴的心儿在阳光下歌唱。 他的生命朝气蓬勃，日夜与万物在天空翩翩起舞。这幽远绮丽的画面中，他的物我同源、万物同宗的哲学理念得到形象的诗性表达。

| 151

God's great power is in the gentle breeze, not in the storm.

天帝的伟力在温和的微风中，而不在风暴中。

［简析］

英译原作系孟加拉语诗集《尘埃集》中的《与强力相比》：

> 肆虐的飓风挑起大战——
>
> 结局如何？和风徐徐凯旋。

泰戈尔笔下的"肆虐的飓风"与"和风"，是"暴力"与"温和手段"的比喻。 诗人基于自己的爱国情怀和具有局限性的政治立场，既抗议殖民当局的残酷统治和对示威群众的血腥镇压，也反对焚烧洋货等"过激行为"。 他坚信，被喻为"和风"的"温和派"最终是胜者，将"徐徐凯旋"。 英译中说"天帝的伟力"在"微风"中，因为天帝是万能的，其伟力在"微风中"，是暗示"温和派"最终将赢得胜利。

| 152

This is a dream in which things are all loose and they oppress. I shall find them gathered in thee when I awake and shall be free.

这是一个梦，梦中所有东西松散着压迫我。 当我苏醒，自由轻松，我发现它们全聚集在你那儿。

［简析］

这首诗中的"你"，指创造大神梵天。 按照印度教的观点，万事万物，为梵天所创造。 诗人日有所思，夜有所梦。 白天他看到的实实在在的"东西"，并不像梵天企望的那样美好。 所以，在梦中"松散着压迫"诗人，让诗人睡得很不踏实。"压迫"二字透露的信息，是这些"东西"因社会中的邪恶而变形了，需要重造。 诗人从梦中醒来，想象中发现这些"东西"回到了梵天那儿，其间寄托了诗人希冀印度原先纯洁的万物不被玷污的愿望。

| 153

"Who is there to take up my duties?" asked the setting sun.

"I shall do what I can, my Master." said the earthen lamp.

"谁来承担我的责任?"夕阳问道。

"我将尽力而为,我的主人。"泥灯答道。

[简析]

英译原作系孟加拉语诗集《尘埃集》中的《承担责任》:

"谁来继续尽我的责?"夕阳高声问。

沉寂的世界如静画一帧。

一盏泥灯奋然答道:"大神,

我愿尽力挑起你的重任。"

夕阳徐徐坠落,世界即将陷入黑暗,它急切地呼唤能给世人光亮的它的继承者。 能提供光亮的灯具种类无数,较之"泥灯",能提供更亮的光的灯具大量存在。 然而,原作"沉寂的世界如静画一帧"无声地告诉人们,其他无数灯具,畏首畏尾,默不作声。 在紧急关头,挺身而出的竟是平时被人小看的"泥灯"。 通过对"泥灯"的表现的描述,诗人赞美了人微言轻者敢于承担重大责任的优秀品德。 原作中的"大神",英译中改为"主人",增强了诗作的真实性和可信度,更易为西方读者接受。

| 154

By plucking her petals you do not gather the beauty of the flower.

掐摘花瓣，你无从荟萃鲜花的美丽。

［简析］

这首诗阐述泰戈尔的审美观。 诗人认为，美在和谐，美在完整，美在整体。 乱掐乱摘一片片花瓣，破坏鲜花的完美形状，鲜花的艳丽便欣赏不到了。 其引申含义是，阅读他人的作品，不可断章截句，肆意夸大某一部分的不足之处，而应耐心阅读全文，细细品嚼，方能明了其值得借鉴的优长。

| 155

Silence will carry your voice like the nest that holds the sleeping birds.

沉默中蕴藏着你的话语，恰如鸟巢拥搂着入睡的鸟儿。

［简析］

这首诗中的"你"，可能是泰戈尔本人，也可能是诗人好言规劝的某个人。 诗人或者那个人自信自己的"话语"，即看法和观点是正确的，但考虑到在当时的社会环境中，说出来别人未必能接受，只好不说。 但虽不言语，却仍要坚持。 用幽静的"鸟巢"和巢中"入睡的鸟儿"形容"沉默"与暂不说的"话语"，贴切而生动。

| 156

The Great walks with the Small without fear.

The Middling keeps aloof.

"伟大"不怕与"微贱"同行。

"中庸"却远远地躲避"微贱"。

［简析］

英译原作系孟加拉语诗集《尘埃集》中的《中庸》：

　　"精英"神情坦然与"低贱"同行，

　　独往独来的只有"中庸"。

在泰戈尔生活的年代，印度社会中，种姓制度壁垒森严，不同种姓的人之间，存在许多阻隔彼此接近的清规戒律。"中庸"，指中层人士，攀不上显贵，常年也看不起甚至"躲避"下层平民，"独往独来"。而原作中的"精英"和英译中的"伟大"，是指重视社会改革、提倡人人平等的伟人，他们不怕接触"贱民"，力图团结广大群众。这首诗展示的一幅真实的社会画面中，寄予着对当时某些领导人能够深入民众，平等对待不同种姓人的期望。

| 157

The night opens the flowers in secret and allows the day to get thanks.

夜阑秘密地把花催开，让白昼去领受感谢。

［简析］

这首诗中的"白昼"和"夜阑"，分别是各项事业的领军人物和他身后无数支持者的象征。如同"夜阑"默不作声，以露水培育鲜花，鲜花绽放时，天亮了，人们看到艳丽的鲜花，赞不绝口，误认为这是"白昼"的功劳那样，领军人物经常抛头露面，所在领域的成就常常归功于他们，可他身后的众多支持者，被人忽视。诗中已逝的"夜阑"毫无怨言，"夜阑"的沉默中，内蕴对默默做出巨大贡献却从不炫耀的无数小人物的盛赞。

│ 158

Power takes as ingratitude the writings of its victims.

权力认为牺牲品的挣扎是忘恩负义。

［简析］

这句诗中的"权力"和"牺牲品"，分别是英国殖民统治者和印度民众的象征。 将近一个半世纪，英国殖民统治者自以为把西方文明带到印度，是印度人民的救世主，印度人民应感激涕零。 他们残酷压迫剥削印度人民，还把印度人民的"挣扎"——奋起反抗，污蔑为"忘恩负义"。 这首诗表达了对他们倒行逆施、污蔑民众的强烈愤慨。

│ 159

When we rejoice in our fulness, then we can part with our fruits with joy.

当我们为我们的成熟而喜悦时，就可以愉快地同成果分手了。

［简析］

泰戈尔的诗歌创作长达七十余年。 在一个个时期，倾力于一种诗体的创作实践。 一种诗体创作一旦"成熟"，他便向这个时期的"成果"挥手告别，着手新诗体创作，而不是躺在已有成就上，故步自封。 这首诗是他在诗歌领域不断探索，不断进取的真实写照，无疑对文坛新秀具有启示意义。

| 160

The raindrops kissed the earth and whispered："We are thy homesick children, mother, come back to thee from the heaven."

雨点吻着泥土，轻声说："我们是你想家的孩子，母亲，从天国回到你身边来了。"

[简析]

印度许多杰出的科学家和著名政治家，包括贾加迪什·钱德拉·博斯①，出国留学，学成后不贪图国外的优渥生活，毅然返回贫穷的印度，为争取民族独立和振兴印度而奋斗终生。 这首诗中的"雨点""泥土""天国"分别是这些爱国游子、印度和西方国家的象征。 雨点亲吻泥土的动作和对泥土的轻声诉说，抒发了这些爱国人士对祖国的眷恋之情。

| 161

The cobweb pretends to catch dewdrops and catches flies.

蜘蛛网假装逮露珠，逮住的是苍蝇。

[简析]

这首诗中"蜘蛛"把逮"苍蝇"的意图隐藏起来，摆出逮露珠的姿态，迷惑"苍蝇"。 等到"苍蝇"上当来了，倏地把它逮住。 同样，人类社会中，在陷阱上面布置假象，以达到个人目的的例子，也不胜枚举。 这只"蜘蛛"是社会中诡计多端的阴险人物的象征。

---

① 贾加迪什·钱德拉·博斯(Jagadish Chandra Bose ,1857—1937)，印度著名物理学家。

│ 162

Love! when you come with the burning lamp of pain in your hand，I can see your face and know you as bliss.

啊，爱情！ 当你手擎点燃的痛苦之灯走来，我看清你的脸，把你当作至上福祚。

［简析］

　　这首诗是忆旧之作。 泰戈尔年轻时曾有过一段无果的初恋经历。 1893 年，他与穆丽纳里妮结为伉俪。 相濡以沫 20 年后，穆丽纳里妮因病辞世。 暮年回首往事，他仿佛看到"爱情"手擎痛苦之灯，向他走来。 痛苦之灯的微光下，诗人深切感受到了痛苦中交织的初恋的甘甜和夫妻生活的美满和幸福。

│ 163

"The learned say that your lights will one day be no more." said the firefly to the stars.
The stars made no answer.

萤火虫对夜空的明星说："学者说，你的光辉有一天将湮灭。"
明星默不作答。

［简析］

英译原作系孟加拉语诗集《尘埃集》中的《不全面的消息》：

　　　　"咳，圆月，"鹧鸪失声哭泣，

　　　　"听学者议论，我感到岌岌可危，

　　　　据说有一天你不再漫步天国，

宇宙毁灭，你便随之湮灭。

呵，充满玉液的夜的君王，

果真如此，我们还有什么希望！"

圆月说："走进学者的书斋，

亲爱的，问清楚你享有的天年。"

英译中，把原作的"圆月"改为"明星"，把"鹧鸪"改为"萤火虫"，可能是考虑到西方读者不太熟悉"鹧鸪"，难以留下深刻印象的缘故。而"萤火虫"是家喻户晓的。"萤火虫"与"圆月"体量相差太大，没有可比性。于是，索性把"圆月"改为远看与萤火虫相差无几的"明星"。"鹧鸪"以自己的无知妄猜"圆月"将湮灭。萤火虫因自己短寿，担忧明星的"光辉"将消逝。它们听似可笑的话语中，隐含着对不学无术者的善意批评。英译中未译圆月的回答，而说"明星默不作答"，这样留给读者施展想象、进行再创造的空间就更大了。

164

In the dusk of the evening the bird of some early dawn comes to the nest of my silence.

黄昏的薄暗中，几只晨鸟飞进我的沉默之巢。

[简析]

这首诗表述诗人进行创作的感受。黄昏时分，诗人在构思作品时，似乎卡壳了，沉思良久，突然有了灵感。这灵感犹如"晨鸟"，飞进他的沉默之巢。"晨鸟飞进沉默之巢"，是创作过程中绞尽脑汁、峰回路转的形象展示。

| 165

Thoughts pass in my mind like flocks of ducks in the sky. I hear the voice of their wings.

思绪掠过我的心田，如同一群野鸭飞过天空。

我听见了它们翅膀扑扇的声音。

［简析］

这首诗也叙述泰戈尔的创作体验。 他似在构思新作，琢磨着如何下笔、如何铺垫、如何扩展、如何收笔。 这种构思的无声无形的过程，在这首诗中，以"野鸭飞过天空"，留下"翅膀扑扇的声音"，有声有形地展现出来，可谓独辟蹊径。 接下来，新作应能一气呵成了。

| 166

The canal loves to think that rivers exist solely to supply it with water.

沟渠老爱想，河流存在，仅仅是给它供水。

［简析］

英译原作系孟加拉语诗集《尘埃集》中的《河与沼泽》：

> 沼泽说："诸河滚滚而来，
> 为我撞破了脑袋。"
> 谏臣说道："您是至高的皇帝，
> 诸河前来进贡河水。"

原作中的"沼泽"自以为"河水"向它流来,"撞破了脑袋",是为争宠邀赏。 而阿谀奉承者吹捧它是真命天子,河流前来是为向它进贡。 "沼泽"是人世间自命不凡者的象征。 英译中把"沼泽"改为"沟渠"。 "沟渠"不像"沼泽"那般狂妄,但也自以为高人一等,认为"河水"流入是为了自身的生存。 其实,河水不流入,它便是干涸的土沟,最后便不复存在。 这首诗耐人寻味的意蕴是:人具有社会性,人与人之间是彼此依存的关系,而不是施纳关系。 一个人只有摒弃"沼泽"和"沟渠"那种妄自尊大的想法,摆正自己的位置,正确认识自己和别人的地位和作用,才能建立和睦的人际关系。

| 167

The world has kissed my soul with its pain, asking for its return in songs.

世界以它的痛苦与我的灵魂接吻,要求它以歌声作回报。

[简析]

这首诗中,以想象中"世界"的行为方式,展示泰戈尔的人生体验。 50 年的人生经历让诗人深刻感悟到,他降临人世,在求学创作,成家立业,养儿育女,从事社会改革等各个人生阶段的奋斗中,"灵魂"无不经受了"痛苦",才品尝到成功的快乐。 这时,他感到不虚此生,情不自禁地歌颂承载他的世界。

| 168

That which oppresses me, is it my soul trying to come out in the open, or the soul of the world knocking at my heart for its entrance?

那压迫我的,是我试图外出的灵魂,还是叩击我的心扉,想进来的世界的灵魂呢?

[简析]

泰戈尔 1913 年荣获诺贝尔文学奖之后，各国的邀请函纷至沓来，叩击他的"心扉"，催他起程。 而诗人也想"试图外出"，向其他国家介绍他的作品，进行双边文化交流。 然而，撰写演讲稿使他感到了巨大压力，对他的演讲，外国听众能否听懂，能否接受，诗人的心里没有把握。 这首诗反映了他当时真实的忐忑心情。

│ 169

Thought feeds itself with its own words and grows.

思想以自己的语言喂养自己，渐渐成长起来。

[简析]

这首诗中的"思想"，可以说是人的世界观。 每个人的"思想"从幼稚到成熟，"渐渐成长起来"，意思是人的世界观从树立到稳固的过程。 喂养人格化的"思想"的语言，各种各样，来自方方面面。 包括童年少年时期家庭中父母的言传身教，在学校学到的各种知识，老师的殷殷教诲和耐心引导。 人走进社会，在警惕阻遏腐蚀灵魂的颓废文化的同时，要接受鲜活的先进文化，取代已过时的旧文化。 这样"思想"就能永葆青春。

│ 170

I have dipped the vessel of my heart into this silent hour; it has filled with love.

我把我的心杯浸入静默的时光中；心杯盛满的是爱。

[简析]

泰戈尔甘于寂寞，后半生大部分时间，住在幽静的圣蒂尼克坦，把他的"心杯浸入静默的时光中"，排除外界干扰，倾心于经管学校和文学创作，取得丰硕成果。 他培养了大批优秀学生，受到学生的尊重和爱戴。 他用生花妙笔写了大量佳作，受到广大读者的称赞。 他心里装满学生和读者的爱。 他把这种爱当作珍贵的回报，感到心满意足。

｜171

Either you have work or you have not. When you have to say, "Let us do something."
then begins mischief.

你或是有事，或是没有事。

当你不得不说："让我们动手做事吧！"麻烦就来了。

[简析]
英译原作系孟加拉语诗集《随想集》第180首：

> 不清楚你是否真心做事情，
>
> 兄弟，莫嚷嚷采取行动！

印度社会中有些人热衷于空谈，不做实事，还以不屑的语气，对脚踏实地干事业的人说三道四，横挑鼻子竖挑眼。 他们没有任何实践经验，可有时心血来潮，想做件事炫耀自己，但随即发现，他们面对一大堆应付不了的"麻烦"，跨不过一道障碍。 这首诗告诫他们，先想一想自己是否真有做实事的决心和毅力，不负责任地"嚷嚷采取行动"，只会让自己和轻信他们的人陷入困境。

| 172

The sunflower blushed to own the nameless flower as her kin.

The sun rose and smiled on it, saying, "Are you well, my darling?"

向日葵羞于认无名的花卉为亲戚。

太阳升起，微笑着说："我亲爱的，你好吗？"

［简析］

英译原作系孟加拉语诗集《尘埃集》中的《宽阔的胸襟》：

> 墙缝里长出一朵花，
>
> 无名无族，纤细瘦小。
>
> 林中的诸花齐声嘲笑——
>
> 太阳升起对他说："兄弟，你好！"

"无名无族"的小花，是印度社会最底层弱小者的象征。 林中诸花是上层人士的象征。 诸花对小花的嘲笑，反映社会最底层的弱小者受到上层人士的欺凌。 英译中把"诸花"改为"向日葵"，着意减少欺凌者的人数。 原作中的"嘲笑"，在英译中改为羞于认小花为"亲戚"，大大缓解了小花受到的欺负。 从"太阳"平易近人，对小花的热情问候中，传达出对能够平等对待下层平民的上层开明人士的赞扬。

| 173

"Who drives me forward like fate?"

"The Myself striding on my back."

"谁像命运似地推我往前走呀？"

"是我自己，在我身后大步走哩。"

［简析］

英译原作系孟加拉语诗集《尘埃集》中的《驭手》：

> 我问命运:"谁总在背后把我往前推,
>
>   以残酷的难挡的膂力?"
>
> 命运回答:"你回头看。"我驻足回视,
>
>   是方逝的我把我朝前推。

"旧我"与"新我"是这首诗的命题。 按照泰戈尔的观点，从微观世界的角度观照，人体内无时不发生细胞的生死，此时此刻的"我"和"方逝的我"实际上是不一样的，只是肉眼察觉不到而已。 "旧我"消逝的同时"新我"出现。 一个个"旧我"仿佛在推出一个个"新我"。 这是生命嬗变的客观规律。 原作中，"我"与"命运"的对话，在英译中改为"我"的自问自答。"新我"替代"旧我"，这命运的安排，在英译中变成"我"本人对生命的深刻认识。

174

The clouds fill the water-cups of the river, hiding themselves in the distant hills.

雨云把水倒在河流的水杯里，然后藏在遥远的山后。

［简析］

纵观人类历史，世界各国，各个朝代，都有一批心甘情愿成为陪衬的杰出人物。 他们以无声的协助成就了许多英雄，自己却默默地待在幕后，从不露面。 他们如同这首诗中的"雨云"，把自己丰沛的水，倾倒在江河中，之后，悄无声息地躲在"遥远的山

后"。 但他们永载史册，不会被人忘记。

｜ 175

I spill water from my water jar as I walk on my way,

Very little remains for my home.

我一路走一路倾倒我水罐里的水。

为我家只留下一点儿水。

［简析］

这首诗是泰戈尔为人处世的真实写照。 诗中水罐里的"水"，是泰戈尔个人精力和财力的比喻。 人生路上，他把绝大部分精力用于艺术创作，大部分钱财用于办学。 为自己的家庭"只留下一点儿水"，意思是给家人的钱财很少，在生活上未给亲人特殊照顾。把大部分水给别人，只给家人"一点儿水"，这是他顾学校舍小家的崇高品德的体现。

｜ 176

The water in a vessel is sparkling; the water in the sea is dark. The small truth has words that are clear; the great truth has great silence.

铜罐里的水是清亮的，大海的水是暗黑的。

"小的真实"的话，说得很清楚，"辽阔的真实"保持辽阔的沉默。

［简析］

英译原作系孟加拉语诗集《尘埃集》中的《铜罐的妙语》：

铜罐里的水晃荡着说：

“喂，无边的海洋，

瞧你周身黑乎乎的，

而我透明，闪闪发光。

凭借圆小的真实，

我说话多么清脆！

你虽是实体，

却罩着淡青的岑寂。”

这首诗中，浩瀚的“海洋”拥有无穷宝藏，远远地望去，“周身黑乎乎的”，默不作声。 它是大智若愚，从不自我夸耀的饱学之士的象征。 而“铜罐”装了一点儿水，显得“透明”，让人一眼望到底，却喜欢咣当咣当摇晃，叽里呱啦地夸夸其谈。 它是喜欢自吹自擂的孤陋寡闻者的象征。 英译中，把“铜罐”自诩改为诗人的陈述。“小的真实”指铜罐，话说得很清楚，是指罐里的水晃动声很大。“辽阔的真实”指大海。“清亮的”水与“暗黑的”水，“小的真实”与“辽阔的真实”，形成鲜明对比，形象地展示了“饱学之士”和“学识浅薄者”的特征。

177

Your smile was the flowers of your own fields, your talk was the rustle of your own mountain pines, but your heart was the woman that we all know.

你的微笑是你田野里的鲜花，你的话语是你山岭上松树的飒飒声，但你的心，是我们全认识的倩女。

[简析]

这首诗中的“你”，是指创造大神梵天。 按照泰戈尔信奉的宗教理论，梵天无处不在。 他的微笑融入花丛，成为鲜花。 他的话语融入松林，成为松树的飒飒声，他的心融入芳心，成为倩女。 融和梵天特性的三个意象——鲜花、松树的飒飒声和倩女，是梵天与万物合一的诗意诠释。

│ 178

It is the little things that I leave behind for my loved ones，great things are for everyone.

我把少许物品留给我所爱的人，大量物品，留给了所有的人。

［简析］

1921 年 5 月 24 日，泰戈尔访问瑞典，在瑞典科学院发表的演讲中说："我可以让你们放心的是，你们给我的奖金，没有被我挥霍。 我个人无权接受它。 我把它捐给了东方的孩子和学生。"此外，他把全部家产捐给他创办的国际大学。 这首诗中的"大量物品"，是指诺贝尔文学奖奖金和全部家产。 泰戈尔十分关心爱护儿女，但只给他们"少许物品"，即少许钱财，让他们像普通人一样过着简朴生活。 对学校和对家人的不同态度，昭示了他把民族振兴置于最高地位的高尚情怀。

│ 179

Woman，thou hast encircled the world's heart with the depth of thy tears as the sea has the earth.

女人呀，你以泪水的深澈环围着世界之心，犹如大海环围着大地。

［简析］

泰戈尔在《妇女》中说："人类创造中，妇女的作用极为悠久。 人类社会中，妇女的力量可谓原初的一支力量，是承负生命、培育生命的力量。"从古至今，为"承负生命""培育生命"，女人洒下的饱含辛劳、痛苦、委曲的泪水，汇成环围着大地的"大海"，确保世界之心的正常搏动。 这广博的意境中，满溢着诗人对女性作用的重视和对妇女自我牺牲的褒赞。

| 180

The sunshine greets me with a smile. The rain, his sad sister, talks to my heart.

阳光以微笑向我致意。

它忧伤的姐妹——雨霖，对我的心絮叨。

［简析］

这首诗中，"阳光"和"雨霖"是人格化的兄妹，在泰戈尔心目中，它们有灵性，是诗人的朋友，能与他倾心交谈。"阳光"含笑向他致意和"雨霖"对他诉说委曲，这动人情境中，他有关"物我同一和物我相通"的哲学理念得到了真切呈现。

| 181

My flower of the day dropped its petals forgotten.

In the evening it ripens into a golden fruit of memory.

我的白日之花，落下被遗忘的花瓣。

黄昏，它成熟为一只记忆的金果。

［简析］

这首诗中的"白日之花"，是泰戈尔反复斟酌修改最终写成的一篇篇新作的比喻。一片片清丽的"花瓣"，是创作艰辛的比喻，向来不为人知，不被关注，很快便会被"遗忘"。然而，心血凝成的力作，成为广大民众"记忆的金果"，表明诗人的作品能够代代流传。

| 182

I am like the road in the night listening to the footfalls of its memories in silence.

我像夜里的一条路，寂静中倾听着它回忆的足音。

［简析］

年过半百的泰戈尔写的传记《人生回忆》，展现其苦乐交织的非凡人生。 这首诗中他称自己像"夜里的一条路"，可见他在人生之路上跋涉的艰苦和踽踽独行的寂寞。 然而，那路上回响着沉稳的登登足音，分明是在讲述他在各方面取得的值得人们回忆的骄人成就。

| 183

The evening sky to me is like a window, and a lighted lamp, and a waiting behind it.

在我的眼里，暮空像一扇窗户，像一盏点亮的灯，也像灯后的一次等待。

［简析］

这是一首怀念之作。 傍晚时分，诗人仰望暮空，想象中，暮空骤然变成可供回望无限往昔的宏大窗户，透过这扇窗户，过去数十年发生的事件，映入他的眼帘。 转眼间，暮空又变成照亮悠悠往事的华灯。 华灯后面，闪现他日夜期待会面的久逝亲人的音容笑貌，化解了他的思念之苦。

| 184

He who is too busy doing good finds no time to be good.

过分忙碌做好事的人，挤不出时间提升自己的品质。

[简析]

英译原作系孟加拉语诗集《随想集》第 177 首：

> 那些忙于"行善"的
>
> 哪有时间纯洁自己的品质？

印度社会中某些人，热衷于赶时髦，对社会现实缺乏全面了解，却大力鼓吹开展"慈善运动"，高喊"行善""做好事"的口号。 但由于对现实情况缺乏了解，对困难估计不足，对底层民众心存偏见，因而处处碰壁，举步维艰，这种运动最后大都草草收场。 这首诗对他们进行善意批评，深刻指出这种运动夭折的原因，是他们没有完善、纯洁"自己的品质"，即在内心深处没有牢固树立为民众服务的坚定信念。

| 185

I am the autumn cloud，empty of rain，see my fulness in the field of ripened rice.

我是秋云，罄空了雨水，在成熟的稻田里看见了我的充实。

[简析]

这首诗中湿润的"秋云"把自己负载的全部雨水洒向大地，使一片片农田的稻子茁壮生长，最后成熟，为民众提供需要的粮食。 为此，"秋云"感到其一生是充实的。 "秋云"是无私奉献者的象征。"秋云"的独白中，也传递出泰戈尔对倾其所有帮助他人的崇高品德的称颂。

| 186

They hated and killed and men praised them. But God in shame hastens to hide its memory under the green grass.

他们仇恨，他们残杀，人们赞扬他们。

但上帝感到羞愧，赶快把它的记忆埋在绿草下面。

[简析]

1916 年泰戈尔访问日本期间，东道主带他去看距箱根不远处的山里，一片草地上日本两个家族的头领决斗之地。 东道主介绍说，那两个头领从早晨打到黄昏，日落时分，两人遍体鳞伤，倒地死去，鲜血染红那片草地。 东道主请泰戈尔就两个头领的决斗写首短诗。 泰戈尔神情肃穆，眉头紧蹙，沉思片刻后写的这首诗中，记录了日本人对浸透"仇恨"和"残杀"的武士道精神的盲目吹捧。 但上帝为此"感到羞愧"，要尽快埋葬对这一幕的"记忆"，则说出了诗人对显示武士道精神的这种互相残杀的憎恶。

| 187

Toes are the fingers that have forsaken their past.

脚趾是舍弃了其往昔的手指。

[简析]

这首诗里现映猿变为人的漫长过程。 直立行走是猿变为人的关键一步。 直立后，猿的前爪演变为手，前爪的"趾"演变为手指。 之后，原始人用手使用石块、树枝等天然工具获取食物。 "手指" 舍弃 "其往昔" ——此前猿的前脚趾的特性，原始人逐渐学会用灵活的手制造简单工具。 猿朝人进化的质的飞跃，终于完成。

| 188

Darkness travels towards light, but blindness towards death.

"黑暗" 走向光明，但 "昏聩" 走向死亡。

［简析］

这首诗反映人类社会的发展规律。 诗中的 "黑暗" 走向 "光明"，意思是 "黑暗" 必然被 "光明" 取代，其寓义是落后的事物必然被先进的事物取代，旧社会必然被新社会代替。 "昏聩" 是反动统治阶级的象征，它的唯一结局是 "死亡"，这是历史发展的必然趋势。

| 189

The pet dog suspects the universe for scheming to take its place.

哈巴狗怀疑宇宙阴谋夺取他的位置。

［简析］

这首诗中的 "哈巴狗" 和 "宇宙"，分别是印度社会中的卑鄙小人和伟人的象征。那些小人，学识浅陋，鼠目寸光，又自命不凡，不知天高地厚，常以小人之心度君子之腹。 他们像哈巴狗似的，怀疑胸襟天地般宽广的伟人觊觎他们的蝇头小利，从而暴露了他们极其狭窄的心胸。

│ 190

Sit still my heart，do not raise your dust. Let the world find its way to you.

静坐着吧，我的心，不要撒你的灰尘。

让世界找到通向你的路。

［简析］

这首诗体现泰戈尔的为人处世之道。 诗人心上的"灰尘"，是无端猜疑、优柔寡断或患得患失的比喻。 不撒这种"灰尘"，意思就是要克服这些毛病，代之以开诚布公、当机立断和无私无畏。 这样，诗人与世上各种人的交往之路就会永远畅通。

│ 191

The bow whispers to the arrow before it speeds forth："Your freedom is mine."

弓在箭射出之前轻声对箭说："你的自由是我的。"

［简析］

英译原作系孟加拉语诗集《尘埃集》中的《自由》：

> 箭矢暗忖："飞吧，我有自由，
> 只有雕弓爱死守一处。"
> 雕弓笑道："箭啊，你忘了
> 你的自由由我管束？"

弓和箭，是互相依赖的的两个物件。 箭壶中的箭没有自由，靠弓用力射出，有了自由，击中目标，起了应有的作用。 有了自由的箭，得意忘形，不承认自己的自由来自弓，甚至揶揄弓"爱死守一处"，是一种忘本行为。 英译中省略了箭的自鸣得意。 弓轻声对箭的提醒，也是对世人的提醒：人类社会中，许多事情众人通力合作才能完成。 这时，谁也离不开谁。 相互配合，会有成果。 互相瞧不起，甚至互相拆台，则一事无成。

| 192

Woman, in your laughter you have the music of the fountain of life.

女人，你的笑声中回荡着生命之泉的音乐。

[简析]

这首诗中的这位聪慧女性，想必与泰戈尔相处过一段时间，彼此非常熟悉，能够在诗人面前无拘无束、推心置腹地交流。 她性格开朗，举止落落大方。 诗人的幽默谈吐，不时引发她咯咯的笑声。 诗人从她清脆、甜美的笑声中，能听到她生命之泉的音乐，可见对她活泼爽朗的性格极为熟稔，也极为赞赏。

| 193

A mind all logic is like a knife all blade. It makes the hand bleed that uses it.

充斥逻辑的心灵，像浑身是刃的刀。
它让使用它的手鲜血淋漓。

[简析]

这首诗谈的是诗歌创作和科学研究的区别。 泰戈尔认为，诗歌创作不是科学研究。诗人创作借助的是想象和形象，而不是科学家分析物质借助的"逻辑"。 "逻辑"是科学家解剖研究对象的利刃。 诗人若像科学家那样，用"逻辑"进行创作，只会把自己的手割得"鲜血淋漓",意思是白费劲儿,写不出意蕴丰赡的好作品。

│ **194**

God loves man's lamp lights better than his own great stars.

天神爱凡人的灯光,胜过爱他硕大的星辰。

[简析]

英译原作系孟加拉语诗集《随想集》第 26 首:

　　　天帝在暗空点亮了星灯,

　　　俯瞰人间何时点燃油灯。

　　原作的"天帝"和英译的"天神",是诗人期待的印度未来领导人物的象征。 就像"天帝","爱凡人的灯光"胜过爱自己的"星辰",在天界以光芒四射的无数"星灯"照亮凡世,让人世间华灯齐亮那样,他们应心里装着印度群众,想方设法让民众安居乐业,使千家万户亮起富裕之灯,驱散贫困的黑暗。 如只关注于他们所在阶层的荣华富贵,天帝的"星灯",就点不亮人间的"油灯",人间仍将暗无天日。

│ **195**

This world is the world of wild storms kept tame with the music of beauty.

这世界是被美的音乐驯服的、狂风暴雨的世界。

[简析]

这首诗描绘当年诗人所在的真实世界。"狂风暴雨",暗喻危及人类安全的战争、自然灾害、瘟疫、社会动乱，以及各地不时发生的残暴的恶性事件。 这是世界的阴暗面。与此同时，在反战、抗灾、防疫治病、遏制暴行中展现的坚强、悲悯、宽容、善德，凝聚成一首"美"之歌，在世界回响，激励人们克艰纾难，走向美好未来。

| 196

"My heart is like the golden casket of thy kiss." said the sunset cloud to the sun.

暮云对夕阳说："你的热吻下，我的心像一只金箧。"

［简析］

这首诗中的"夕阳"和"暮云"分别是施恩者和感恩者的象征。 傍晚，即将融入黑暗消逝的"暮云"，喜不自禁地告诉"夕阳"，在它的热吻下，自己的心"像一只金箧"。"暮云"这句话的启示是，像暮云和夕阳那样互相关心、互相照拂、互相爱护，人与人的关系必将友好而亲密。

| 197

By touching you may kill, by keeping away you may possess.

接触，你可能杀人；远离，你可能有收获。

［简析］

泰戈尔在这首诗中就安身立命谈了个人看法：在动荡纷乱的社会中，人常年"接触"罪恶，势必受罪恶浸淫，渐渐变坏，甚至为牟取私利，头脑发昏，陡起杀心。 每个人应头脑清醒，远离罪恶，远离是非之地，投身于有益于民众的事业，肯定就会有所"收获"，进入更高的精神境界。

｜ 198

The cricket's chirp and the patter of rain come to me through the dark, like the rustle of dreams from my past youth.

如同美梦从我已逝的青春，衣衫窸窣地走来，蟋蟀的唧唧，夜雨的淅淅沥沥，透过幽暗传到我耳朵里。

［简析］

这是一首忆旧之作。 在一个"雨夜"，年逾半百的诗人耳闻"蟋蟀唧唧"，"夜雨淅淅沥沥"，恍惚间，感觉到人格化的"美梦"，好似一位佳丽，裙裾窸窣地朝他走来。 诗人对美好的青春岁月，念兹在兹，时常梦见当年的奋斗历程和与已离去的几位亲人相处的亲密情景。 这穿越时空的遐想，展现了他对青春理想的执着坚守。

｜ 199

"I have lost my dewdrop." cries the flower to the morning sky that has lost all its stars.

花朵对失落了繁星的晨空嚷道："我失去了我的露珠。"

［简析］

这首诗中的一朵花，失去微不足道的一滴露水便大叫大嚷。 而"晨空"失落繁星，损失巨大却坦然自若，默不作声。"晨空"是献出一切而热心助人者的象征。"花朵"的嚷嚷声中，寓藏着对某些吃不得一点儿亏，不肯失去一丝私利的人的善意批评。

│ 200

The burning log bursts in flame and cries："This is my flower, my death."

熊熊燃烧的木头喷着火焰，大声叫道："这是我的花朵，我的死亡。"

[简析]

这首诗中的"燃烧的木头"，即将烧成黑炭，忍受剧痛，面对"死亡"，把燃烧的火焰视为绽放的"花朵"。 在木头全身火焰熊熊燃烧的样貌上，可窥见为了正义事业冲锋陷阵的革命者威武的影子。 而"死亡是我的花朵"，木头这呐喊声中，隐隐约约也能听到身陷囹圄被判死刑的反帝勇士走向刑场时高呼的口号声。

│ 201

The wasp thinks that the honey-hive of the neighbouring bees is too small. His neighbours ask him to build one still smaller.

黄蜂觉得与它相邻的蜜蜂的储蜜之巢太小了。

蜜蜂要它筑一个更小的试一试。

[简析]

英译原作系孟加拉语诗集《尘埃集》中的《实践》：

> 马蜂说："筑个小小的巢，
> 蜜蜂呀，你就这样的骄傲。"
> 蜜蜂说："来呀，兄长，
> 筑个小的让我瞧一瞧。"

　　原作中的马蜂，看到身体比自己小的蜜蜂筑了一个巢，心里不服气，阴阳怪气地冷嘲热讽。 马蜂是现实生活中，因能力低下而无所作为，可看到别人做出成绩，便心生忌妒的某些懒汉的象征。 泰戈尔翻译原作，“马蜂”改为“黄蜂”，删除了“骄傲”二字，话语中少了忌恨情绪，语境中少了些火药味。 蜜蜂有长者的风度，没有反唇相讥，只语气平和地要黄蜂尝试筑巢，体会筑巢的艰辛，自己改正自己的错误看法。 其实，这也是诗人成名后对文苑忌妒他的个别人所持的宽厚态度。

│ 202

“I cannot keep your waves, ” says the bank to the river.

“Let me keep your footprints in my heart. ”

“我留不住你的波浪，”河岸对大河说，“让我把你的足印保存在我的心里吧。”

［简析］

　　这首诗中，“河岸”默默地保护“大河”潺潺流淌，流向远方，流向既定目标，而它只默默地留存“大河”的“足印”，作为曾协助“大河”奋斗历程的纪念。 它的寥寥数语，凸显全力以赴帮助他人获得成功，但从不张扬自己、甘当无名英雄的优秀品质，值得世人仿效。

│ 203

The day, with the noise of this little earth, drowns the silence of all worlds.

白昼以面积颇小的大地的喧哗，淹没所有世界的沉默。

［简析］

这首诗中，跟随"白昼"来临的太阳普照大地，万物复苏，生意盎然。人类各种日常生活活跃起来。城市里的机器声、车辆的汽笛声、集市上的叫卖声、乡村的鸡鸣犬吠……此起彼伏，汇成宏大"喧哗"。"淹没"夜间人类社会和自然界的"沉默"。这极为精练的诗句，生动描绘了黎明时分大千世界的博远景象。

204

The song feels the infinite in the air, the picture in the earth, the poem in the air and the earth.

For its words have meaning that walks and music that soars.

歌曲在空中感受到无限，画作在地上感受到无限，诗既在空中也在地面感受到无限。

因为，诗的文字兼有行走的意蕴和飞翔的音乐。

［简析］

这首诗用"天空"与"大地"，诠释"歌曲""画作"和"诗作"的特质。诗依凭音节、音步和韵脚产生音乐美，具有歌曲在空中的"无限"的播扬，从这个角度而言，诗的文字是"飞翔的音乐"。

诗的要素之一是画面，画面"尺幅万里"，具有大地的"无限"。诗人把情感赋予画面，营造的意境饱含情趣，富于动感，所以，诗的文字也具有在地上"行走的意蕴"。

205

When the sun goes down to the West, the East of his morning stands before him in silence.

当太阳在西方徐徐下落时，他早晨的东方悄然站在他面前。

[简析]

这首诗中的"太阳"完成了一天照耀大地的任务，刚要"下落"，抵达一天工作的终点，却发现次日劳作的起点"东方"已悄然站在面前，于是又得准备出发。 自古以来，太阳这种无尽的"下落"与"出发"，是亿万民众一个个人生阶段和一项项事业的终结和肇始的生动比喻。

│ 206

Let me not put myself wrongly to my world and set it against me.

让我不要错误地置身于我的世界而导致它反对我。

[简析]

这首诗是泰戈尔在某个人生阶段的总结。 显然，他认为他的"世界"并非十全十美，因决策失误或采取的措施不当而存在不少缺憾。 如果盲目自满，护短守缺，人生就无从逐步完美。"我的世界"会"反对我"，其实这是在提醒他自己，要不断自我检视，找到不足之处，不断克服缺点，不断完善自我。

│ 207

Praise shames me, for I secretly beg for it.

赞扬羞臊我，因为我偷偷地追求它。

[简析]

少年泰戈尔写了《诗人的故事》《野花》《破碎的心》等格律不规范、诗意不浓郁的习作，曾暗中期望得到长辈和同学的"赞扬"。 之后，随着知识的积累和创作领域扩大，认识到以前受到长辈"赞扬"的作品，是不成熟的诗作，不值得宣扬。 回首往事，他不禁为当年自我陶醉、渴望夸赞的幼稚行为而感到羞愧。

| 208

Let my doing nothing when I have nothing to do become untroubled in its depth of peace like the evening in the seashore when the water is silent.

当我无事可做时，让我憩歇着，不受打扰地沉入安谧的深处，就像海水静默时海边的黄昏。

［简析］

泰戈尔获得诺贝尔文学奖后，请他作序的、题字的、写贺诗的人，络绎不绝。 他忙于应付，一天下来，疲惫不堪。 黄昏时分，他只想静静地"憩歇"，不受别人的"打扰"，像坐在"海水静默时海边"那样，恢复体力，继续进行文学创作。 这首诗说出了他成名后的苦恼和对外来干扰的厌烦。

| 209

Maiden，your simplicity，like the blueness of the lake，reveals your depth of truth.

哦，少女，你的单纯像湖泊的澄碧，显示着你真实的深邃。

［简析］

泰戈尔成名后，收到仰慕他的印度少女的几百封来信，他及时回信，并解答她们的各种问题。 这首诗中的"少女"，是她们中间的一位，在信中倾吐了此前只对"闺密"才倾吐的心声。 她的坦诚令诗人感动。 所以，诗人称赞她的"单纯像湖泊的澄碧"。 像她这样的多位少女，都成为诗人终生的朋友。

| 210

The best does not come alone. It comes with the company of the all.

"最好"从不独自走来。

他走来由参差不齐的优劣簇拥着。

［简析］

这首诗是社会的一幅真实画卷。 社会不是由清一色的人，而是由形形色色的人组成的。 事实上，"最好"——像泰戈尔这样的人中俊杰，均来自社会，生活在品德和才华"参差不齐"的人群中间，一生与他们并存共处。 他若独往独来，离群索居，与世隔绝，就不可能是人中翘楚了。

| 211

God's right hand is gentle，but terrible is his left hand.

天帝的右手温和，但他的左手瘆人。

［简析］

按照泰戈尔信奉的宗教观，世界有破有立，万物在破立中展现新貌。 破坏由天帝掌控。 他在《美感》中说："大神，一只手施惠，一只手破坏。"天帝右手"施惠"，进行创造，所以他的"右手温和"。 他的左手，经管"破坏"，所以，"他的左手瘆人"，令人胆战心惊。

212

My evening came among the alien trees and spoke in a language which my morning stars did not know.

我的黄昏从陌生的树林里走来，用我晨星听不懂的语言说话。

［简析］

这首诗写于泰戈尔出国访问期间。 在异国他乡，诗人以前在国内熟悉的"黄昏"，从域外"陌生的树林"走出来，完全变了样，诗人感到不认识了。 它说的话，诗人在国内每日相伴的"晨星"听不懂，他当然也听不懂了。 平实的叙述中，透露出诗人在国外没有亲人无微不至照顾的孤独感。

213

Night's darkness is a bag that bursts with the gold of the dawn.

夜阑的黑暗是一只口袋，泄漏着黎明的金子。

［简析］

这首诗描写昼夜转变特殊时刻的瞬间景象。 夜将尽，天将明。 漫漫"黑暗"，虽仍像一只深不见底的宏大"口袋"，竭力遮掩地平线上乍露的曙光。 但从曙光像"黎明的金子"，从破旧的黑夜之袋的千百道孔缝中泄漏出来的诗性描述中，传来光明即将驱散印度广袤大地上黑暗的振奋人心的消息。

| 214

Our desire lends the colours of the rainbow to the mere mists and vapours of life.

我们的欲望，把彩虹的颜色只借给人生的雾气。

[简析]

天上的彩虹，落到雾气上面，雾气顿时五彩缤纷，煞是好看，令人神往，但最终会消散得无影无踪。 同样，谁树立了远大目标，却不夙兴夜寐，刻苦学习；在工作岗位上不踏实苦干，而把希望寄托在彩虹般的幻想上面，那他的人生目标也一定会像雾气消散那样，最终成为泡影。 这就是这首诗给人的有益启示。

| 215

God waits to win back his own flowers as gifts from man's hands.

天帝等待机会，把凡人手上的鲜花，当作礼物，重又收回去。

[简析]

这首诗中的"鲜花"是爱的比喻。 梵天把爱送给凡人，是希望世人传播爱，彼此奉献爱，和睦相处，生活安乐。 梵天等待收回"鲜花"，其含义是像他期望的那样，某一天凡世人人有爱心，让他看到令他欣慰的国泰民安。 其实，这也是泰戈尔的美好理想。

| 216

My sad thoughts tease me asking me their own names.

我的愁思老缠着我，问我它们的姓名。

[简析]

在文学创作和社会改革实验中，泰戈尔似乎遇到了一个难题，苦思冥想，不知其"姓名"，许久不明白其产生的缘由，确定不了其性质，无法对症下药，找到解决难题的途径和方法。终日为"愁思"所缠的困境，反映诗人身处复杂社会中解决现实问题的艰难。

217

The service of the fruit is precious, the service of the flower is sweet, but let my service be the service of the leaves in its shade of humble devotion.

果实的服务是高贵的，鲜花的服务是甜美的，但让我的服务，成为谦逊的奉献的绿荫里叶片的服务吧。

[简析]

靠绿叶吸收的阳光，鲜花得以绽放，果实得以成熟。但人们欣赏的是艳丽鲜花，品尝的是丰硕果实，却不向大功臣"绿叶"投去一眼。泰戈尔在这首诗中说愿意像"绿叶"一样，为世人提供"服务"，以此袒露他愿在各方面为他人铺路搭桥、暗中相助、不图回报的心志。

218

My heart has spread its sails to the idle winds for the shadowy island of anywhere.

我的心向悠闲的风张开帆，准备驶往任何地方的绿岛。

［简析］

泰戈尔应多家文学杂志主编的请求，每月按时发去一期连载小说和其他体裁的作品，长期处于写作的沉重压力之下。每每收到出访邀请，身心才得以放松。这时，他的心舟涨满"悠闲的风"，驶往可以憩息的"绿岛"。这令人心旷神怡的奇妙意境中，洋溢着他摆脱繁忙的喜悦之情。

| **219**

Men are cruel, but Man is kind.

人群是残酷的，但"人"是善良的。

［简析］

泰戈尔在《新月集》的《孩子天使》中称孩子是童心纯洁的"天使"。这与《三字经》第一句"人之初，性本善，性相近，习相远"中的"人之初，性本善"的意思相近。也就是说，每个人出生时，本性是一样的，是天真的、善良的。但随着孩子长大，在严酷的生存斗争中，他们的性格必然产生差异。他们组成的人群中，尔虞我诈、勾心斗角、你死我活的明争暗斗不可避免，这样的"人群"是"残酷的"。

| **220**

Make me thy cup and let my fulness be for thee and for thine.

把我变作你的玉杯，为了你和你的一切，斟满琼浆玉液。

［简析］

这首诗的"你"，是梵天。按照泰戈尔信奉的梵教理论，梵天无处不在，与包括诗人在内的万物浑然交融。 梵天又无所不能，能重塑万物，把诗人变成"玉杯"，用于饮酒。 而诗人甘愿成为梵天的"玉杯"，"斟满琼浆玉液"，供人使用，含蓄地表达了为由梵天创造的民众奉献一切的心愿。

221

The storm is like the cry of some god in pain whose love the earth refuses.

风暴犹如爱情被大地拒绝的诸神的哀号。

[简析]

印度是种姓制度极为森严的国家，上等种姓人与下等种姓人之间，是不能通婚的。这首诗中的"天神"和"大地"，似乎分别是试图突破种姓壁垒的上等种姓人和婉拒求爱的下等种姓人的象征。 两者无力跨越种姓壁垒，不能结合的悲伤，透过风暴般的哀号传递了出来。

222

The world does not leak because death is not a crack.

世界不会渗漏，因为死亡不是裂缝。

[简析]

泰戈尔认为，"生"与"死"，相辅相成，是矛盾的两个方面。

他在《关闭的房子》中说："大千世界既把死亡也把生命搂在怀里，两者像兄弟姐妹在大千世界的怀里游戏。""生命"和"死亡"是亲人，须臾不分离。 所以，不用担心"死亡"撇下"生命"，单独行动，去挖"世界"的地基，挖出"裂缝"，导致世界渗水、崩坍。

| 223

Life has become richer by the love that has been lost.

生命因付出爱而更富有。

[简析]

这行诗是内涵丰富的格言。每个人是社会的一员。穷人也罢，富人也好，一个人只要帮助别人，为别人付出爱，就会得到别人的爱，得到别人的尊重，因此，在精神上是"富有"的。如果这成为风尚，那么，诚如中国歌曲《爱的奉献》中说的那样："只要人人都献出一点爱，世界将变成美好的人间。"

| 224

My friend，your great heart shone with the sunrise of the East like the snowy summit of a lonely hill in the dawn.

我的朋友，你那颗博大的心，如同黎明时分的孤山雪峰，与东方的朝阳一起闪射光芒。

[简析]

泰戈尔的这位朋友，应是西方世界的一位杰出人物，他那颗开放的"博大的心"，像黎明时分的"孤山雪峰"，暗示他是赞扬东方文明、赞同东西方文明交流的凤毛麟角。他的心"与东方的朝阳一起闪射光芒"，表明他与东方著名学者广泛交流，惠及双方，使东西方文明一起闪现耀眼光芒。

| 225

The fountain of death makes the still water of life play.

死亡之泉，使生命的静水活跃起来。

[简析]

在这首诗中，泰戈尔用流动的"泉水"与不流淌的"静水"形容"生"与"死"，使抽象的"生"与"死"具有可视的鲜活形象。在他看来，生死互为因果，生中有死，死中有生。死亡的泉水流淌不息，使生命的静水荡漾，就能孕育新的生命。

| 226

Those who have everything but thee, my God, laugh at those who have nothing but thyself.

我的天帝，那些拥有一切而没有你的人，在嘲笑一无所有而拥有你的人。

[简析]

按照泰戈尔信奉的印度教理论，梵天创造一切，一切属于梵天。所以，坚信梵天，融于梵天，等于融入万物，便"拥有一切"。"拥有一切而没有你的人"，是指拥有大量物质财富而不信梵天的人。诗人想对梵天阐述的看法是：富翁即使富甲天下，因不信梵天，精神上也是个一无所有的穷人。

| 227

The movement of life has its rest in its own music.

生命的运动，在它自己的乐曲中休息。

［简析］

这首诗中的"生命"，可以是一个人的，也可以是政党的，甚至是国家的。 泰戈尔在《诗与歌》中说："交谈的声音没有有序的节奏，但歌中有。"节奏是乐曲的基本元素。"生命的运动"因种种原因，一开始可能是紊乱的、无序的、不规则的。 经过反复调整，紊乱变为整齐，无序转为有序，不规则变为有规则。 一句话，"生命的运动"有了乐曲那样的节奏，便处于正常状态。 所以，生命可以高枕无忧地休息了。

| 228

Kicks only raise dust and not crops from the earth.

乱踢只能扬起尘土，而不能从泥土收获谷物。

［简析］

有的放矢地解决实际问题，是这首诗的题旨。 俗话说，一把钥匙开一把锁。 农田的作物成熟了，用镰刀割，又快又好。 谁要是用脚踢，只会踢起地里的"尘土"，迷自己的眼，眼前一片漆黑，看不见东西了。 但只要认真总结经验，及时发现错误，就能找到解决问题的正确方法。

| 229

Our names are the light that glows on the sea waves at night and then dies without leaving its signature.

我们的名字是夜间海涛上闪烁的微光，不留下印记便消逝了。

［简析］

泰戈尔在《岁月不留人》中写道："世世代代的人，以各种方式养儿育女，他们的所作所为，依然活在我们中间，但他们带着他们的名字，带着他们的苦乐，已消失在遗忘的深渊。"人死了必然被遗忘，这是在提醒人们，人生苦短，活着时应多为民众做实事。因为，人的名字，像"夜间海涛上闪烁的微光"，转瞬即逝。

| 230

Let him only see the thorns who has eyes to see the rose.

让欣赏玫瑰花的人也注视一下它的刺儿。

［简析］

英译原作系孟加拉语诗集《随想集》第 175 首：

> 愿有一双能欣赏鲜花的
> 眼睛的人也常注视荆棘。

凡人既有优点也有缺点，既有长处也有短处。要想不断进步，有所作为，在听别人赞扬自己成就的同时，也应虚心倾听别人对自己不足之处的批评，有则改之，无则加勉。原作中把优点喻为"鲜花"，把别人的批评喻为"荆棘"，生动妥帖。听批评如同"荆棘"刺身，浑身是不舒服的，但如刺中痛处，刺中要害，让人头脑骤然清醒，这对克服缺点是大有好处的。英译中把原作的"鲜花"改为"玫瑰花"，更具体，更直观，更能起到教益作用。

| 231

Set bird's wings with gold and it will never again soar in the sky.

鸟翼系了黄金，鸟儿就不能在天空飞翔了。

[简析]

这首诗关涉儿童教育问题。 如何教育孩子，把孩子培养成才，是一个重大命题。 这首诗中，"鸟儿"是孩子的比喻，"黄金"是享乐的比喻。 古往今来，无数事例表明，像给"鸟儿"的翅膀系上"黄金"那样，不重视对孩子的道德教育，溺爱孩子，给予其过度的物质享受，不仅不能使其翱翔蓝天，还可能因"黄金"过重，坠地丧命，葬送孩子的前途。

| 232

The same lotus of our clime blooms here in the alien water with the same sweetness, under another name.

我国的莲花起了另一个名字，在这异域的水中照样开放，散发同样的芳香。

[简析]

英译原作系《火花集》第 245 首，作于诗人访问日本期间：

我国的莲花

在异域改了芳名，

照样绽放，

照样露出水灵灵的笑容。

莲花是印度的国花，是吉祥和圣洁的象征。 印度的名画中，诸多神仙端坐在莲花座上，可见莲花在印度人心目中是多么神圣。 诗人在国外访问期间，看到莲花移植国外，起了新名字，在不同的环境中，照样怒放，喜出望外。 在对它溢散芳香、露出水灵灵的笑容的描述中，洋溢着诗人看到印度文化在域外传播的喜悦心情。

233

In heart's perspective the distance looms large.

在内心的视野里，距离显得更远。

［简析］

人的视野是有限的，距人站的位置不远，视野里肉眼看到的物品数量极为有限，所以，肉眼的视域不大。 但如果用心观察世界，即借助想象力观察，就可看到广阔世界，万物尽收眼底。 这时，人与观察到的物品之间的"距离显得更远"。 诗中用心观察的含义，是期望人们不应目光短浅，只看到眼前的东西，而应胸襟开阔，高瞻远瞩，努力认知宏大世界。

234

The moon has her light all over the sky, her dark spots to herself.

月亮把清辉洒满夜空，她的黑斑留给她自己。

［简析］

英译原作系孟加拉语诗集《尘埃集》中的《自己的和给予的》：

明月说:"我的清辉洒向了人间,

虽说我身上有些许污斑。"

世界上人的能力有高低之分,每个人都不可能完美无缺。 如何发现别人的长处,如何明察自己的短处,是摆在每个人面前的一道难题。 诗人通过"明月"为我们提供的答案是: 由于种种条件的限制,"我身上有些许污斑",即有这样那样的缺点,我不是完人。 但我要像"月亮把清辉洒满夜空"那样,献出我的光和热,把能力发挥到极致。 这样,也就实现了我的人生价值。

| 235

Do not say, "It is morning," and dismiss it with a name of yesterday. See it for the first time as a new-born child that has no name.

不要说"这是早晨",便用"昨天"的一个名字遣送它。 把它视为首次看见的尚未起名字的新生儿吧。

[简析]

时间观是这首诗的主题,在泰戈尔看来,诚然,今天必然变成"昨天",当下的必然成为过去的,但这只是客观事实的一个方面。 更应看到的是,每天出现"新生儿"般的新生事物,展示着光辉前景。 用这样的眼光看待现实,人对未来才有信心,才有奋进的无穷动力。

| 236

Smoke boasts to the sky, and Ashes to the earth, that they are brothers to the fire.

青烟对天空、灰烬对大地夸耀说:"他们是火焰的兄弟。"

[简析]

英译原作系孟加拉语诗集《尘埃集》中的《亲疏》：

> 灰烬说：“火焰是我兄弟。”
>
> 青烟说：“我和火焰是双胞胎。”
>
> “虽不是一家，”流萤在空中开了言，
>
> “比起你俩，我与火焰更加亲密。”

“青烟”和“灰烬”，是火焰生成过程中的衍生物和生成后的废弃物，前者飘逝空中，后者坠落地面。它们起不到“火焰”的作用，绝不可能与“火焰”平起平坐。可它们扯着大嗓门，声称它们是“火焰”的兄弟。它们是社会中某些不甘地位低微，拼命往自己脸上贴金的庸人的象征。而萤火虫虽微小，却闪射萤光，在为人民服务上与“火焰”有共性，是“火焰”的志同道合者。英译中删除与火焰有共性的萤火虫，着重抨击这些竭力想爬上权贵地位的小人。

237

The raindrop whispered to the jasmine：“Keep me in your heart for ever.”The jasmine sighed，“Alas，”and dropped to the ground.

雨点对茉莉花低声说：“把我永远留在你的心里吧。”

茉莉花叹息一声“唉——”，落在地上。

[简析]

这首诗中的“雨点”和“茉莉花”，应是属于不同种姓的一对恋人的象征。“雨点”希望同“茉莉花”心心相印，终生相爱，白头偕老。但“茉莉花”没有表态。她落地时的长叹声，流露出因双方中间横亘着难以逾越的门阀士族的障碍，不能接受对方爱情的痛楚。

| 238

Timid thoughts, do not be afraid of me. I am a poet.

胆怯的思想啊，别怕我。

我是个诗人。

[简析]

这首诗是泰戈尔因政见分歧退出群众运动之后写的。 诗中的"思想"之所以胆怯，是怕诗人再去考虑他不太理解更无从施加影响的政治运动。 诗人劝慰般的回答表明，他有自知之明，知道自己不擅长搞政治。 今后，他将心无旁骛，把精力集中于他喜爱的诗歌创作了。

| 239

The dim silence of my mind seems filled with crickets' chirp—the grey twilight of sound.

我心田的朦胧的沉默，仿佛充满蛩吟——那灰蒙蒙微明的声响。

[简析]

这首诗运用通感技巧，抒写泰戈尔无从倾吐心中块垒的郁闷。 以可视的"灰蒙蒙微明"和可听的声响"蛩吟"，使他只可感觉的无奈的"沉默"形象清晰地呈现，可看可听。"沉默"似在发声，暗示诗人不甘寂寞，并未像隐士那样住在深山老林，远离社会。

| 240

Rockets，your insult to the stars follows yourself back to the earth.

爆竹啊，你对群星响亮的侮辱，跟着你垂落地面。

［简析］
英译原作系孟加拉语诗集《尘埃集》中的《狂妄》：

> 爆竹咧着嘴说:"诸位,我多么勇敢,
> 嘭叭升空给明星脸上抹了把灰。"
> 诗人说道:"明星未被玷污,
> 地面上,一撮纸屑已随你回归。"

这首诗中，"爆竹"是社会中某些动辄污蔑他人的不学无术的文痞的象征。"明星"是在各个领域卓有建树的名人的象征。就像"爆竹"嘭叭升空大叫在明星脸上抹灰，最终成为纸屑落地一样，这些文痞怀有莫名的忌妒，进行诽谤的拙劣表演之后，他们攻击名人的阴谋以失败而告终。印度叙事诗最后两行通常有诗人的点评，目的是加深听众的印象。原作中诗人的评说，继承了这一传统。英译中，舍弃西方读者不习惯的诗人的评说，把爆竹的独白改为诗人的陈述，显得更为简洁明晰。

| 241

Thou hast led me through my crowded travels of the day to my evening's loneliness.
I wait for its meaning through the stillness of the night.

你曾引导我，穿过我白天旅途中拥挤的人群，抵达我黄昏的寂寥之地。

在通宵的宁静中，我等候它的含义。

[简析]

这首诗大概写于 20 世纪初叶，诗人退出群众运动的人生转折之时。 诗中以自慰的口吻说这种转折是天意，受了梵天的"引导"，离开"拥挤的人群"，返回寂寥之地——远离加尔各答的偏僻的圣蒂尼克坦。 通宵达旦，诗人静静地思考着——今后他应选择怎样的人生之路，力所能及地做哪些有益于社会的事情？

| 242

This life is the crossing of a sea，where we meet in the same narrow ship. In death we reach the shore and go to our different worlds.

这生命是渡海，我们聚集在一艘窄小的船里。
死亡之时，我们抵达彼岸，各归各的世界。

[简析]

这首诗中把人生比喻为一次渡海，把身躯比喻为"窄小的船"。 人生的彼岸是死亡之岸。 按照印度教的轮回论，人死后，回归自然，化为自然界中的物质，最后投抬转世，变成各种各样的生物。 所以，死去的人们，并未泯灭，只是"各归各的世界"。

| 243

The stream of truth flows through its channels of mistakes.

真理之河，流过它错误的沟渠。

［简析］

英译原作系孟加拉语诗集《尘埃集》中的《同一条路》：

> 关门将错误挡在外面，
>
> 真理叹道："叫我怎样进入圣殿！"

这首诗和第 130 首诗的原作，都是《尘埃集》中的《同一条路》。 诗人从两个角度阐明"真理"和"错误"的辩证关系。 第 130 首着重说明"真理"和"错误"是矛盾的两个方面。 固执地否定"错误"，等于放逐"真理"，必然找不到"真理"。 这一首则着重说明"真理"的生成。 否定"错误"的存在，把它关在门外，将导致"真理"进不了"圣殿"，意思是不能成为颠扑不破的"真理"。 英译中借助"河水"和"沟渠"这两个意象，表现"真理"是在与"错误"的碰撞中形成。 如同"河水"必须通过"沟渠"流淌，最后抵达目的地，"真理"也必然在与"错误"的摩擦中诞生。 所以，沿着错误的沟渠，最终可以找到真理。

244

My heart is homesick to-day for the one sweet hour across the sea of time.

今天我的心想家了，遐想着渡越时间之海的甜美时辰。

［简析］

泰戈尔曾 12 次远涉重洋，访问五大洲 35 个国家，广泛开展国际文学交流，促进东方和西方文明的彼此了解和借鉴。 这一次可能在国外待久了，不免产生思乡之情。 结束访问，诗人归心似箭，返程虽然漫长，但在海上的时辰是"甜美"的，这表明诗人这次访问是成功的，在心情愉快地消度海上这段时光了。

| 245

The bird-song is the echo of the morning light back from the earth.

鸟儿的歌鸣，是从大地返回的晨光的回声。

［简析］

　　"晨光"悄然而至，在大地上无声扩展，驱尽残余的夜色。 被唤醒的沉睡的百鸟，放开歌喉，啾啾歌唱。 无从描述的无声"晨光"的驾临，在有声的"鸟儿的歌鸣"中，得到印证。 这首诗是诗人采用通感手法，驾轻就熟地用声音表现无形之物的又一生动例子。

| 246

"Are you too proud to kiss me?" The morning light asks the buttercup.

晨光问金凤花："你不肯和我接吻是不是太骄傲了？"

［简析］

　　这首诗中，人格化的"晨光"向"金凤花"求爱，想和"金凤花"亲吻，最后，喜结良缘。"晨光"遭到拒绝后气愤地责问"金凤花"，说它"太骄傲了"。 这让人联想到印度下等种姓人向上等种姓人求婚，因身份和地位差异太大，遭到拒绝后的苦恼、懊丧和怨恨。

| 247

" How may I sing to thee and worship, O, Sun?" asked the little flower.

" By the simple silence of thy purity. "answered the sun.

"哦，太阳，我应怎样对你唱颂歌，对你膜拜？"小花问道。

"以你纯洁而质朴的沉默。"太阳答道。

［简析］

这首诗中，在"太阳"普施的阳光下，万象更新，生机勃勃，为此，"小花"作为草木的代表，要对"太阳"表达感激之情。它是人间知恩图报者的象征。可"太阳"觉得，它是在尽责，无需草木大加赞扬。太阳只希求小花对它保持含有敬意的质朴沉默中，无声地称赞了无私奉献不图报答的崇高品质。

248

Man is worse than an animal when he is an animal.

人成了兽，比兽还坏。

［简析］

自然界中的野兽攻击人，或为跳出人设置的陷阱，逃离险境，或为消除饥饿，咬死人，吃人，这些都是生理需求。而现实生活中许多触目惊心的事例显示，人如果像"兽"一样伤害他人，往往是蓄意为之，是为达到极其卑鄙的目的。从这个角度而言，人更凶残，"比兽还坏"。

249

Dark clouds become heaven's flowers when kissed by light.

光明吻过的乌云，变成天国的鲜花。

［简析］

这首诗中的"光明"和"乌云"，是进步力量与落后力量、先知先觉者与浑浑噩噩者的象征。 只要前者不嫌弃后者，每日关心后者，开导后者，向后者伸出援手，后者就能成为"天国的鲜花"般的智者和强者。 这幅美景中深蕴着先进者帮助落后者，促使社会整体进步的期望。

250

Let not the sword-blade mock its handle for being blunt.

不要让剑锋讥嘲剑柄是钝的。

［简析］

没有"钝的剑柄"的扶持，利剑就可能落地或卷刃，无从发挥刺杀敌人的作用，为此，诗人提醒"剑锋"不要讥嘲"剑柄"。 诗中对"剑锋"的告诫，也是提醒身居要位的人，不要看不起身边辅佐其功业的小人物。 他们应认识到，社会中职业没有高低之分，都是不可缺少的。

251

The night's silence, like a deep lamp, is burning with the light of its Milky Way.

如同一盏深掩着的灯，夜的静默，与它银河的光一起闪烁。

［简析］

这首诗寓情于物，以近处的实物——遮掩的"油灯"，衬托渺远之地的模糊虚物——与银河的光一起闪烁的"夜的静默"。 "夜的静默"是默默地做完好事，悄然离去的助人为乐者的象征。 然而，像银河闪烁的微光，多少留下了蛛丝马迹，助人为乐者最后被人发现，受到赞扬，得到应有的荣誉。 "夜的静默"中暗含对这种做好事不声张的高贵品质的赞颂。

252

Around the sunny island of Life swells day and night death's limitless song of the sea.

灿亮的生命之岛四周，日夜翻涌着死亡之海的无尽的歌曲。

[简析]

诗人施展奇特想象，营构两个意象——数不胜数的死亡汇聚成浩瀚的死亡大海，波涛汹涌；层出不穷的生命聚集成一座座生命之岛，流光溢彩。 两个意象组成的宏远瑰丽的意境——无际无涯的死亡之海环围着数不清的生命之岛，空中回响着一首首对生死的赞歌，把大千世界无穷无尽、对立统一、抽象无形的生死，呈示得栩栩如生，有声有色，显示出诗歌创作的超卓才华。

253

Is not this mountain like a flower, with its petals of hills, drinking the sunlight?

它的峰峦之瓣在吮吸着阳光，这山难道不像花吗？

[简析]

泰戈尔在这首诗中抒写了在山区游览眺望绵延山岭时的奇妙感受。 诗中把花的特性赋予"峰峦"，层峦叠嶂便像绽放的鲜艳花朵，跃然纸上，清晰可见。 诗人以反诘口吻来肯定自己的审美判断，从而启迪读者的想象力，让读者获得美的享受。

│ 254

The real with its meaning read wrong and emphasis misplaced is the unreal.

"真实"带着被读错的意思，重心挪了位置，就不真实了。

［简析］

　　这首诗诠释泰戈尔的认识论。 改造世界的前提，是正确认识世界。 诗中的读错"真实"，指不能正确全面地认知、反映客观事实。 再自以为是地挪动"真实"的"重心"，使"真实"东倒西歪，摇摇欲坠，最后轰然倒地。 这悲惨的画面给人的启示是，"真实"一旦被歪曲，人必然走上错误的道路，改造世界便成为一句空话。

│ 255

Find your beauty, my heart, from the world's movement, like the boat that has the grace of the wind and the water.

犹如轻舟获得了风和水的美质，我的心啊，从世界的运动中，发现你的美吧。

［简析］

　　这首诗是励志之作，诗中"我的心"，代表诗人自己。 诗人多次出访，像一艘轻舟，在旅途中行驶，抵达一个个国家，与各国艺术大师、文化名人，就艺术创作交流看法。 获得的"风和水的美质"，是诗人在交流中获得的有益启迪的比喻。 但诗人从不崇洋媚外，在与外国文化的交流对比中，发现本国传统艺术的特长，民族自豪感油然而生。接下来，便不遗余力地向外国读者介绍印度的名篇佳作，展示印度的"美"。

| 256

The eyes are not proud of their sight but of their eyeglasses.

眼睛不为视力，却为眼镜而骄傲。

[简析]

现实生活中，解决问题，应搞清楚什么起主要作用，什么起次要作用。 人能看清景物，靠的是"视力"。"眼镜"是需要的，但"眼镜"至多在"视力"下降时起些辅助作用。 这首诗中的"眼睛"戴了眼镜，盲目"骄傲"，其间隐含诗人对现实社会中有些人办事不分主次或本末倒置的批评。

| 257

I live in this little world of mine and am afraid to make it the least less.

Lift me into thy world and let me have the freedom gladly to lose my all.

我住在我的小世界里，担心弄得它越来越小。

把我提升到你的世界里吧，让我获得愉快地失去我一切的自由。

[简析]

这首诗中，泰戈尔面对想象中的梵天，坦言自己的狭隘性。 他已察觉到，长期置身于本人的"小世界里"的文人圈子里，这种圈子或将越来越小，视阈萎缩，思想僵化。"你的世界"，指梵天的广远世界，容纳万象万物万民。 他认为，进入这样的世界，才有真正的自由，所以准备毫不犹豫地舍弃包括荣誉在内的一切。

│ 258

The false can never grow into truth by growing in power.

虚假永远不能靠权力增长成为真实。

［简析］

这首格言诗展示世界的客观规律。 历代的反动统治者，凭借手中的"权力"，肆意妄为，混淆真假，颠倒黑白，企图长期维持黑暗统治。 但历史发展表明，他们未能得逞，未能使"虚假"变为"真实"，未能摆脱最终滚下历史舞台的命运。

│ 259

My heart，with its lapping waves of song，longs to caress this green world of the sunny day.

我的心，带着它舐吻的歌曲之波，渴望抚摩这阳光灿烂的白昼的绿色世界。

［简析］

泰戈尔在这首诗中表明心志。 此前，他一直潜心于艺术创作，呕心沥血，写出了几百首脍炙人口的各类歌曲，每首歌曲上，留下他的心之吻。 此后，他决意走出书斋，扩大创作领域，以心抚摩"阳光灿烂的绿色世界"——人类的理想世界，即为人类福祉而奋斗。

│ 260

Wayside grass，love the star，then your dreams will come out in flowers.

路边的芳草，爱上夜空的星星，你的梦就会飘进花丛。

[简析]

这首诗托物言志。 诗中的"芳草""星星"和"梦"分别是有志者、敢想敢做和奋斗目标的象征。 有志者只要像人格化的"芳草"那样，有爱遥远夜空的"星星"那样的非凡勇气，脚踏实地地苦干实干，最后，就能像"芳草"带梦"飘进花丛"那样，实现宏志大愿。

261

Let your music, like a sword, pierce the noise of the market to its heart.

让你的音乐，像一把利剑，刺入市井的喧嚣之心！

[简析]

这首诗阐明泰戈尔音乐创作的宗旨。 这是诗人对自己提出的严格要求，也可能是他对某位音乐家的鼓励。 诗人要求自己或要求他寄予厚望的某位音乐家，把音乐当作武器，"刺入市井的喧嚣之心"，荡涤社会的污泥浊水，使世界变得纯洁美好。

262

The trembling leaves of this tree touch my heart like the fingers of an infant child.

好似婴儿的手指，这颤动的树叶，拂触着我的心。

[简析]

泰戈尔在这首诗中抒写了独特的心理感受。 明媚的春天，他步入一片树林，恍惚间，感到新绽的微颤的绿叶，仿佛是他的孩子，伸出柔软细嫩的手，轻拂他的心，令他心醉神怡。 这是融和诗人"物我相通"哲学观点的诗意美景。

｜ 263

The little flower lies in the dust. It sought the path of the butterfly.

小花卧躺在尘土里。

它在寻觅蝴蝶的路径。

［简析］

这首诗中卧躺在尘土里的"小花",地位低下。 而在花丛中翩舞的蝴蝶,地位高贵。"小花"只能追寻"蝴蝶"的路径,两者绝不能喜结连理。 小花对"蝴蝶"无果的暗恋,是对当时社会中"门不当户不对,成不了眷属"的年轻人失败爱情的比喻。

｜ 264

I am in the world of the roads. The night comes. Open thy gate, thou world of the home.

我身处道路纵横交叉的世界。

夜晚来临,家庭的世界,开启你的门户吧!

［简析］

这首诗书写泰戈尔对充满爱的温馨家庭的渴望。 他妻子穆丽纳里妮于 1902 年去世。其后十余年,他在"道路纵横交叉"的世界上奔波,为办校和农村改革,与形形色色的人打交道,身心劳累,时常感到孤独。 忙碌一天,黄昏降临,他与亿万普通人一样,希望回到能遮风避雨的港湾般的家中,得到亲人的照拂和抚慰。

| 265

I have sung the songs of thy day. In the evening let me carry thy lamp through the stormy path.

我已唱了你的白昼之歌。

黄昏时分，让我高擎你的灯，在风暴肆虐的道路上行进。

[简析]

这首诗中的"你"，是指梵天。泰戈尔白天行路唱"白昼之歌"——劳作之歌，相对而言容易一些。令人敬佩的是，夜里，四下里一片漆黑，诗人仍高擎象征理想的"你的灯"，"在风暴肆虐的道路上行进"，以此表达无论处于顺境还是逆境，都要坚定不移地朝人生目标迈进！

| 266

I do not ask thee into the house. Come into my infinite loneliness，my Lover.

我不要求你走进这间屋子。

我的情人，来吧，进入我无穷的孤寂！

[简析]

在泰戈尔的想象王国，梵天有时以"情人"的面貌出现。比如《献歌集》第30首中说，"你（梵天）爱情的真诚话语传入我的灵府"。《献歌集》第51首中说，"'情人'忘却死亡，快乐地驾舟驶过生命的海面"。希望梵天以情人的身份进入"无穷的孤寂"，其含义是诗人愿意终生甘于寂寞，专心致志地从事他选择的各项事业。

| 267

Death belongs to life as birth does. The walk is in the raising of the foot as in the laying of it down.

如同诞生，死亡也属于生命。

如同放下脚是走路，抬脚也是走路。

［简析］
英译原作系孟加拉语诗集《尘埃集》中的《生》：

生死一起做生的游戏，

如同走路，脚触地又抬起。

生物体内，不间断地进行着肉眼看不到的细胞的生死。 这样的生死，同时进行，两者甚至一起做着"生"和"死"的"游戏"。 这种频繁、抽象、快速的生死现象，几乎难以表述。 但诗人用人们走路时"放下脚""抬起脚"这两个直观的连贯动作，赋予不同特性但关系紧密的生死以清晰具像，以便读者理解。 英译和原作对生死的阐述，大致相同。

| 268

I have learnt the simple meaning of thy whispers in flowers and sunshine-teach me to know thy words in pain and death.

我已学习弄懂了你在鲜花和阳光里轻声独白的简单意思——再教我理解你在痛苦和死亡中说的话吧。

［简析］

人生中有鲜花盛开、阳光灿烂的顺境，也有困难重重的逆境和生离死别的悲惨情景。泰戈尔在文学事业上，一帆风顺，品尝到了成就卓著的快乐。但他也曾跌入逆境，领略了意想不到的苦楚。他要你——天帝，教他理解"在痛苦和死亡中说的话"，以此表达完整地认知人生，从容面对人生困厄的坚强意志。

| 269

The night's flower was late when the morning kissed her, she shivered and sighed and dropped to the ground.

黑夜的鲜花来晚了，黎明吻她时，她全身颤抖，叹息着凋落在地上。

［简析］

这首诗中人格化的"黑夜的鲜花"和"黎明"趣味相投，彼此相爱。但黎明来临，黑夜便消失，这是不可抗拒的自然规律。所以，黎明一吻"黑夜的鲜花"，在陌生的白天，她便颤抖、叹息、凋落。两者是印度社会中难以突破种姓壁垒、真心相爱但最终不得不分手的一对恋人的象征。

| 270

Through the sadness of all things I hear the crooning of the Eternal Mother.

在万物的忧愁中，我听见"永恒母亲"的悲叹。

［简析］

1757 年，印度沦为英国殖民地。一百多年后，泰戈尔诞生。他目睹殖民地统治下的印度满目疮痍，风雨如晦，不禁痛心疾首。 尤其是他在农村生活期间，举目眺望辽阔大地，看到"万物"愁眉苦脸，恍惚间听到"祖国母亲"在唉声叹气，心里更加悲怆。这首诗的字里行间，显露了诗人的赤子之情和寻觅不到救国之路的迷惘和悲戚。

｜ 271

I came to your shore as a stranger, I lived in your house as a guest, I leave your door as a friend，my earth.

我的大地，我来到你的海岸，是一个陌生人；住在你的寓所，是你的客人；走出你的大门，是你的朋友。

［简析］

这首诗中，把每个人的一生比作一次游玩，叙述了人生的三个阶段。 人降临凡世，来到人世的"海岸"，是个陌生人。 住在凡世的"寓所"，是个客人。 而走出凡世的大门，就只能是凡世记忆中的"朋友"了。"陌生人""客人"和"朋友"——这三个意象，构成一幅完整的人生之画。

｜ 272

Let my thoughts come to you，when I am gone，like the afterglow of sunset at the margin of starry silence.

我离去时，让我的思想像那星空沉寂的边缘那夕阳映照的晚霞，去你那儿。

［简析］

这首诗表现泰戈尔的生死观。 他认为，每个人来自自然，最后每个人回归自然，无一例外。 诗中"我离去"，意思是离世。"你"，是指创造大神梵天。 诗人在社会实践

146

中形成的"思想"，特异无形，比作沉寂的星空夕阳映照的"晚霞"，便有形可视，其中显现诗人带着他的信念回到梵天那儿的淡定神态。

| 273

Light in my heart the evening star of rest and then let the night whisper to me of love.

点燃我心空憩息的黄昏星，之后让黑夜对我轻轻地讲述爱情。

[简析]

泰戈尔是创作爱情诗的高手。 他大致写了五类爱情诗，一是以火热的语言，礼赞女性美，歌颂自由恋爱的爱情诗；二是表现乡村青年男女探寻爱情的复杂过程的爱情诗；三是描写各种婚姻的爱情诗；四是回顾个人爱恋经历的爱情诗；五是以家喻户晓的历史典故为题材的爱情诗。 泰戈尔的爱情诗、情歌数量之多，内容之广，种类之繁多，在世界文坛实属罕见。 然而，诗人不满足于已有成就。 在"心空的黄昏星"下，从他对"黑夜"提出讲述遍布世界的繁复爱情故事的要求中，暗示他要撷取新题材写出更多的爱情诗了。

| 274

I am a child in the dark. I stretch my hands through the coverlet of night for thee，Mother.

我是置身于黑暗的一个小孩。

母亲，我从黑夜的厚被里向你伸出我的双手。

[简析]

这首诗是诗人坎坷人生的真实写照。 在漫长的一生中，泰戈尔进行文学创作，创办国际大学，开展农村改革实验，时不时地遇到棘手难题，陷入困境，仿佛被"黑夜的厚被"压住，动弹不得，束手无策，只得像黑暗中迷路的"小孩"那样，向慈爱的祖国母亲伸出求助的双手。

| 275

The day of work is done. Hide my face in your arms，Mother.

Let me dream.

劳作的白昼结束了。 母亲，把我的脸隐藏在你的臂弯里。

让我做个好梦。

［简析］

泰戈尔获得诺贝尔文学奖之后，向他索稿求字的人骤然成倍增加，应酬明显增多，比平时繁忙了很多。 他渴望把脸埋在祖国母亲的"臂弯"里，"做个好梦"中披露的实情是：习惯了的平静生活被打乱，不能像先前那样有条不紊地做自己想做的事情，诗人心里感到无奈和烦躁，希望尽快回到以往的正常生活中。

| 276

The lamp of meeting burns long；it goes out in a moment at the parting.

相聚的灯亮了很久；分离时灯光立刻熄灭。

［简析］

泰戈尔在国外访问，时间长短不一，但总有挥手与东道主告别的一刻。 比如，他访问中国，1924 年 4 月 12 日，抵达上海，之后访问南京、济南、山西等地。 他与中国友人"相聚的灯"亮了五十余天。 但 5 月 30 日乘船离开中国那一刻，"相聚的灯"便灭了。此前和此后，此类值得铭记的事件也多次发生。

| 277

One word keep for me in thy silence, O , World, when I am dead, "I have loved."

哦，大千世界，我去世时，把"我已爱过"这句话，存放在你的沉默中吧。

[简析]

这首诗是泰戈尔留给世界的遗言。 诗人爱自己的祖国，创作大量爱国诗歌；爱天真的孩子，写了两集充满慈父之情的儿童诗《儿童》和《童年的湿婆集》；爱印度人民，试图通过普及教育和推广合作社，改变他们的命运。 他把弘扬爱当作己任，从不宣扬自己，只希望他的博爱能留在"大千世界"的"沉默"之中，即在历史上留一点儿痕迹，就感到心满意足了。

| 278

We live in this world when we love it.

我们生活在这个世界上，我们爱这个世界。

[简析]

泰戈尔在《社会中的解脱》中说："人世间我们的解脱在哪儿呢？ 在爱之中！ 一旦我们省悟：需求并非社会的根基，爱才是它隐秘的至圣乐园，我们就立刻冲破羁绊，兴奋地说：'哦，爱，你拯救了我！ 我别无所求。'"接受诗人的这种观点，一个人甘愿为社会无私奉献，并接受社会回赠的爱，生活在世界上，就能永远快乐。

| 279

Let the dead have the immortality of fame, but the living the immortality of love.

让死者拥有不朽的声誉，让生者拥有不朽的爱情。

［简析］

人活在世上，一生爱别人，也被别人爱，这样的"生者"是幸运的，是幸福的，不枉来人世间走一遭。 人在世上树立远大志向，经过年复一年的努力，建功立业，某一天带着"不朽的声誉"离开人世，这样的"死者"在闭眼那一刻，心里坦然，会觉得这一生过得很有意义。

| 280

I have seen thee as the half-awakened child sees his mother in the dusk of the dawn and then smiles and sleeps again.

我看见你，就像半醒的婴儿在熹微的晨光中看见他的母亲，接着又笑吟吟地睡着了。

［简析］

泰戈尔在《文学意义》中说："不能用话讲述的，就用画面来讲。"这首诗中，就是用"婴儿在熹微的晨光中看见母亲"这种亲切感人的画面，来呈示无所不在又从不显现身的"你"——梵天。"接着又笑吟吟地睡着了"的画面中，洋溢着遇见梵天的欣喜。

| 281

I shall die again and again to know that life is inexhaustible.

我将死了又死，从而知道生是无穷无尽的。

[简析]

泰戈尔在《最后的星期集》第39首中说："死亡与我亲密无间，他附在我每一条肌肉上。"这首诗就此又作了诗性阐发，他诗笔下的"死"，不是寿终，而是指人体内无时不发生的细胞的死亡。在诗人看来，伴随细胞的"死了又死"的，是细胞的"无穷无尽"的生。所以，生与死相伴相随，世代绵延。

| 282

While I was passing with the crowd in the road I saw thy smile from the balcony and I sang and forgot all noise.

当我走在人群拥挤的路上时，突然看见阳台上你的微笑，于是我引吭高歌，忘记了周围的嘈杂声。

[简析]

这首诗中的"你"，是指梵天。诗人站在"人群拥挤的路上"，遐想自己看见无形无踪的梵天在阳台上"微笑"，无比感奋，立即"引吭高歌"。这种充满神秘色彩的夸张描写，表达了对市井喧杂的厌烦和对置身于宁静氛围之中的渴望。

| 283

Love is life in its fulness like the cup with its wine.

爱是充实的生命，如同斟满酒的杯子。

[简析]

泰戈尔在《人生之旅》中写道："满心喜悦的旅人，前往远方，要走很长很长的路。沿途没有他们的爱，他们走不完漫长的路。因为他们爱路，迈出的每一步都感到快慰，不停地向前。"这些旅人一路上爱别人和被别人爱，生命得以充满爱，是"充实的"。他们心中抽象的满满的爱，用常见的"斟满酒的杯子"来形容，便有了真切的形象。

| 284

They light their own lamps and sing their own words in their temples.

But the birds sing thy name in thine own morning light——for thy name is joy.

他们点亮他们的灯烛，在他们的寺庙里唱他们的歌曲。

但群鸟在你的曙光里歌唱你的圣名，——因为你的圣名就是快乐。

[简析]

这首诗体现泰戈尔的宗教观。诗人认为，寺庙里的神像不能代表大神，所以，他反对偶像崇拜，反对教徒们在"寺庙里"唱神的赞歌。他认为梵天无处不在，也在自然界的万象之中。因此，他听见的"群鸟"在"曙光里"的啼叫，是在颂赞大神，于是欣然分享"群鸟"啼叫带来的梵天的快乐。

| 285

Lead me in the centre of thy silence to fill my heart with songs.

领我走进你静默的中心，让歌声充满我的心。

[简析]

这首诗中的"你"，也是指梵天。 在泰戈尔的想象中，梵天创造的渺无边际的世界中，有一个"静默的中心"，不受尘世喧嚷的侵袭。 他神往的，是在那种幽静的环境中，过上不受外界扰攘的平静生活，创作歌曲，让"歌声"每日在心中荡漾。

| 286

Let them live who choose in their own hissing world of fireworks. My heart longs for thy stars, my God.

让他们生活在他们选择的焰火咝咝作声的世界中吧。

我的天帝，我的心渴求你的繁星。

[简析]

这首诗中的"焰火咝咝作声"，其色彩夺人眼球，声音刺激耳膜，是当时某些煽动性口号的比喻。 社会中有些人热衷于以这种时髦口号蛊惑人心。 与之形成鲜明对比的是，泰戈尔渴望像"繁星"那样，默默地给人以光照，默默地做有益于民众利益的事情。

│ 287

Love's pain sang round my life like the unplumbed sea，and love's joy sang like birds in its flowering groves.

爱情的痛苦，像波涛汹涌的大海，在我生命的周遭吟唱。 爱情的欢乐，则像鸟儿在花林里歌鸣。

［简析］

爱情的苦与乐是这首诗的题旨。 有了过往岁月中跌宕起伏的爱情经历，泰戈尔对爱情的认识有了质的飞跃。 诚然，"爱情的欢乐"曾像"林中唱歌的鸟儿"，使他心情欢快，令他难忘。 但"爱情的痛苦"的作用更大，它像"波涛汹涌的大海"，给他以极大冲击的同时，它的"吟唱"，让他深刻认识到了生命的价值。

│ 288

Put out the lamp when thou wishest.

I shall know thy darkness and shall love it.

你乐意就熄灭你的灯光吧。

我深谙并爱你的黑暗。

［简析］

这首诗中，泰戈尔想象中的"你"——梵天，像友人一样呵护着他，看到他劳累了一天，走来打算熄灭灯光，劝他休息了。 泰戈尔欣然同意。 诗人爱"梵天"创造的"黑暗"，表明诗人已领略并喜欢上在梵天创造的幽暗静谧的环境中憩息的那种惬意了。

| 289

When I stand before thee at the day's end thou shalt see my scars and know that I had my wounds and also my healing.

在白天的尽头，我站在你面前，你将看见我的伤疤，你知道，我有许多创伤，也有治愈的办法。

［简析］

泰戈尔在人生的不同时期曾受到各种误解，甚至受到文人的攻击，受到伤害，身上留下不少"伤疤"，但他并未怨天尤人，而是平静地站在想象中的大神面前，进行自我调节，自我劝慰，想办法消除自己的伤痛，"治愈创伤"，以德报怨。在对梵天的表白中，诗人袒露了严于律己、宽以待人的宽阔胸襟。

| 290

Some day I shall sing to thee in the sunrise of some other world, "I have seen thee before in the light of the earth, in the love of man."

某一天，我将在另一个世界的黎明时分对你唱道："以前在地球的光明里，在人们的爱情中，我曾经见过你。"

［简析］

泰戈尔在这首诗中，想象着在离世之日作人生总结。他对世界的基本看法是：世界的主流是好的，是光明的，是有爱的。他认为，在"你"——梵天创造的"光明里"和"在人们的爱情中"，他已邂逅梵天，为此，他觉得自己是非常幸运的，并为即将再次见到梵天而兴奋不已。

│ 291

Clouds come floating into my life from other days no longer to shed rain or usher storm but to give colour to my sunset sky.

从其他年月飘进我生活的乌云，不再落下雨水，不再引来风暴，但给我夕阳下垂的暮空以色彩。

［简析］

泰戈尔在这首诗中作了人生小结。 在他年轻时期，偶发或突发事件曾像"乌云"一般，给缺乏社会经验的诗人的生活，带来"暴风骤雨"，使他痛楚不已，刻骨铭心。 年过半百，"乌云"却给诗人的暮空增添"色彩"，这足以说明，经历了风风雨雨，诗人已能泰然自若地面对和处理错综复杂的事件了。

│ 292

Truth raises against itself the storm that scatters its seeds broadcast.

真理触发的反对自身的风暴，大面积地撒播了它的种子。

［简析］

这首诗阐发反对意见对促发真理形成和传播的作用。 真理在与错误的斗争中崛起。真理受到的反对和攻击越强烈，真理就越是明显，它的"种子"被"反对和攻击"撒播得更广，之后在更广大的地区绽叶开花结果，为更多的人所接受。 这样的铁律，已为历史所证实。

| 293

The storm of the last night has crowned this morning with golden peace.

昨夜的暴风雨，为今天的清晨戴上了金色的静谧。

［简析］

这首诗中的"暴风雨"具多元涵义，它是"动荡"的象征。"动荡"是自然界的，也可能是个人的、家庭的，抑或是社会的或国家的。 诗人提醒人们，经历了惨痛的"动荡"，付出巨大代价，迎来的象征安定的"金色静谧"，弥足珍贵，应倍加珍惜。

| 294

Truth seems to come with its final word; and the final word gives birth to its next.

真实似乎带来了它最后的断言；这最后的断言又生出第二个断言。

［简析］

这首诗中的"真实"下的"最后的断言"，是指某一时刻的社会现实。 但特定时刻的穷与富、落后与先进等客观现实，并非一成不变。 在社会中，只要改变观念，改变思路，积极探索，持续奋斗，落后可以变为先进，贫穷可以变为富裕。 总之，命运可以改变，可以推翻"真实"下的"最后的断言"，那时，就必须根据最新变化，下新的"断言"了。

| 295

Blessed is he whose fame does not outshine his truth.

他是幸福的，他的声誉之光没有黯淡他的真实。

［简析］

这首诗中的"他"，应是一位杰出人物，在某个领域成就卓著，受到泰戈尔和其他人的称赞。 难能可贵的是，在大家面前，"声誉之光"未使他居功自傲、目中无人，而是谦虚谨慎，与平时一样，保持"真实"的自我，和大家保持友好亲密的关系。 在诗人眼里，他是为人处世的楷模。

| 296

Sweetness of thy name fills my heart when I forget mine—like thy morning sun when the mist is melted.

我忘了自己的一切，心里便充满你名字的甜美，——如同浓雾消散，你的朝阳便冉冉升起。

［简析］

这首诗中的"你"——梵天，创造管辖世界和人类。 泰戈尔在诗中说，"我忘了自己的一切"，即彻底忘掉个人利益那一刻，心中便充满梵天"名字的甜美"，以此表达与梵天朝夕相处的欢愉。 诗中营造的"浓雾消散""朝阳冉冉升起"的优美意境，把诗人追随梵天的幸福感，衬托得分外鲜明。

| 297

The silent night has the beauty of the mother and the clamorous day of the child.

寂静的黑夜具有母亲的柔美，而喧闹的白天具有孩子的活泼之美。

［简析］

在繁忙的"白天"，泰戈尔写作，接待慕名而来的客人，在熙攘的氛围中，有条不紊地处理各种杂务，毫无倦意，生活充满生机，"具有孩子的活泼之美"。 工作一天之后，躺下休息，他在静夜之怀中，能体味大地"母亲的柔美"。 对昼夜的"美"所作的生动描述中，流露出他在正常境况中的欢快心情。

| 298

The world loved man when he smiled. The world became afraid of him when he laughed.

人微笑，世界爱他。 人狂笑，世界怕他。

［简析］

这首诗展现人类与世界的关系。 人面带笑容，把世界当作朋友，与世界和睦相处，为世界付出真爱，世界当然也会"爱他"。 诗中的"狂笑"有压迫、杀戮、战争等多重含义。 这些疯狂行径，只会吓怕世界。"微笑"与"狂笑"造成的不同后果中，传递出诗人以爱创造美好世界的主张。

| 299

God waits for man to regain his childhood in wisdom.

天帝期待人在智慧中重获童年。

［简析］

在泰戈尔笔下，"童年"是"纯真"的同义词。 诗人从梵天的角度，希望人们接受良好教育，消除愚昧，开启智慧，正确认识和改造世界。 与此同时，进行自我革新，祛除性格中的懦弱，克服各种毛病，重新获得并永葆纯洁童心。 这样，就能成为一个高尚的人，一个纯粹的人。

| 300

Let me feel this world as thy love taking form, then my love will help it.

让我感觉到这个世界像你正凝聚成形的爱，接着，我的爱主动来帮助它。

［简析］

泰戈尔在美国发表的演讲《在爱中领悟》中说："天空中充满的爱，是来自'梵天'的纯真意识的白光。"换言之，爱也是梵天的创造。 在他看来，世界就由这种"爱"凝聚而成，他愿意以自己的爱，助梵天一臂之力，使世界焕然一新。 这是从爱的角度，阐述"梵我合一"的生动例子之一。

| 301

Thy sunshine smiles upon the winter days of my heart, never doubting of its spring flowers.

你的阳光对我心田的冬日微笑，从不怀疑它春天的鲜花。

[简析]

这首诗中"心田的冬日"，是泰戈尔人生低谷的比喻。 然而，他并未沮丧，相信大神会关注他，帮助他。 因为，他心里已感受到你——梵天阳光般暖心的"微笑"。 他更相信，"心田的冬日"终将过去，人生的春天一旦来临，必将出现百花盛开的美景。 这首诗是他身处逆境仍对美好未来的笃信的外化。

| 302

God kisses the finite in his love and man the infinite.

天帝在他的爱中吻着"有限"，世人在爱中吻着"无限"。

[简析]

按照泰戈尔的论述，"有限"指万物万事万象，是天帝创造的，所以，天帝爱它们，吻它们。 产生于"有限"的"无限"，是指万物万事万象中产生的美感和快乐，比如有限的花朵中产生的缕缕花香等；以及世人创造的精神财富，比如牺牲精神、艺术魅力等。这种"无限"，是世人的宠儿，所以一代代世人亲吻它们。

｜ 303

Thou crossest desert lands of barren years to reach the moment of fulfilment.

你穿过不毛之年的荒原，抵达圆满的时刻。

［简析］

按照印度教的创世理论，元初时期，大地是一片荒原，寸草不生。"你"——梵天，创造了植物、动物和人。 诗人认为，植物、动物和人，一代代繁衍，大地呈现生机勃勃的景象，这就是梵天企盼的"圆满的时刻"。

｜ 304

God's silence ripens man's thoughts into speech.

受惠于天帝的沉默，人的思想成熟为语言。

［简析］

按照印度教的观点，天帝无处不在，自然也在人的心中。 所以，天帝的"沉默"也是人的"沉默"。 人远离市井喧嚣，在幽僻处思考问题，精神高度集中，在这种"沉默"中，某种想法渐渐形成，付诸文字，就成为"语言"。 这是一切源自梵天的又一诗性表述。

｜ 305

Thou wilt find, Eternal Traveller, marks of thy footsteps across my songs.

万世的旅客，你在我的歌曲中将发现你延伸的足迹。

[简析]

每个人都是在凡世之路上行走的旅客。 泰戈尔在《路边》中写道："人世行客的身影落在我的作品里。"歌曲是他的文体之一。 他以优美辞藻和旋律，表现世人的喜怒哀乐和悲欢离合。 一代代后人吟唱他写的歌曲，体味先人的情感，产生共鸣，想象中就会浮现他们的身影和"足迹"。

306

Let me not shame thee, Father, who displayest thy glory in thy children.

让我不让你感到羞愧，父亲，你在你孩子身上显示你的光荣吧。

[简析]

这首诗中的"父亲"，指天父，也就是梵天。 按照印度宗教理论，他是永恒真理的象征，具有无上光荣。 他的"光荣"，在他创造的一代代孩子身上显示的含义，是期望一代代人越来越纯洁高尚。 不让梵天"感到羞愧"，其实是喻示人类定能走向美好未来。

307

Cheerless is the day, the light under frowning clouds is like a punished child with traces of tears on its pale cheeks, and the cry of the wind is like the cry of a wounded world. But I know I am travelling to meet my Friend.

这一天是阴郁的，蹙眉的云层下，日光像一个受惩罚的孩子，灰白的脸颊上布满泪痕。 罡风呼啸，像受伤的世界在哀号。 可我知道，踏上旅途，我正前去会我的朋友。

[简析]

这首诗呈现泰戈尔启程出访时的真实情景：日光"阴郁""云层蹙眉""罡风呼啸""世界哀号"。 恶劣的天气，是不祥之兆，暗喻这次出访任务艰巨，困难重重，他似乎对能否达到预期目的信心不足。 然而，不管有多大困难，他毅然"踏上旅途"，去见他的朋友，相信在朋友的真诚帮助下，将能完成他的使命。

│ 308

To-night there is a stir among the palm leaves, a swell in the sea, Full Moon, like the heart throb of the world. From what unknown sky hast thou carried in thy silence the aching secret of love?

今夜，棕榈树叶簌簌地晃动，海面上浪翻涛涌，圆月仿佛是世界颤抖的心。 你从何处不可知的远空，把疼痛的爱的秘密装进了你的沉默？

[简析]

这首诗记录了泰戈尔踏上旅程时的内心感受。 诗中的"你"指无处不在的大神。"海面上浪翻涛涌""圆月仿佛是世界颤抖的心"，折射出他心中的焦虑不安。 四周的沉默中装着大神"疼痛的爱的秘密"，其寓意是诗人希望得到大神的关心，暗中保护他一路顺风。

│ 309

I dream of a star, an island of light, where I shall be born and in the depth of its quickening leisure my life will ripen its works like the ricefield in the autumn sun.

我梦见一颗星，一座光明之岛，我将在那儿降生，在那生意盎然的闲暇的深处，我的

生命将使事业成熟，如同秋阳下的稻田。

［简析］

这首诗中描绘了一幅乌托邦景象——星光照耀的"光明之岛"上，草木葱茏，阳光明媚。 在那儿，可以无忧无虑地生活写作，收获金色稻谷般的累累硕果。 这令人神往的美景让人感悟到，泰戈尔坚信他向往的没有动乱、没有喧嚣、没有骚扰的太平盛世一定会实现。

| 310

The smell of the wet earth in the rain rises like a great chant of praise from the voiceless multitude of the insignificant.

上浮着渗进雨中的湿土的气息，好像浩荡的赞歌，来自微不足道的无声的人群。

［简析］

在印度上层权贵眼里，低层的"人群"，唯唯诺诺，"微不足道"，没有提出诉求的勇气。 可事实上，他们是不容忽视的社会变革的动力。 这首诗中，泰戈尔称他们具有"湿土的气息"大面积上浮的那种磅礴气势，高唱着变革的"浩荡的赞歌"，以此表示对群众中间蕴藏的巨大力量必将迸发的信心。

| 311

That love can ever lose is a fact that we cannot accept as truth.

爱可能会丧失，这是事实，可我们不能把它当作真理接受。

［简析］

社会动乱，自然灾害，患病去世，家庭变动……种种意外，都能使一个人失去爱。
这首诗中，称之为"事实"。 不过，"事实"是可变的。"爱"不会长期空缺。 当失去
爱的人，得到周围人的慰藉、关怀、热心帮助，会重新得到"爱"。 所以，失爱不是永
久"真理"，只是暂时现象。

| **312**

We shall know some day that death can never rob us of that which our soul has gained, for
her gains are one with herself.

**我们不久将明白，死亡永远不能夺走我们灵魂获得的东西，因为她的所得，已与她融
为一体。**

［简析］

在席卷印度的反殖民统治的群众运动中，许多爱国者前赴后继，与军警殊死搏斗，被
捕入狱，为争取民族独立献出了宝贵生命。 泰戈尔在这首诗中，含蓄地告诉广大读者，
外国统治者可以消灭这些爱国者的肉体。 但他们的浩荡正气，死神不能夺走，它已与他
们的"灵魂""融为一体"，印度人民将世代缅怀他们。

| **313**

God comes to me in the dusk of my evening with the flowers from my past kept fresh in his
basket.

在我黄昏的薄暗中，天帝向我走来，他篮子里带来的我昔日的花朵，依然鲜艳。

［简析］

泰戈尔写这首诗时已年逾半百，自认为已步入人生的"黄昏"，有时在"薄暗中"仿佛见到来接他的"天帝"的影子。 诗人对死亡的看法是睿智的、淡定的，此时他自信已不枉此生。 你看，他创作的大量诗歌，是天帝"篮子里带来的我昔日的花朵，依然鲜艳"，是传世之作，将给一代代读者以美的享受。

| 314

When all the strings of my life will be tuned, my Master, then at every touch of thine will come out the music of love.

我所有的生命之弦调试停当，我的主啊，你手指的每次触拨，都弹出爱的乐章。

［简析］

泰戈尔在《人生旅途》中写道："凡世的旅人别无所有，只有爱。 他们爱脚下的路，爱同路的陌生人。 爱是他们前进的动力，消除他们跋涉的疲累。"所以，他把弹奏"爱的乐章"，当作一生的使命。

他恳请创造万物的大神来扣响他的"生命之弦"，以便验证他是否像大神那样弹奏，确若一样，那么，他弹出的爱的旋律能就永远在世界各地袅袅萦绕。

| 315

Let me live truly, my Lord, so that death to me become true.

我的天帝，让我真实地活着吧，这样，死对于我也是真实的了。

［简析］

泰戈尔在这首诗中面对想象中的梵天，直言他的人生态度：做诚实直率的人，事事处处，心口如一。 谈及别人的优点或缺点，说真话，永不说假话。 这样可以做到问心无愧，离开人世后，也会真实而鲜活地留在后人的记忆之中。

| 316

Man's history is waiting in patience for the triumph of the insulted man.

人类的历史忍耐着等待被侮辱者的胜利。

［简析］

泰戈尔所在的年代，在多国暴君的残酷统治下，民众饱受凌辱。 但"被侮辱者"中间蕴藏的巨大力量早晚会爆发，反动统治必将被推翻。 但他们赢得"胜利"需要经过艰苦卓绝的斗争。 这首诗对人类的未来作了前瞻性预测。 令人欣慰的是，历史表明，他们终于等到了这一天。

| 317

I feel thy gaze upon my heart this moment like the sunny silence of the morning upon the lonely field whose harvest is over.

此刻，我感到你的目光落在我的心田上，犹如作物收割完毕的田野上，那清晨阳光渗透的寂静。

［简析］

这首诗描写早晨泰戈尔与想象中的"你"——梵天的无声相遇。

168

按照印度古代宗教理念，梵天无形无踪，却又与人如影随形。 诗人用人们习见的
"作物收割完毕的田野上，那清晨阳光渗透的寂静"这真切清晰的景象，图解他心中感受
到的梵天的"目光"，从而让读者在视觉上同样能感受到梵天的无形目光。

| 318

I long for the Island of Songs across this heaving Sea of Shouts.

我期望歌曲之岛，屹立在恶浪翻腾的叫嚣之海中。

[简析]

泰戈尔的歌曲之岛，由两千余首爱国歌曲、爱情歌曲、祭祀歌曲和时令歌曲组成。
数十年间，他废寝忘食，呕心沥血，创作这些歌曲，有时竟遭到无端攻击。 但他坚信自
己的歌曲会受到孟加拉人民的喜爱，能够代代流传。 他的歌曲在国内外传唱的事实表
明，这座表现真善美的歌曲之岛，经受社会阵阵恶浪的冲击，至今仍岿然不动。

| 319

The prelude of the night is commenced in the music of the sunset, in its solemn hymn to the
ineffable dark.

夜的序曲，始于夕阳的歌吟，始于它对无可形容的黑暗的庄严颂赞。

[简析]

昼夜交替是自然规律，不可抗拒。 这首诗中，徐徐下坠的"夕阳"颂赞"黑暗"，
意味着尊重接受这种客观规律。 其言外之意，是希冀人们像"夕阳"那样，也认识到社
会的客观规律，紧跟历史潮流，促进社会不断进步。

｜ 320

I have scaled the peak and found no shelter in fame's bleak and barren height. Lead me, my Guide, before the light fades, into the valley of quiet where life's harvest mellows into golden wisdom.

我登上顶峰，发现名誉的贫瘠荒凉的高处，没有我的栖身之所。 我的向导啊，日光消失之前，引导我进入宁静的山谷，让我人生的收获在那儿成熟为金色的智慧。

［简析］

泰戈尔荣获诺贝尔文学奖，登上名誉的"顶峰"，受到许多朋友的真诚祝贺，但也受到某些有忌妒心的作家的嘲讽。 他站在名誉的"顶峰"，感到了压力和寂寞，觉得"顶峰"是荒凉的。 他宁可离开许多文人神往的"顶峰"，进入"宁静的山谷"，避开虚伪的夸奖和冷嘲热讽，不受社会干扰，继续平静地进行艺术创作，收获"智慧"的成果。 这是诗人对名誉的参悟。

｜ 321

Things look phantastic in this dimness of the dusk—the spires whose bases are lost in the dark and tree tops like blots of ink. I shall wait for the morning and wake up to see thy city in the light.

朦胧的暮色中，有些东西看似幻影——尖塔的底座消失在黑暗中，树梢像墨渍。 我等待着拂晓，苏醒后观察你光明中的城市。

［简析］

泰戈尔在这首诗中书写出国访问期间对西方某座城市的观感。 标志性建筑"尖塔消失在黑暗中"，四周的"墨渍般的树梢"这两个意象，从纵横两个角度渲染此城的阴暗，指出此城的缺陷。 诗人期望拂晓时分，看到阳光灿烂的景象，是希望此城今后有新的变化，成为人们喜爱的城市。

322

I have suffered and despaired and known death and I am glad that I am in this great world.

我曾痛苦过，失望过，领略过死亡，我为我还在这伟大的世界上而感到高兴。

[简析]

泰戈尔的一生是坎坷的。 他41岁那年，失去了相伴20年的贤妻穆丽纳里妮。 1903年，他的二女儿蕾努卡因患肺病去世。 1907年，他的小儿子索弥，不幸患霍乱离世。他三次"领略过死亡"，经受生离死别的悲痛，有过失望情绪。 但他及时调整心态，达观地对待生死，一如既往地勤奋写作，为能把一笔笔精神财富留在世上而"感到高兴"。

\

323

There are tracts in my life that are bare and silent. They are the open spaces where my busy days had their light and air.

我的一生有过赤贫和寂寞的经历。 它们是我繁忙日子的汲取阳光和空气的空间。

[简析]

泰戈尔一生有高峰也有低谷，人生路上有一帆风顺也有颠踬踉跄，文学创作上有过丰饶也有过短时的"赤贫"。 令人佩服的是，无论是在不被人理解的落寞时光，还是在因受外来侵扰不能全神贯注地创作之时，他仍广泛地涉猎古今名著，汲取知识的"阳光和空气"，从而为写更多新作储备了足够营养。

| 324

Relese me from my unfulfilled past clinging to me from behind making death difficult.

未曾满足的昔日从后面抱住我，使我难以面对死神，帮我摆脱它的纠缠吧。

［简析］

泰戈尔在这首诗中心平气和地反思既往人生，发现许多想做或应做的事情，因种种原因未能做成，感到十分内疚。不尽人意的"昔日"，像壮汉一样从后面"抱住"他，不让他去见"死神"，是要他不忘弥补过去的缺憾。摆脱"昔日"的纠缠的含义，是诗人感到今生的时光不多了，应争分夺秒，除了补写过去该写的作品，还应为读者创作更多新作。

| 325

Let this be my last word, that I trust in thy love.

让"我相信你的爱"，成为我最后说的一句话。

［简析］

末篇是泰戈尔对"你"——创造大神梵天"最后说的一句话"，也是他深刻精彩的人生总结。他对爱有超凡的感悟。他的人生之路上，处处盛开着他培育的博爱之花。他爱自己的儿女，爱普天下的儿童，创作了大量脍炙人口的优秀的儿童诗。他爱印度人民，想方设法为改善贫苦群众，尤其是乡村佃农的命运而不懈努力，为此受到广大民众的衷心爱戴。他爱祖国，写了几十首至今仍广为传唱的爱国歌曲。他的大爱将永远铭记在印度人民和孟加拉人民的心中。